山东省卫生职业教育示范教材

供五年制高职护理专业用

护理专业技术实训

U0332516

主　编　侯玉华　周　敏

副主编　高福荣　孙新华　刘　霞

编　者　（以姓氏笔画为序）

朱应红（山东大学齐鲁医院）

刘　霞（山东省立医院）

孙新华（山东省济宁卫生学校）

李　真（山东省临沂卫生学校）

李文娟（济南护理职业学院）

杨雪莹（济南护理职业学院）

张玉霞（山东大学齐鲁医院）

周　敏（山东大学齐鲁医院）

房贤锐（山东省莱阳卫生学校）

侯玉华（济南护理职业学院）

高福荣（山东省烟台护士学校）

董云青（山东医学高等专科学校）

焦延超（泰山护理职业学院）

曾　伟（菏泽家政职业学院）

靳璐璐（聊城职业技术学院）

潘　萍（山东省烟台护士学校）

人民卫生出版社

图书在版编目（CIP）数据

护理专业技术实训 / 侯玉华,周敏主编. —北京:
人民卫生出版社,2020.8
　ISBN 978-7-117-26778-6

　Ⅰ．①护⋯　Ⅱ．①侯⋯②周⋯　Ⅲ．①护理学－高等
职业教育－教材　Ⅳ．①R47

　中国版本图书馆 CIP 数据核字（2019）第 000892 号

| 人卫智网 | www.ipmph.com | 医学教育、学术、考试、健康,
购书智慧智能综合服务平台 |
| 人卫官网 | www.pmph.com | 人卫官方资讯发布平台 |

护理专业技术实训

主　　编：侯玉华　周　敏
出版发行：人民卫生出版社（中继线 010-59780011）
地　　址：北京市朝阳区潘家园南里 19 号
邮　　编：100021
E - mail：pmph @ pmph.com
购书热线：010-59787592　010-59787584　010-65264830
印　　刷：北京铭成印刷有限公司
经　　销：新华书店
开　　本：787 × 1092　1/16　印张：19
字　　数：474 千字
版　　次：2020 年 8 月第 1 版　2020 年 8 月第 1 版第 1 次印刷
标准书号：ISBN 978-7-117-26778-6
定　　价：79.00 元
打击盗版举报电话：010-59787491　E-mail：WQ @ pmph.com
质量问题联系电话：010-59787234　E-mail：zhiliang @ pmph.com

出版说明

为深入贯彻《教育部关于深化职业教育教学改革全面提高人才培养质量的若干意见》的要求："切实加强对本地区教材建设的指导和管理，健全区域特色教材开发和选用制度"，按照山东省教育厅发布的《山东省中职与五年制高职教材开发说明》，建立与山东省卫生职业教育环境相适应的课程教材体系，人民卫生出版社联合山东省各卫生职业院校，组织山东省卫生职业教育领域教学一线及临床工作一线的优秀专家规划并编写了本套供五年制高职护理专业及三年制中职护理、助产专业使用的山东省卫生职业教育示范教材。

本套教材的特点如下：

1. 顺应需求，目标明确　本套教材根据山东省教育厅制订的"山东省中等职业学校专业教学指导方案"及"山东省职业学校五年制高等职业教育专业教学指导方案"，结合山东省卫生职业教育课程改革实践，坚持育人为本，把学生职业生涯作为出发点和落脚点，以专业培养目标为导向，以职业技能培养为根本。目标明确，融传授知识、培养能力、提高素质为一体。注重职业教育人才德能并重、知行合一和崇高职业精神的培养。

2. 坚持品质，保证质量　教材编写遵循"三基、五性、三特定"的编写原则，坚持人民卫生出版社高质量医药教材的一贯品质。教材编写形式体现项目引导为主体，学习目标以职业标准、行业规范为参照，内容选取坚持以职业能力为基础。旨在体现专业价值的同时，内容和工作岗位需求紧密衔接，并在各课程教材中加强对学生人文素质的培养。

3. "纸数融合"，特色鲜明　根据山东省教育厅加强教材与课程资源开发的要求，全套教材采用"融合教材"编写模式。通过扫描二维码的形式，实现教材内容与线上数字内容融合对接，使学习资源更加多样化、学习内容更加形象化、学习过程更加人性化、学习体验更加个性化。为学生理解、巩固知识提供了全新的途径与独特的体验，体现以学生为中心的教材开发和建设理念。

本套教材供五年制高职护理专业使用的 14 种，供三年制中职护理、助产专业使用的 24 种，将于 2018 年 8 月陆续出版，供山东全省卫生职业院校选用。

获取图书配套数字资源步骤说明

本套教材以融合教材形式出版,即融合纸书内容与数字服务的教材。每本教材均配有特色的数字内容,读者阅读纸书的同时可以通过扫描书中二维码阅读线上数字内容。

1

扫描教材封底圆形图标中的二维码,打开激活平台。

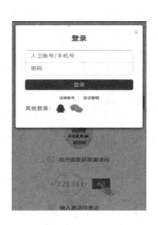

2

注册或使用已有人卫账号登录,输入刮开的激活码。

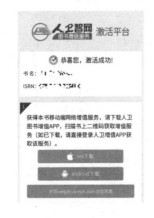

3

下载"人卫图书增值"APP,也可登录zengzhi.ipmph.com 浏览。

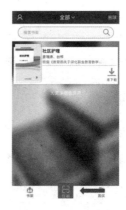

4

使用 APP"扫码"功能,扫描教材中二维码可快速查看数字内容。

山东省卫生职业教育示范教材目录

三年制中职护理、助产专业

序号	教材名称	主编		适用专业
1	医用化学基础	李世杰	刘志娟	护理、助产专业
2	解剖学与组织胚胎学基础	吴宣忠	迟玉芹	护理、助产专业
3	病理学基础	王雪梅		护理、助产专业
4	病原生物与免疫学基础	宫建玲	厉彦翠	护理、助产专业
5	生理学基础	石小婷	郭颖华	护理、助产专业
6	生物化学基础	王春梅	孙红梅	护理、助产专业
7	药物应用护理	刘浩芝	陈绍敏	护理、助产专业
8	护理学基础	宫春梓	武超	护理、助产专业
9	健康评估	王为民		护理、助产专业
10	内科护理	战金霞	宋淑燕	护理、助产专业
11	外科护理	赵建国		护理、助产专业
12	妇产科护理	陈秀娟	王树芳	护理、助产专业
13	儿科护理	高峰泉	陈忠梅	护理、助产专业
14	五官科护理	刘连英	王震	护理、助产专业
15	遗传与优生	刘文芳	于全勇	助产专业
16	产科学基础	姜丽英		助产专业
17	护理专业技术实训	郭俊		护理、助产专业
18	急救护理	李士新	孙慧静	护理、助产专业
19	社区护理	姜瑞涛	台桦	护理、助产专业
20	护理心理学基础	田仁礼	徐会池	护理、助产专业
21	老年护理	李夫艳	林悦凤	护理、助产专业
22	职业生涯规划与就业创业指导	孙晓东	赵波	护理、助产专业
23	护理礼仪与人际沟通	王燕	秦秀海	护理、助产专业
24	护理伦理与卫生法规	岳卫红		护理、助产专业

五年制高职护理专业

序号	教材名	姓名	适用专业
1	医用化学	项 岚 孙秀明	护理专业
2	人体解剖与组织胚胎学	陈 东 何志强	护理专业
3	生理学	彭 华 韩爱国	护理专业
4	药理学	徐 红 王志亮	护理专业
5	护理礼仪与人际沟通	袁慧玲 赵全红	护理专业
6	护理专业技术实训	侯玉华 周 敏	护理专业
7	基础护理学	邢爱红	护理专业
8	健康评估	李海波	护理专业
9	内科护理学	王海安 宫立凤	护理专业
10	外科护理学	肖华鹏 刘海霞	护理专业
11	妇产科护理学	王黎英 李 玲	护理专业
12	儿科护理学	白厚军 吴兴富	护理专业
13	中医护理学	刘 琳 郝庆芝	护理专业
14	社区护理学	李秀青	护理专业

数字内容编者名单

主　编　侯玉华

副主编　高福荣　杨雪莹　李文娟

编　者　（以姓氏笔画为序）

朱应红（山东大学齐鲁医院）

刘　霞（山东省立医院）

孙新华（山东省济宁卫生学校）

李文娟（济南护理职业学院）

李　真（山东省临沂卫生学校）

杨雪莹（济南护理职业学院）

张玉霞（山东大学齐鲁医院）

周　敏（山东大学齐鲁医院）

房贤锐（山东省莱阳卫生学校）

侯玉华（济南护理职业学院）

高福荣（山东省烟台护士学校）

董云青（山东医学高等专科学校）

焦延超（泰山护理职业学院）

曾　伟（菏泽家政职业学院）

靳璐璐（聊城职业技术学院）

潘　萍（山东省烟台护士学校）

前　言

护理是一门集科学、人文为一体的实践性学科，护理专业技能是护理人员必须具备的核心能力之一，也是职业院校人才培养质量的重要体现。护理专业人才培养必须突出临床思维能力的培养，在技能训练中尤其重要。

本教材遵循"与护理岗位零距离、符合学生认知与学习特点"的原则，从护理专业实践教学体系和教学内容着手，以培养临床胜任力为目标，针对内、外、妇、儿、急救等不同的专科护理岗位群的工作需求及对护士的基本能力要求，将护理专业必备的核心技能进行有效整合，形成技能链，将临床的护理工作流程与技能实训标准有机统一，技能训练与临床护理岗位需求相适应。本教材编写团队由来自职业院校的护理专业教师和临床一线具有实践经验的护理专家共同组成，将最新临床实践标准及学科最新发展融入教材。教材主要内容包括：医院感染的预防和控制技能、病人出入院与安全护理技能、基本生活支持护理技能、常用病情观察技能、给药治疗与护理技能、外科常用护理技能、急救护理技能、妇产科常用护理技能、新生儿及婴幼儿护理技能等九章内容。

本教材结构严谨、内容精练、形式新颖，具有以下特点：①教材设计和教学内容体现深度校企融合，结合护理岗位需求，体现最新行业标准。②教材组织模块化，对接各专科护理岗位群的工作需求。③技能实训中注重临床思维能力的培养。每项技能训练均以导入情景、案例分析为基础，引导学生在实际的工作情景中具体问题具体分析，始终以病人的健康为中心，技能操作过程中关注病人生理、心理与精神的整体，注重对学生临床实践能力的培养。④本教材为数字融合教材，运用了大量临床工作实景的彩色照片，通过二维码扫描还可获得更丰富的教学资源，主要包括多媒体课件、图片、操作视频、知识拓展、情景考核等，全方位、多角度引领学生进行有效的深度学习，提高学生学习兴趣与学习效率。

本书主要适用于高等卫生职业教育护理专业学生的护理技能实训教学，也可作为临床护士规范化培训的参考用书。在编写过程中，各位编者严谨务实、精益求精、勠力合作，得到各级领导和护理同仁的大力支持，同时山东省立医院、山东大学齐鲁医院的护理专家给予了热情帮助，在此一并表示衷心的感谢！

为保证教材内容的新颖、精准、实用，编者们尽最大努力，进行了反复斟酌和修改。由于时间和水平所限，纰漏之处在所难免，恳请广大师生、临床护理工作者予以批评指正。

侯玉华　周　敏

2020 年 3 月

ER　教学大纲

目 录

第一章 | 医院感染的预防和控制技能

ER-1-1 医院感染
的预防和控制技能
（课件）

学习目标

1. 掌握卫生手消毒、无菌技术及基本隔离技术。
2. 熟悉操作相关护理评估及健康宣教要点。
3. 具有严格的无菌和隔离观念及自我保护意识，遵守操作原则，养成严谨、慎独的工作态度；具有良好的临床决策能力和沟通能力。

实训1　卫生手消毒

【导入情景】

张某，女，71岁。2年前因脑卒中致右侧肢体瘫痪，长期卧床，大小便失禁，生活不能自理。近日发现骶尾部有一处3.5cm×5cm大小的压疮，深及皮下组织，创面潮湿，渗液较多。须为病人清理创面，更换敷料，进行卫生手消毒。

【护理评估】

卫生手消毒的目的是通过使用速干手消毒液揉搓双手，减少手部暂驻菌，控制感染的发生。

1. **健康史**　评估病人病情、意识状态、治疗情况、营养状况。
2. **身体状况**　病人骶尾部创面大小、深度、分泌物性质。
3. **心理社会状况**　病人神志清楚，对换药能理解，并能配合。

【主要用物】

免洗手消毒剂等。

【实施操作】

ER-1-2 七步洗手法
（视频）

一、操作流程

简要流程	操作要点	图示
护士准备	1. **素质要求**：服装鞋帽整洁，举止端庄，语言流畅，态度和蔼 2. **核对**：医嘱和执行单	

续表

简要流程	操作要点	图示
评估解释	**1. 核对解释**：核对病人床号、姓名、腕带；解释操作目的、方法、注意事项，以取得配合 **2. 评估病人**：病情、意识状态、心理状况及对换药的认知合作程度；肢体瘫痪康复情况；局部伤口情况	
操作准备	**1. 护士**：衣帽整洁，戴口罩，修剪指甲，取下手表 **2. 用物**：备齐用物，在有效期内，摆放合理 **3. 环境**：整洁、宽敞、干燥、安全	
操作过程	**1. 取免洗手消毒剂**：取适量免洗手消毒剂于掌心 **2. 揉搓双手（七步洗手法）** （1）**洗手掌**：掌心相对，手指并拢相互揉搓（图1-1） （2）**洗背侧指缝**：掌心对手背，沿指缝相互揉搓，双手交换进行（图1-2） （3）**洗掌侧指缝**：掌心相对，双手交叉沿指缝相互揉搓（图1-3） （4）**洗指背**：弯曲各手指关节，半握拳把指背放在另一手掌心旋转揉搓，双手交换进行（图1-4）	图1-1　洗手掌 图1-2　洗背侧指缝 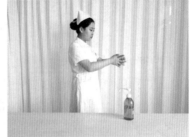 图1-3　洗掌侧指缝 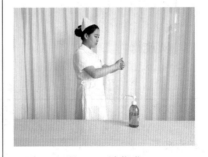 图1-4　洗指背

续表

简要流程	操作要点	图示
操作过程	（5）**洗拇指**：一手握另一手大拇指旋转揉搓，双手交换进行（图1-5） （6）**洗指尖**：弯曲各手指关节，把指尖合拢在另一手掌心旋转揉搓，双手交换进行（图1-6） （7）**洗手腕、手臂**：揉搓手腕、手臂，双手交换进行（图1-7） **3．揉搓待干**：按照揉搓洗手步骤揉搓双手，保证消毒剂完全覆盖手部皮肤，直至手部干燥	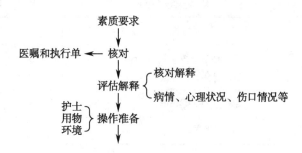 图1-5　洗拇指 图1-6　洗指尖 图1-7　洗手腕、手臂
操作后	**整理**：按要求整理用物	

二、简要操作流程图

素质要求

医嘱和执行单 ← 核对

评估解释 ┤核对解释

病情、心理状况、伤口情况等

护士
用物 ┤操作准备
环境

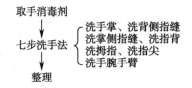

三、注意事项

揉搓时保证免洗手消毒剂完全覆盖手部皮肤，直至手部干燥，使双手达到消毒的目的。

四、健康宣教

1. **解释操作目的及注意事项**　向病人解释卫生手消毒的目的、方法。

2. **卫生手消毒指征指导**　医务人员在下列情况下应该洗手，然后进行卫生手消毒：①接触病人的血液、体液、分泌物后；②接触被传染性致病微生物污染的物品后；③直接为传染病病人进行检查、治疗、护理后；④处理传染病病人污物后。

【操作测评】

卫生手消毒操作评分标准

项目		项目总分	操作要求	标准分数	得分	备注
评估	病人情况	4	1. 病情、意识状态、心理状况及对换药的认知合作程度；肢体瘫痪康复情况；局部伤口情况 2. 核对解释	2 2		
计划	护士准备	4	1. 服装鞋帽整洁，语言流畅，戴口罩，修剪指甲，取下手表 2. 核对医嘱和执行单	2 2		
	用物准备	5	用物准备齐全，在有效期内，摆放合理	5		
	环境准备	2	整洁、宽敞、干燥、安全	2		
实施	取免洗手消毒剂	5	取适量免洗手消毒剂于掌心方法正确	5		
	揉搓双手	60	1. 七步洗手法顺序、方法正确 2. 每个部位揉搓用时合理 3. 双手交替完成准确	35 15 10		
	整理	5	用物处理恰当	5		
评价	操作质量	5	1. 动作熟练、准确、轻巧、连贯 2. 安全、无污染	3 2		
	操作时间	5	操作时间<3min	5		
	操作态度	5	态度严谨、认真	5		

实训 2　无菌技能操作

【导入情景】

陈某,男,51岁。因患急性化脓性胆总管炎,于 3d 前行胆管切开引流术。今日查房时发现,伤口有较多的血性渗出液,需要更换伤口敷料。请准备换药用物为病人换药。

【护理评估】

无菌技能操作的目的是防止一切微生物侵入人体;防止无菌物品、无菌区域被污染。

1. 健康史　病人病情、意识状态、治疗情况。病人患急性化脓性胆总管炎。

2. 身体状况　伤口有较多的血性渗出液。

3. 心理社会状况　病人神志清楚,对换药能理解,能配合。

【主要用物】

根据病人伤口情况准备用物,主要有:治疗盘、无菌持物钳或持物镊、无菌治疗巾包、无菌治疗碗包、无菌小镊子、无菌纱布罐、无菌棉球罐、无菌溶液、无菌手套、安尔碘、棉签、弯盘、免洗手消毒剂、医疗垃圾桶、生活垃圾桶等。

【实施操作】

ER-1-3　无菌技能操作(视频)　　　　　ER-1-4　取放无菌物品(视频)

一、操作流程

简要流程	操作要点	图示
护士准备	1. **素质要求**:服装鞋帽整洁,举止端庄,语言流畅,态度和蔼 2. **核对**:医嘱和执行单	
评估解释	1. **核对解释**:核对病人床号、姓名、腕带;向病人解释操作目的、方法、注意事项,以取得配合 2. **评估病人**:病情、意识状态、心理状况及对换药的认知合作程度;局部伤口情况等	
操作准备	1. **护士**:衣帽整洁,修剪指甲,洗手,戴口罩 2. **用物**:备齐用物,均在有效期内,摆放合理 3. **环境**:整洁,干燥,宽敞,光线适宜	
操作过程	1. **无菌持物钳的使用** (1)**查对**:检查有效日期及化学指示胶带是否变色 (2)**取放无菌持物钳**:打开放置无菌持物钳的容器盖,手持无菌持物钳上 1/3 处,使钳端闭合,垂直取出,不可触及容器口缘及容器内壁(图1-8);使用时保持钳端向下,不可倒转向上;用后闭合钳端,垂直放回容器中,盖上容器盖	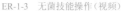 图 1-8　无菌持物钳的使用

简要流程	操作要点	图示
操作过程	**2. 打开无菌包法** **（1）查对**：检查无菌包外标签、包布有无潮湿破损、化学指示胶带是否变色，核对无菌包名称、灭菌日期，有无潮湿、破损 **（2）打开包布**：将无菌包放在清洁、干燥、平坦的操作台面上，按顺序逐层打开无菌包外角、左右角、内角，检查包内化学指示卡是否变色，用无菌持物钳夹取无菌治疗巾放于清洁治疗盘内（图1-9） **（3）包无菌包**：包内物品未用完，按原折痕包好，注明开包日期及时间 **3. 铺无菌盘法** **（1）铺巾**：将无菌巾双折铺于治疗盘上，上层向远端折成扇形，开口边缘向外，露出无菌面（图1-10） **（2）铺盘**：放入无菌物品后（图1-11），将上层盖上，上下层边缘对齐，将开口处向上折两次，两侧边缘分别向下折一次 **（3）记录**：注明铺盘日期及时间 **4. 无菌容器使用法** **（1）查对**：核对无菌容器名称及有效期 **（2）打开无菌容器盖**：从无菌容器中取物品时，应将盖子完全打开，内面向上放于桌上或内面向下拿在手中（图1-12）。用无菌持物钳取出所需物品，立即盖严无菌容器	图 1-9　取无菌治疗巾 图 1-10　铺盘法 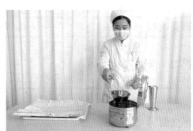 图 1-11　取放无菌物品 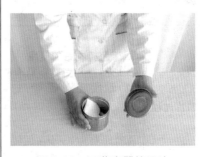 图 1-12　无菌容器使用法

简要流程	操作要点	图示
操作过程	**5. 取无菌溶液法** （1）**查对**：核对瓶签上的药名、剂量、浓度和有效期，检查瓶盖有无松动、瓶身有无裂纹，对光检查溶液有无沉淀、混浊或变色（图1-13） （2）**消毒**：启开瓶盖，用棉签蘸消毒液消毒瓶盖及瓶口侧面边缘 （3）**倒液**：用拇指、示指捏住瓶盖一侧边缘打开瓶盖，瓶签贴手掌倒出少量溶液于弯盘内冲洗瓶口，由原处倒出所需溶液于无菌容器内（图1-14） （4）**整理**：剩余溶液如需再用，盖上瓶盖，消毒瓶口，在瓶签上注明开瓶日期及时间 **6. 戴无菌手套法** （1）**查对**：核对无菌手套袋外的号码、灭菌日期，有无潮湿、破损 （2）**取无菌手套**：打开手套包装袋，手持手套的翻折部分取出手套 （3）**戴无菌手套**：一手伸入手套内戴好后（图1-15），再插入另一手套的翻折面（手套外面），戴好另一手套（图1-16），将手套翻折处套在工作服衣袖外面，调整手套位置，使指端充实（为病人换药，换药完毕脱手套）	图1-13 检查无菌溶液 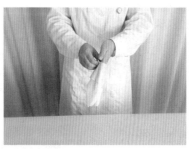 图1-14 取用无菌溶液 图1-15 戴一只手套 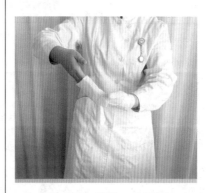 图1-16 戴另一只手套

续表

简要流程	操作要点	图示
操作过程	**（4）脱手套**：无菌操作毕，洗净手套上的污物，一手捏住另一手套腕部外面，翻转脱下，再将脱下手套的手插入另一手套内，将其往下翻转脱下（图 1-17），弃于医疗垃圾桶内	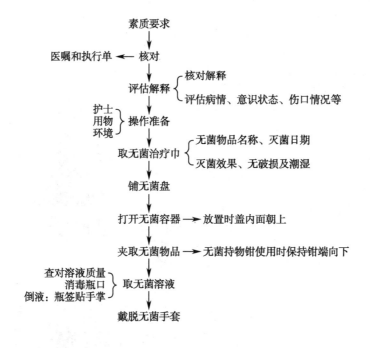 图 1-17　脱手套
操作后	**1. 整理用物**：整理操作台，清理用物，垃圾分类处理 **2. 洗手、摘口罩**	

二、简要操作流程图

素质要求
↓
医嘱和执行单 ← 核对
↓
评估解释 ｛核对解释
　　　　　评估病情、意识状态、伤口情况等
↓
护士
用物 ｝操作准备
环境
↓
取无菌治疗巾 ｛无菌物品名称、灭菌日期
　　　　　　　灭菌效果、无破损及潮湿
↓
铺无菌盘
↓
打开无菌容器 → 放置时盖内面朝上
↓
夹取无菌物品 → 无菌持物钳使用时保持钳端向下
↓
查对溶液质量
消毒瓶口 ｝取无菌溶液
倒液：瓶签贴手掌
↓
戴脱无菌手套

三、注意事项

1. 严格执行无菌技术原则及查对制度，无菌物品与非无菌物品分开放置，摆放合理。换药时，用物选择合理，明确无菌区和非无菌区。

2. 正确使用无菌物品：①取放无菌持物钳时，钳端应闭合，不可触及容器内壁；使用时保持钳端向下，如到远处取物，应将无菌容器一同移至无菌物品旁使用。②不能在无菌容器上方翻转容器盖，防止污染容器内物品。③无菌物品一经取出，即使未用，也不可放回容器内。④打开无菌包，手不能触及无菌包布的内面，不可跨越无菌区。⑤倒无菌溶液时，勿使瓶口接触容器口边缘。⑥戴无菌手套时不可强拉,发现手套有破洞应立即更换。

3. 注意操作安全:给病人换药过程中注意观察病人病情,及时询问病人感受,避免对自身的污染及损伤。

4. 准确记录无菌物品的有效时间:已打开的无菌包,如未污染有效期为 24h;铺好的无菌盘未使用有效期为 4h;已打开的无菌溶液,如未污染有效期为 24h。

四、健康宣教

1. 解释操作目的及注意事项 向病人解释无菌技术操作的目的、配合要点及注意事项。

2. 预防感染指导 注意保护伤口,保持敷料清洁干燥,预防伤口感染。

【操作测评】

无菌技能操作评分标准

项目		项目总分	操作要求	标准分数	得分	备注
评估	病人情况	4	1. 病情、意识状态、心理状况及对换药的认知合作程度;局部伤口情况等	2		
			2. 核对解释	2		
计划	护士准备	4	1. 服装鞋帽整洁,语言流畅,修剪指甲,洗手,戴口罩	2		
			2. 核对医嘱和执行单	2		
	用物准备	5	1. 用物准备齐全,均在有效期内,摆放合理	3		
			2. 无菌包无潮湿、无破损	2		
	环境准备	2	整洁,干燥,宽敞,光线适宜	2		
实施	无菌持物钳的使用	10	1. 检查无菌持物钳正确	2		
			2. 取放无菌持物钳正确,钳端闭合向下,未触及容器口边缘及容器内壁	3		
			3. 使用过程中,无横放、倒持,无污染	3		
			4. 用后立即放回容器	2		
	打开无菌包	12	1. 检查无菌包正确,无遗漏	2		
			2. 逐层顺序打开包布方法正确,无污染	3		
			3. 用无菌持物钳取出无菌物品方法正确,无污染	3		
			4. 按原折痕包好无菌包正确,无污染	2		
			5. 注明开包日期和时间正确	2		
	铺无菌盘	12	1. 治疗盘清洁、放置合理	1		
			2. 打开无菌巾方法正确,无污染	2		
			3. 扇形折叠无菌巾正确,无跨越无菌区	2		
			4. 无菌物品取放合理,无污染	3		
			5. 覆盖无菌巾、反折边缘方法正确、美观	2		
			6. 注明铺盘日期和时间	2		

续表

项目		项目总分	操作要求	标准分数	得分	备注
实施	无菌容器的使用	8	1. 核对名称、有效期正确	2		
			2. 打开无菌容器盖方法正确	2		
			3. 取无菌物品方法正确,无污染,无跨越无菌区	2		
			4. 物品取出后立即盖严容器	2		
	取无菌溶液	12	1. 核对、检查无菌溶液正确,无遗漏	2		
			2. 消毒瓶口方法正确	2		
			3. 打开无菌溶液正确	1		
			4. 冲洗瓶口、倾倒溶液方法正确,标签向上	2		
			5. 取出溶液量合适,无污染	2		
			6. 盖瓶盖方法正确,无污染	2		
			7. 注明开瓶日期及时间正确	1		
	戴无菌手套	12	1. 核对、检查无菌手套正确,无遗漏	2		
			2. 取出无菌手套方法正确,无污染	2		
			3. 戴无菌手套方法正确,无污染,无破损	5		
			4. 脱手套方法正确,无污染	3		
	整理	4	1. 用物处理恰当	2		
			2. 洗手、摘口罩方法正确	2		
评价	操作质量	5	1. 程序正确,操作规范、熟练	3		
			2. 无菌观念强、无污染、无跨越无菌区	2		
	操作时间	5	操作时间<5min	5		
	操作态度	5	态度严谨,认真	5		

实训3 基本隔离技术操作

【导入情景】

刘某,男,46岁。7d前被生锈铁钉扎伤右侧足跟部,近日伤口周围出现红、肿、热、痛。病人神志清楚,苦笑面容,张口困难,颈项强直,全身肌肉抽搐且有阵发性痉挛。查体:T 37.2℃,P 90次/min,R 18次/min,BP 110/70mmHg,伤口分泌物检出破伤风杆菌。诊断为破伤风,采取接触隔离,为该病人实施护理。

【护理评估】

隔离技术的目的是保护病人和工作人员,免受病原体的侵袭;防止病原体的传播,避免交叉感染。

1. 健康史　评估病人病情、意识状态、受伤部位及对隔离措施的认知程度。

2. 身体状况

（1）全身：神志清楚，出现了破伤风杆菌感染的症状。

（2）局部：伤口开口小、较深，伤口周围红、肿、热、痛。

3. 心理社会状况　病人神志清楚，对隔离技术不能理解，但能配合。

【主要用物】

隔离衣、挂衣架、无菌皂液或消毒液、手刷、洗手设备、消毒小毛巾或一次性纸巾、污物袋等。

【实施操作】

ER-1-5　穿脱隔离衣（视频）

ER-1-6　系腰带（视频）

一、操作流程

简要流程	操作要点	图示
护士准备	**1. 素质要求**：服装鞋帽整洁，举止端庄，语言流畅，态度和蔼 **2. 核对**：医嘱和执行单	
评估解释	**1. 核对解释**：核对病人床号、姓名、腕带；解释操作目的、方法、注意事项，以取得配合 **2. 评估病人**：病情、意识状态、心理状况及对隔离操作的认知合作程度；隔离种类、隔离措施；局部伤口情况	
操作准备	**1. 护士**：工作服整洁，戴圆帽，洗手，戴口罩，取下手表、卷袖过肘 **2. 用物**：备齐用物（隔离衣干燥，无破损，大小合适），放置合理 **3. 环境**：整洁、宽敞、干燥、安全	
操作过程	**1. 穿隔离衣** （1）**取衣**：手持衣领取下隔离衣，两手分别捏住衣领两端打开隔离衣，使清洁面朝向自己 （2）**穿衣袖**：右手提衣领，左手伸入袖内，右手将衣领向上拉，使左手露出，用左手持衣领，同法穿右手衣袖（图1-18），双手抖袖，露出手腕 （3）**系衣领**：两手持衣领，由衣领中央沿着领边向后扣好领扣或系好领口带子 （4）**扣袖口**：分别扣好左、右袖扣或系袖口带子	图 1-18　穿衣袖

简要流程	操作要点	图示
操作过程	**（5）系腰带**：将隔离衣的一边（腰带下 5cm 处）渐向前拉，见到边缘则捏住隔离衣外面边缘（图 1-19），同法捏住另一侧边缘，两手在背后将两侧边缘对齐，向一侧折叠，以一手按住，另一手解开腰带活结，将腰带拉至背后，压住折叠处（图 1-20），将腰带在背后交叉，再回到前面打一活结 **2. 脱隔离衣** **（1）解腰带**：解开腰带，在身前打一活结 **（2）解袖口**：解开两袖扣或带子，将衣袖向上拉塞入上臂工作服衣袖内，使两前臂露出（图 1-21） **（3）消毒手**：用手刷蘸消毒液刷洗，每侧手臂刷 30s（刷手顺序：前臂、腕部、手背、手掌、手指、指缝、指甲），用流水冲净，再重复刷洗一遍，共 2min，用消毒小毛巾或一次性纸巾擦干 **（4）解衣领**：解开领扣或带子	图 1-19 系腰带 图 1-20 身后折叠 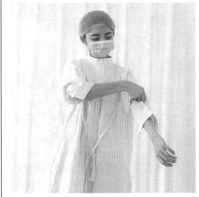 图 1-21 塞衣袖

简要流程	操作要点	图示
操作过程	**（5）脱衣袖**：右手伸入左手衣袖内拉下衣袖过手，再用遮盖着的左手在衣袖外面拉下右手衣袖过手（图1-22），双手交替拉下衣袖，手臂逐渐退出 **（6）整理挂放**：对齐肩缝折好（图1-23），持衣领，挂于衣架上（挂在半污染区清洁面朝外，挂在污染区污染面朝外）	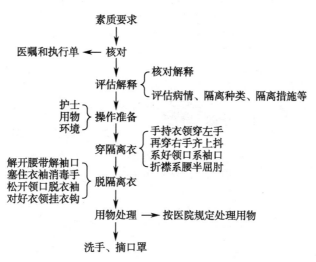 图1-22　脱衣袖 图1-23　整理挂放
操作后	**1. 整理**：需更换的隔离衣，脱下后清洁面向外，卷好投入污物袋中 **2. 用物处理**：按隔离规定处理用物 **3. 洗手、摘口罩**	

二、简要操作流程图

素质要求
↓
医嘱和执行单 ← 核对
↓
评估解释 ⎰ 核对解释
　　　　 ⎱ 评估病情、隔离种类、隔离措施等
↓
护士
用物 ⎱ 操作准备
环境
↓
穿隔离衣 ⎰ 手持衣领穿左手
　　　　 再穿右手齐上抖
　　　　 系好领口系袖口
　　　　 折襟系腰半屈肘
↓
解开腰带解袖口
塞住衣袖消毒手 ⎱ 脱隔离衣
松开领口脱衣袖
对好衣领挂衣钩
↓
用物处理 → 按医院规定处理用物
↓
洗手、摘口罩

三、注意事项

1. 穿隔离衣前,应将操作中所需一切用物备齐。
2. 隔离衣长短要合适,需全部遮盖工作服,有破损时不可使用。
3. 穿脱隔离衣过程中始终保持隔离衣内面及衣领清洁。
4. 衣袖勿触及操作者的面部、衣领和帽子。
5. 手被污染后不可触及隔离衣的衣领和内面,刷手后不可触及隔离衣的外面。
6. 隔离衣每天更换一次,接触不同病种的病人时应更换,如有潮湿或污染,应立即更换。
7. 穿好隔离衣后,只限在规定区域内活动,不得进去清洁区。

四、健康宣教

1. **解释操作目的及注意事项** 向病人及家属解释采取隔离措施的目的及隔离期间的注意事项,告知病人及家属勿用手碰触伤口,勿随意离开病房与其他病人接触。

2. **隔离知识指导** 向病人及家属讲解接触创面的敷料应装袋焚烧,被伤口分泌物污染的物品、器械等必须严格消毒处理,病人或家属不可自行处置。病人接触过的衣服、被单等应严格灭菌后方可清洁处理。并教会家属探视时穿隔离衣,以防发生交叉感染。

【操作测评】

基本隔离技术操作评分标准

项目		项目总分	操作要求	标准分数	得分	备注
评估	病人情况	4	1. 评估病人病情、隔离种类、隔离措施等情况;局部伤口情况	2		
			2. 核对解释	2		
计划	护士准备	4	1. 工作服整洁,语言流畅,戴圆帽,洗手,戴口罩,取下手表、卷袖过肘	2		
			2. 核对医嘱和执行单	2		
	用物准备	5	1. 用物准备齐全,放置合理	3		
			2. 隔离衣干燥,无破损,大小合适	2		
	环境准备	2	整洁、宽敞、干燥、安全	2		
实施	穿隔离衣	30	1. 手持衣领从衣架上取下隔离衣,清洁面方向正确	3		
			2. 穿衣袖方法正确,无污染	3		
			3. 系领口方法正确,未污染头面部	5		
			4. 系袖口方法正确	5		
			5. 系腰带方法正确	5		
			6. 隔离衣后背覆盖符合要求	3		
			7. 穿衣时未污染面部、口罩和帽子	6		
	脱隔离衣	35	1. 解腰带方法正确	2		
			2. 卷袖高度符合要求	2		
			3. 消毒双手方法、顺序正确	10		
			4. 解领口方法正确,无污染	5		
			5. 脱衣袖方法正确,无污染	5		
			6. 挂隔离衣方法正确,符合环境要求	5		
			7. 脱隔离衣无污染	6		

续表

	项目	项目总分	操作要求	标准分数	得分	备注
实施	整理	5	1. 用物处理恰当 2. 洗手、摘口罩方法正确	3 2		
评价	操作质量	5	1. 操作熟练、正确、动作连贯 2. 隔离概念清晰、操作无污染	3 2		
	操作时间	5	操作时间<5min	5		
	操作态度	5	态度严谨，认真	5		

情景考核

张某，男，57 岁。10d 前因车祸导致左腿开放性损伤，在当地卫生室包扎处理，近日伤口疼痛难忍，来院就诊。查体：T 39.7℃，P 90 次 /min，R 20 次 /min，BP 130/80mmHg。伤口分泌物较多，呈淡绿色，有特殊的甜腥臭味。诊断为铜绿假单胞菌感染，医嘱：实行接触隔离，伤口换药。

1. 目前病人存在的主要护理诊断 / 问题有哪些？

2. 结合病人首优护理问题，提出相应的护理措施。

3. 考核项目：卫生手消毒、穿脱隔离衣、无菌技能操作。

ER-1-7　情景考核
（文档）

第二章

病人入出院与安全护理技能

ER-2-1 病人入出院与安全护理技能（课件）

学习目标

1. 掌握铺备用床、麻醉床、卧有病人床单更换技能、病人搬运、轴线翻身及保护具使用技术。
2. 熟悉操作相关护理评估及健康宣教要点。
3. 具有严谨的工作态度及爱伤观念，对病人关心体贴，保护病人自尊，确保病人安全；遵循省时节力原则；具有良好的临床决策能力和沟通能力。

实训4　备　用　床

【导入情景】

王某，女，55岁，食管癌根治术后第10d，精神状况良好，伤口一期愈合，要求出院。病人出院后，病室及床单位消毒处理完毕，铺备用床。

【护理评估】

铺备用床的目的是保持病室整洁，准备接收新病人。

王某患食管癌，为非传染性疾病，常规消毒处理病室及床单位。

【主要用物】

床褥、大单、被套、棉胎或毛毯、枕套、枕芯、免洗手消毒剂等。

【实施操作】

ER-2-2　铺备用床（视频）

ER-2-3　铺床角法（视频）

一、操作流程

简要流程	操作要点	图示
护士准备	**素质要求**：服装鞋帽整洁，举止端庄，语言流畅，态度和蔼	
评估解释	**1. 解释**：向同病室病人做好解释 **2. 评估**：病床及床旁设施功能完好；同室病人无治疗或进餐	
操作准备	**1. 护士**：衣帽整洁，洗手，戴口罩 **2. 用物**：备齐用物，摆放合理（图2-1） **3. 环境**：清洁，通风	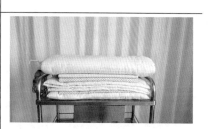 图2-1　铺备用床用物
操作过程	**1. 推至床旁**：按使用先后顺序将用物推至床旁 **2. 移开桌椅**：移开床旁桌，距床约 20cm，移开床旁椅至床尾正中，距床约 15cm，按顺序将用物放于床旁椅上 **3. 翻转床垫**：从床头至床尾或从近侧至远侧翻转床垫 **4. 铺平床褥**：将床褥从床头至床尾平铺于床上，与床边缘平齐 **5. 铺单折角** （1）**展开法**：将大单齐床头放于床褥上，中缝与床的中线对齐，向床尾一次打开（图2-2），再向两侧打开，正面向上 （2）**铺床头角**：右手将床头的床垫托起，左手伸过床头中线将大单塞于床垫下，在距床头 30cm 处向上提起大单边缘，使其与床边垂直呈等腰三角形。以床沿为界，将三角形分为两部分，上半部分覆盖于床上（图2-3），下半部分平整塞在床垫下，再将上半部分翻下，塞于床垫下（图2-4） （3）**铺床尾角**：至床尾，拉紧大单，左手托起床垫，右手伸过床尾中线握紧大单，同法铺好床尾角 （4）**铺中间**：沿床边拉紧大单中部边缘，将大单塞于床垫下 （5）**铺对侧**：转至对侧，按床头、床尾、床中部的顺序同法铺好大单 **6. 套好被套** （1）**S形套被套法**：将被套正面向外，对齐中线铺平于床上，开口向床尾，开口端上层被套向上拉约 1/3。将 S 形折叠的棉胎放入开口处，拉棉胎上端至被套封口处对齐（图2-5），再将竖折棉胎逐层打开，对好两上角。盖被上缘与床头齐，至床尾逐层拉平，系好带子	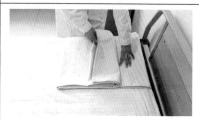 图2-2　大单展开法 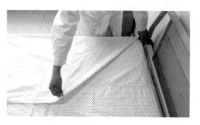 图2-3　床角铺法 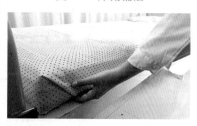 图2-4　床角铺法 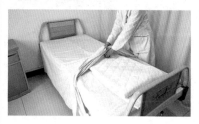 图2-5　S形套被套法

续表

简要流程	操作要点	图示
操作过程	（2）**卷筒式套被套法**：将被套反面向外，对齐中线铺平于床上，开口向床尾。将棉胎铺于被套上，上缘齐床头。将棉胎同被套上层一并由床头卷至床尾，自开口处翻转，拉平棉胎及被套，系好带子。盖被上缘与床头平齐（图2-6、图2-7） 7. **折叠盖被**：盖被两边向内折成被筒，被尾向内折叠与床尾齐 8. **套枕平放**：套好枕套，使四角充满，开口背门，平放于床头正中 9. **桌椅归位**：移回床旁桌，床旁椅（图2-8）	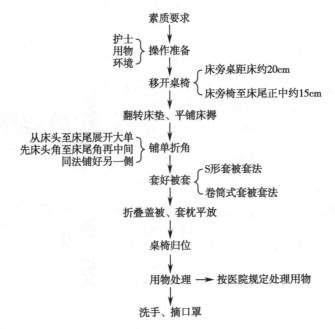 图2-6　卷筒式套被套法 图2-7　卷筒式套被套法 图2-8　备用床
操作后	1. **用物处理**：按医院规定处理用物 2. **洗手、摘口罩**	

二、简要操作流程图

```
              素质要求
护士 ┐
用物 ├─  操作准备
环境 ┘
                        ┌ 床旁桌距床约20cm
              移开桌椅 ┤
                        └ 床旁椅至床尾正中约15cm

           翻转床垫、平铺床褥

从床头至床尾展开大单 ┐
先床头角至床尾角再中间 ├ 铺单折角
      同法铺好另一侧 ┘
                        ┌ S形套被套法
              套好被套 ┤
                        └ 卷筒式套被套法

         折叠盖被、套枕平放

              桌椅归位

              用物处理 ──→ 按医院规定处理用物

              洗手、摘口罩
```

三、注意事项

1. 备齐用物,摆放有序,提高效率。
2. 操作中避免多余无效动作,减少走动次数。
3. 铺床时注意节力原则,身体应靠近床边,上身保持直立,两腿前后分开稍屈膝,以扩大支持面,增加身体稳定性。

四、健康宣教

1. 解释操作目的　向同病室病人及家属解释铺备用床的目的。
2. 健康教育指导　对等待护士铺床的病人,有针对性地进行心理护理和健康教育,并注意收集病人资料。

【操作测评】

备用床操作评分标准

项目		项目总分	操作要求	标准分数	得分	备注
评估	病人情况	5	出院病人为非传染病病人,病室及床单位消毒处理完毕	5		
计划	护士准备	3	服装鞋帽整洁,语言流畅,洗手,戴口罩	3		
	用物准备	5	1. 用物准备齐全,摆放合理 2. 病床及床旁设施功能完好	3 2		
	环境准备	2	清洁、通风,同病室内病人无治疗、就餐	2		
实施	移开桌椅	6	1. 移开床旁桌、椅位置合适,无噪声 2. 物品放置稳妥	3 3		
	翻转床垫	2	正确翻转床垫	2		
	平铺床褥	4	1. 铺床褥方法正确 2. 床褥平整,与床边缘平齐	2 2		
	铺单折角	17	1. 放置正确,中线与床中线对齐 2. 铺大单顺序正确 3. 铺床角手法正确,外观紧实,美观 4. 单面"平、紧、整"	3 3 6 5		
	套好被套	22	1. 套被套方法正确 2. 棉胎上缘与被套封口平齐,两侧均匀 3. 中线与床中线对齐 4. 被套头端齐床头,被套内外侧均平整	8 5 3 6		
	折叠盖被	6	1. 被筒两侧边缘向内折叠与床沿对齐 2. 被尾向内折叠与床尾对齐	4 2		
	套枕平放	5	1. 套枕套方法正确 2. 四角充满,开口朝向正确	2 3		

续表

项目		项目总分	操作要求	标准分数	得分	备注
实施	桌椅归位	3	床旁桌、椅移回位置正确，无噪声	3		
	整理	5	1. 用物处理恰当 2. 洗手、摘口罩方法正确	3 2		
评价	操作质量	5	1. 操作熟练、动作协调，符合省时、节力原则 2. 整体质量好，病人舒适	3 2		
	操作时间	5	操作时间<7min	5		
	操作态度	5	态度严谨，认真	5		

实训5　麻醉床

【导入情景】

王某，女，55 岁。因脑出血入院，表现为意识模糊、失语、不能进食、双侧肢体活动障碍、大小便失禁等。各种检查完善后，于上午 10 点在全麻下行颅内血肿清除术，请为病人准备麻醉床。

【护理评估】

铺麻醉床的目的是接收和护理麻醉手术后的病人；保护床上用物不被血渍或呕吐物等污染；使病人安全、舒适，预防并发症。

1. 健康史　评估病人病情、诊断、手术方式、手术部位、麻醉方式等。病人患有脑出血。

2. 身体状况　病人脑出血，在全麻下行颅内血肿清除术。

3. 心理社会状况　病人神志不清，家属能够配合。

【主要用物】

床褥、大单、橡胶中单和中单（或一次性中单）各 2 条、被套、棉胎或毛毯、枕套、枕芯、免洗手消毒剂等。

麻醉护理盘用物：无菌盘内置开口器、压舌板、舌钳、牙垫、治疗碗、镊子、吸氧管、吸痰导管和纱布数块。无菌盘外备血压计、听诊器、弯盘、胶布、棉签、手电筒、护理记录单和笔。

其他：输液架，必要时备吸痰和给氧装置、胃肠减压器、负压吸引器、引流袋、延长管、输液泵、微量泵等，冬天按需备热水袋、毛毯。

【实施操作】

ER-2-4　铺麻醉床（视频）

ER-2-5　橡胶中单和中单的铺法（视频）

一、操作流程

简要流程	操作要点	图示
护士准备	**1. 素质要求:**服装鞋帽整洁,举止端庄,语言流畅,态度和蔼 **2. 核对:**医嘱和执行单	
评估解释	**1. 核对解释:**核对病人,向家属及其他病人做好解释 **2. 评估病人:**病情、意识状态、心理状况及对手术的认知合作程度;手术方式、手术部位、麻醉方式,各种管道情况等	
操作准备	**1. 护士:**衣帽整洁,洗手,戴口罩 **2. 用物:**备齐用物,摆放合理(图2-9) **3. 环境:**清洁,通风;不影响周围病人治疗、进餐或休息	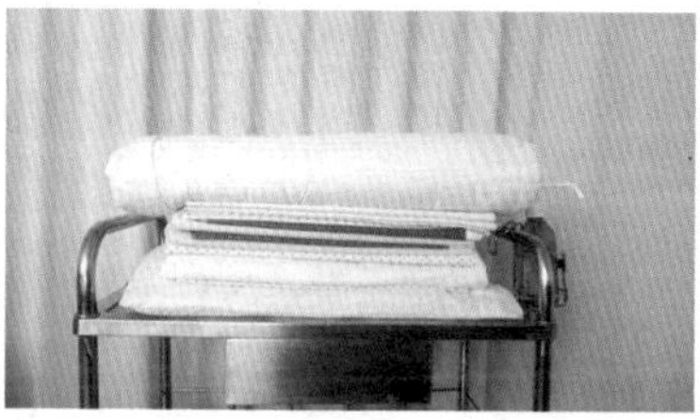 图2-9 铺麻醉床用物
操作过程	**1. 推至床旁:**按使用先后顺序将用物推至床旁 **2. 移开桌椅:**移开床旁桌,距床约20cm,移开床旁椅至床尾正中,距床约15cm,按顺序将用物放于床旁椅上 **3. 翻转床垫:**从床头至床尾或从近侧至远侧翻转床垫 **4. 铺平床褥:**将床褥从床头至床尾平铺于床上,与床边缘平齐 **5. 铺单折角(同备用床):**大单平铺于床上,大单中线与床中线对齐,将一侧大单按床头、床尾、床中部的顺序铺好 **6. 铺橡胶中单和中单** **(1)铺中间中单:**将一条橡胶中单和中单上缘距床头45~50cm(图2-10),中线与床中线对齐,两单边缘下垂部分一并塞入床垫下(图2-11) **(2)铺床头中单:**根据病人手术部位将另一铺橡胶单和中单分别对好中线,上端齐床头(图2-12),下端压在中部的橡胶中单和中单上,两单边缘下垂部分一并塞入床垫下 **7. 转至对侧:**同法铺好大单、橡胶中单、中单 **8. 套好被套** (1)"S"形套被套法(同备用床) (2)卷筒式套被套法(同备用床)	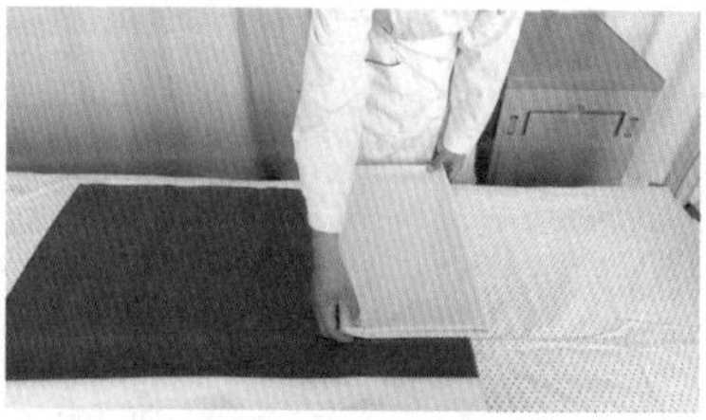 图2-10 铺中间橡胶中单和中单 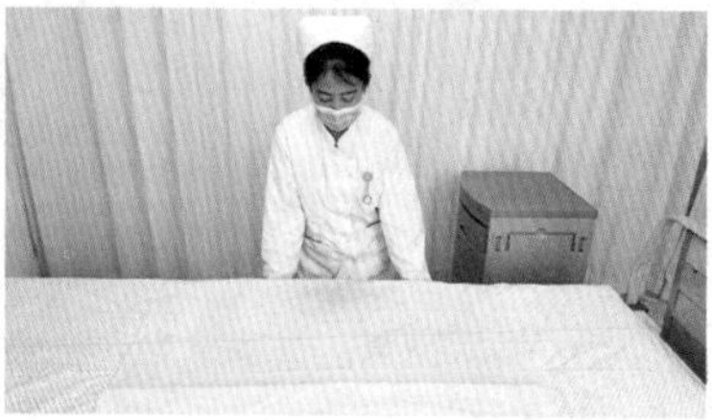 图2-11 塞中间橡胶中单和中单 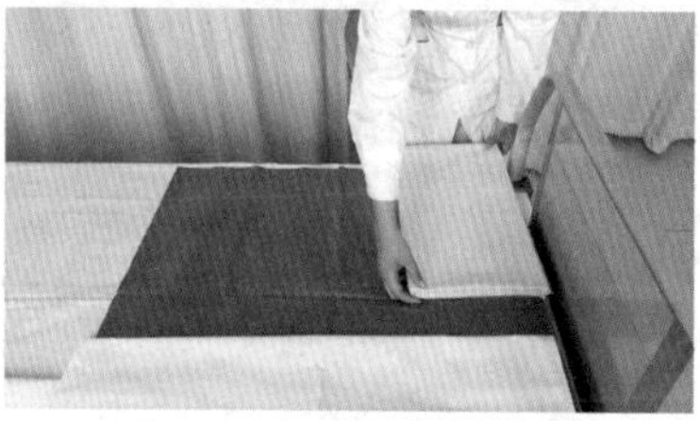 图2-12 铺床头橡胶中单和中单

续表

简要流程	操作要点	图示
操作过程	**9. 折叠盖被**：盖被折成被筒，被尾向内折叠与床尾齐，将盖被纵向三折于一侧床边，开口向门（图2-13） **10. 套枕立放**：套好枕套，使四角充满，将枕横立于床头，开口背门 **11. 移桌置椅**：移回床旁桌，椅子置于盖被折叠侧（图2-14） **12. 妥善安置**：将麻醉护理盘置于床旁桌上，输液架置于床尾，其他用物按需妥善安置	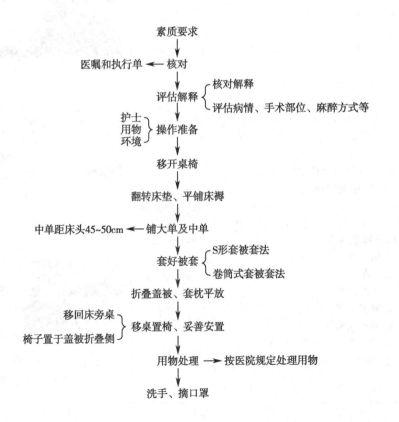 图2-13　折叠盖被 图2-14　麻醉床
操作后	**1. 用物处理**：按医院规定处理用物 **2. 洗手、摘口罩**	

二、简要操作流程图

素质要求

↓

医嘱和执行单 ← 核对

↓

评估解释 — 核对解释

— 评估病情、手术部位、麻醉方式等

护士
用物 } 操作准备
环境

↓

移开桌椅

↓

翻转床垫、平铺床褥

↓

中单距床头45~50cm ← 铺大单及中单

↓

套好被套 — S形套被套法

— 卷筒式套被套法

↓

折叠盖被、套枕平放

↓

移回床旁桌
椅子置于盖被折叠侧 } 移桌置椅、妥善安置

↓

用物处理 → 按医院规定处理用物

↓

洗手、摘口罩

三、注意事项

1. 备齐用物，摆放有序，减少走动次数，注意节力原则。

2. 铺麻醉床时应更换清洁的大单、中单、被套、枕套。

3. 橡胶中单、中单要根据病情和手术部位放置。中单盖住橡胶中单，避免橡胶中单与皮肤直接接触引起病人不适。

4. 折叠盖被与床尾椅置于同一侧，方便搬运病人。

5. 枕头横立于床头、开口背门，防止病人躁动时碰伤头部。

四、健康宣教

1. **解释操作目的及注意事项**　向病人或家属解释铺麻醉床的目的，告知麻醉护理盘的物品不能随意翻动等注意事项。

2. **手术前指导**　向病人或家属解释术前、术后的注意事项，以取得配合。

【操作测评】

麻醉床操作评分标准

项目		项目总分	操作要求	标准分数	得分	备注
评估	病人情况	4	1. 病情、意识状态、心理状况及对手术的认知合作程度；手术方式、手术部位、麻醉方式，各种管道情况等 2. 核对解释	2 2		
计划	护士准备	4	1. 服装鞋帽整洁，语言流畅，洗手，戴口罩 2. 核对医嘱和执行单	2 2		
	用物准备	5	1. 用物准备齐全，摆放合理 2. 病床及床旁设施功能完好	3 2		
	环境准备	2	清洁、通风，同病室内病人无治疗、就餐	2		
实施	移开桌椅	6	1. 移开床旁桌、椅位置合适，无噪声 2. 物品放置稳妥	3 3		
	翻转床垫	2	正确翻转床垫	2		
	平铺床褥	4	1. 铺床褥方法正确 2. 床褥平整，与床边缘平齐	2 2		
	铺单折角	15	1. 放置正确，中线与床中线对齐 2. 铺大单顺序正确 3. 铺床角手法正确，外观紧实，美观 4. 单面"平、紧、整"	2 2 6 5		
	铺橡胶中单和中单	7	1. 放置位置正确 2. 铺法正确 3. 外观平整、耐用	2 3 2		

续表

项目		项目总分	操作要求	标准分数	得分	备注
实施	套好被套	15	1. 套被套方法正确 2. 棉胎上缘与被套封口平齐,两侧均匀 3. 中线与床中线对齐 4. 被套头端齐床头,被套内外侧均平整	8 2 2 3		
	折叠盖被	6	1. 折叠盖被方法正确 2. 被尾与床尾齐,开口向门	4 2		
	套枕立放	5	1. 套枕套方法正确 2. 枕头横立于床头,开口朝向正确	2 3		
	移桌置椅	3	床旁桌、椅移位正确,无噪声	3		
	妥善安置	2	抢救用品安置妥善	2		
	整理	5	1. 用物处理恰当 2. 洗手、摘口罩方法正确	3 2		
评价	操作质量	5	1. 操作熟练、动作协调,符合省时、节力原则 2. 整体质量好,病人舒适	3 2		
	操作时间	5	操作时间<10min	5		
	操作态度	5	态度严谨,认真	5		

实训6 卧有病人床单更换

【导入情景】

张某,男,56 岁。因剑突下偏右突发性绞痛入院,诊断为胆囊结石。入院 3d 后在全麻下行胆囊切除术。现病人术后第 5d,病情稳定,遵医嘱拔出各种管道。因拔除腹腔引流管时,引流液污染被服,护士决定给病人更换床上用物。

【护理评估】

卧有病人床单更换的目的是保持病床和病室整洁、美观、使病人舒适;预防压疮等并发症。

1. 健康史 病人胆囊切除术后第 5d,病情稳定,遵医嘱拔出各种管道。

2. 身体状况 病人术后肢体能活动自如,有变换卧位的能力,皮肤完好,因拔除腹腔引流管时,引流液污染被服,为病人更换床上用物。

3. 心理社会状况 病人神志清楚,能配合操作。

【主要用物】

被服车、大单、中单、被套、枕套、床刷、床刷套、免洗手消毒剂,需要时备清洁衣裤及便器等。

【实施操作】

一、操作流程

ER-2-6　卧有病人床单更换（视频）

简要流程	操作要点	图示
护士准备	**素质要求：**服装鞋帽整洁，举止端庄，语言流畅，态度和蔼	
评估解释	**1. 核对解释：**核对病人床号、姓名、腕带；向病人解释操作目的、方法、注意事项，以取得配合 **2. 评估病人：**病情、意识状态、心理状况、自理能力、肢体活动能力、皮肤情况及对更换床单的认知合作程度；术后管道管理及切口情况	
操作准备	**1. 护士：**衣帽整洁，洗手，戴口罩 **2. 用物：**备齐用物，摆放合理（图2-15） **3. 环境：**调节室内温度，酌情关门窗；不影响周围病人治疗、进餐或休息 **4. 病人：**了解更换床单的目的和意义，使病人能主动配合	图 2-15　更换用物
操作过程	**1. 推至床旁：**按使用先后顺序将用物放于护理车上，推至床旁 **2. 移开桌椅：**移开床旁桌，距床约20cm，将椅子移至床尾，拉起对侧床栏 **3. 安置卧位：**松开床尾盖被，协助病人翻身取侧卧位（背向护士）（图2-16），枕头和病人的头一起移动，使病人身体靠近对侧床边、体位舒适 **4. 清扫床褥：**松开各层床单，将污中单卷入病人身下（图2-17）；扫净橡胶中单，搭在病人身上（图2-18）；将污大单卷好，塞入病人身下，扫净床褥上的渣屑	图 2-16　协助病人翻身侧卧 图 2-17　卷中单法 图 2-18　搭橡胶中单

续表

简要流程	操作要点	图示
操作过程	5. **更换大单**：将清洁大单的中线与床中线对齐，展开；将一半大单平整地铺在近侧床面上，另一半塞入病人身下；铺好近侧大单 6. **更换中单**：将搭在病人身上的橡胶中单拉下平铺在清洁的大单上面，取清洁的中单对齐床中线（图2-19），一半铺在橡胶单上，另一半塞入病人身下；将铺好的橡胶单及中单拉平，一并塞在床垫下 7. **变换卧位**：协助病人稳妥地侧卧于铺好的一侧，拉起近侧床栏 8. **取出污单**：护士转至对侧，放下床栏，松开各层床单，取出污中单（图2-20），放于床尾；扫净橡胶中单，搭在病人身上；将污大单连同污中单一起污染面向内卷好，放入被服车污物袋内 9. **铺对侧单**：扫净床褥上的渣屑，将病人身下的大单展平，拉紧铺好，同法铺好橡胶中单、中单，枕头移至中间，协助病人平卧 10. **更换被套** （1）**取出棉胎**：松开被筒，解开被套系带。一手从床尾伸入床头取出棉胎盖在病人身上（图2-21） （2）**取清洁被套**：取清洁被套内面向外平铺于棉胎上 （3）**换清洁被套**：一手伸入清洁被套内，抓住棉胎及被套上端一角，翻转清洁被套，同法翻转另一角，将棉胎套入被套内，整理被头，拉平清洁被套及棉胎，撤出污被套放于被服车污物袋内 11. **整理盖被**：系好系带，两侧盖被向内折叠与床沿平齐，尾端盖被向内折叠齐床尾 12. **更换枕套**：一手托起病人头颈部，另一手取出枕头，更换枕套后拍松，将枕头置于病人头下，开口背门（图2-22） 13. **移回桌椅**：移回床旁桌、椅	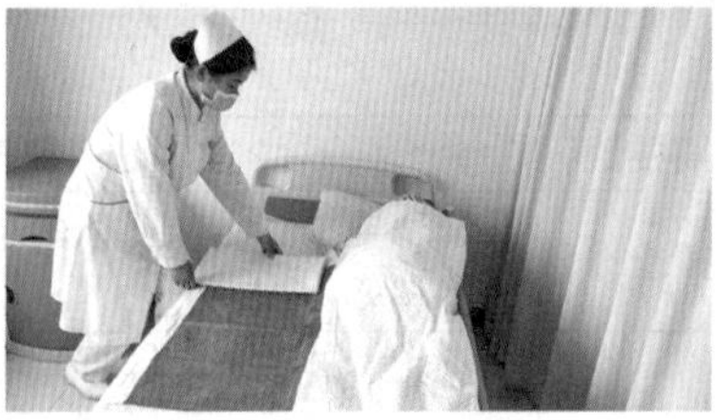 图 2-19　铺清洁中单 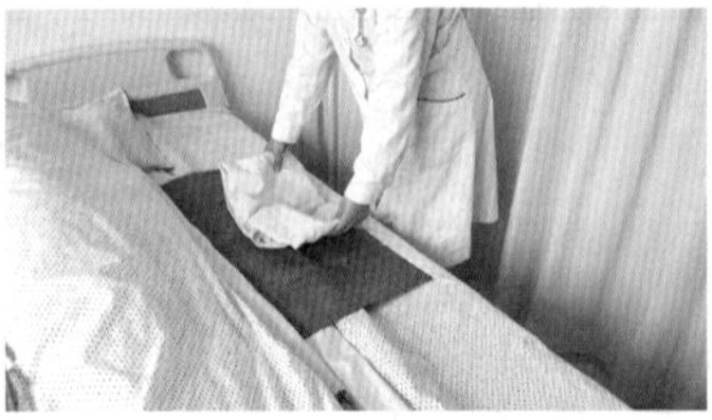 图 2-20　取污中单 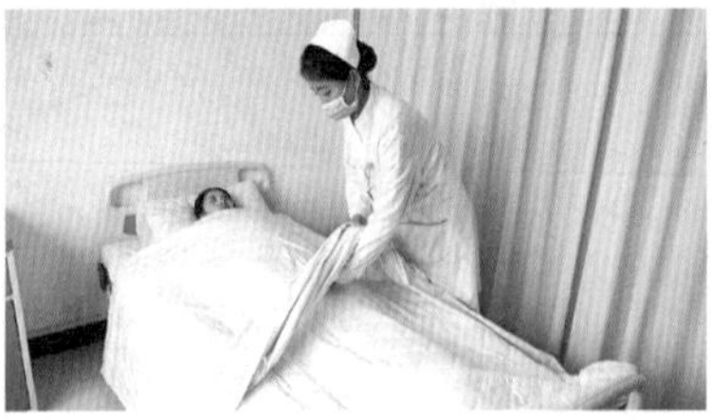 图 2-21　更换被套 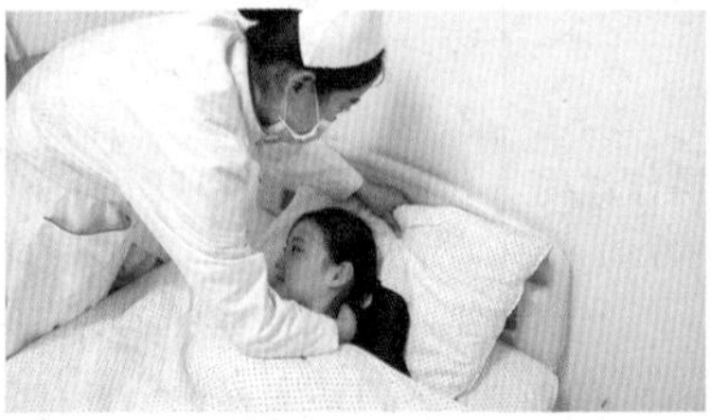 图 2-22　垫枕法
操作后	1. **整理**：协助病人取舒适卧位，整理床单位，询问病人并满足其需要 2. **用物处理**：按医院规定处理用物 3. **洗手、摘口罩、记录**	

二、简要操作流程图

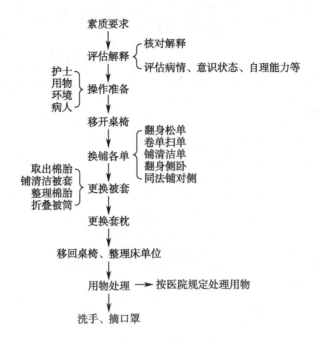

素质要求

评估解释 ——— { 核对解释
评估病情、意识状态、自理能力等 }

护士
用物 } 操作准备
环境
病人

移开桌椅

翻身松单
卷单扫单
换铺各单 ——— { 铺清洁单
翻身侧卧
同法铺对侧 }

取出棉胎
铺清洁被套 } 更换被套
整理棉胎
折叠被筒

更换套枕

移回桌椅、整理床单位

用物处理 ——→ 按医院规定处理用物

洗手、摘口罩

三、注意事项

1. 操作时掌握节力原则,若两人配合操作应动作协调。

2. 不宜过多翻动和暴露病人,防止翻身时坠床和受凉。

3. 操作过程中观察病人病情,如发现病人异常,立即停止操作,报告医生。

4. 操作应在治疗的间歇及病人病情、情绪稳定时进行。

5. 病人的衣服、大单、被套应每周更换1~2次,若被血液、排泄物等污染时,应及时更换。

四、健康宣教

1. 解释操作目的及注意事项　向病人解释更换床单的目的和必要性。变换卧位时,指导病人双手放于胸前,双腿屈膝,鼓励说出不适感;更换枕套时向病人解释。

2. 预防并发症指导　根据病情指导病人进行术后功能锻炼,如床上活动肢体;防止压疮,协助病人取适当的体位,教会预防压疮的措施。

【操作测评】

卧有病人床单更换操作评分标准

项目		项目总分	操作要求	标准分数	得分	备注
评估	病人情况	4	1. 病情、意识状态、心理状况、自理能力及对更换床单的认知合作程度等	2		
			2. 核对解释	2		

项目		项目总分	操作要求	标准分数	得分	备注
计划	护士准备	3	服装鞋帽整洁,语言流畅,洗手,戴口罩	3		
	用物准备	4	用物准备齐全,摆放合理	4		
	环境准备	2	调节室内温度,酌情关门窗;不影响周围病人治疗、进餐或休息	2		
	病人准备	2	肢体活动良好,有变换卧位的能力	2		
实施	移开桌椅	3	移开床旁桌、椅位置合适,无噪声	3		
	安置卧位	3	病人卧位安置正确、安全	3		
	清扫床褥	6	1. 松单、卷单正确 2. 橡胶中单放置正确 3. 扫净橡胶中单、床褥	2 2 2		
	更换大单	10	1. 大单放置、打开方法正确 2. 铺大单方法正确、中线对齐 3. 大单四角平紧、美观	3 4 3		
	更换中单	8	1. 中单放置、打开方法正确 2. 铺橡胶中单、中单方法正确、中线对齐 3. 橡胶中单、中单平整、紧实	3 2 3		
	变换卧位	3	协助病人侧卧方法正确	3		
	取出污单	4	1. 取出污单方法、放置正确 2. 扫净橡胶中单方法正确	2 2		
	铺对侧单	8	1. 扫净床褥 2. 铺橡胶中单、中单方法正确、中线对齐 3. 铺各层床单平整、紧实 4. 枕头移至中间、协助病人平卧	2 2 2 2		
	更换被套	10	1. 被套放置、打开方法正确、中线对齐 2. 更换被套方法正确,被头充实、被套平整 3. 撤污被套方法正确	3 4 3		
	整理盖被	3	盖被折叠正确	3		
	更换枕套	4	1. 松枕、套枕套方法正确 2. 枕头四角充实 3. 枕头放置正确,开口朝向正确	2 1 1		
	移回桌椅	3	移回床旁桌椅,无噪声	3		
	整理记录	5	1. 协助病人取舒适卧位,整理床单位,询问病人并满足其需要 2. 用物处理恰当 3. 洗手、摘口罩、记录正确	1 2 2		

续表

项目		项目总分	操作要求	标准分数	得分	备注
评价	操作质量	6	1. 操作熟练、动作协调、计划性好,符合省时、节力原则	3		
			2. 整体质量好,病人舒适	3		
	操作时间	3	操作时间<11min	3		
	操作态度	3	态度严谨,认真	3		
	指导病人	3	护患沟通良好,能对病人进行正确指导	3		

实训7　病 人 搬 运

【导入情景】

王某,男,75 岁,体重 63kg。因受凉咳嗽,咳嗽 3d 来院就诊,门诊医生以"大叶性肺炎"收入呼吸内科。神志清楚,双下肢活动不便。医嘱:胸部 X 射线检查

张某,女,65 岁,体重 50kg。高热、四肢无力 3d,门诊以"高热待查"收入院。神志清楚,精神紧张。医嘱:肺部 CT 检查。

【护理评估】

病人搬运的目的是护士根据病人病情,选用合适运送工具,在入院、接受检查或治疗、室外活动、出院时运送病人。

1. **健康史**　王某咳嗽 3d;张某高热、四肢无力 3d,既往均体健。

2. **身体状况**　王某神志清楚,能坐起但双下肢活动不便;张某,神志清楚,四肢无力,能坐起但无力行走。

3. **心理社会状况**　王某与张某均神志清楚,能理解,能配合。

【主要用物】

轮椅运送法:轮椅,天冷时备毛毯,别针,需要时备软枕。

平车运送法:平车(上置大单包好的垫子和枕头),天冷时备毛毯,需要时备木板、布中单。

【实施操作】

一、操作流程

（一）轮椅运送法

ER-2-7　协助上轮椅(视频)

简要流程	操作要点	图示
护士准备	1. **素质要求**:服装鞋帽整洁,举止端庄,语言流畅,态度和蔼 2. **核对**:两人核对医嘱和检查单,签名	
评估解释	1. **核对解释**:核对病人床号、姓名,腕带,向病人介绍搬运方法及配合事项 2. **评估病人**:病情、意识状态、心理状况;躯体活动能力;对轮椅运送法的认知合作程度;病人咳嗽 3d,能坐起但双下肢活动不便,能理解,能配合搬运	

续表

简要流程	操作要点	图示
操作准备	1. **护士**：衣帽整洁，洗手 2. **用物**：备齐用物（轮椅性能良好）（图 2-23） 3. **环境**：通道宽敞、无障碍物，地面干燥、平坦；温湿度适宜 4. **病人**：了解轮椅运送的目的，根据室外温度备外衣、帽子、鞋袜	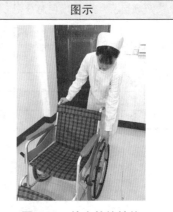 图 2-23　检查轮椅性能
操作过程	1. **核对**：核对病人信息 2. **运送病人** （1）**上轮椅** 1）**安置导管**：妥善安置病人身上导管 2）**放置轮椅**（图 2-24）：椅背和床尾平齐，拉起车闸，翻起脚踏板 3）**扶助坐起**：扶助病人坐于床缘，嘱双手撑在床面维持坐姿，协助穿鞋、袜，必要时穿外衣 4）**协助上椅**：嘱病人双手放于护士肩上，护士双手环抱病人腰部，协助病人下床（图 2-25）并移向轮椅，嘱病人扶轮椅扶手坐于轮椅中，尽量向后坐稳（图 2-26），必要时系上安全带，放下脚踏板 5）**整理病床**：整理床单位，铺暂空床 （2）**运送病人**：运送病人至目的地 （3）**下轮椅** 1）**固定轮椅**：轮椅椅背平齐于床尾，拉起车闸，翻起脚踏板，松解安全带 2）**协助回床**：护士面对病人，双脚前后分开，屈膝屈髋，双手置于病人腰部，病人双手置于护士肩上，协助病人站立、坐于床缘，脱去鞋袜协助病人移至床正中	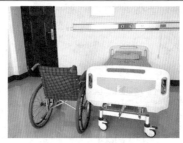 图 2-24　放置轮椅 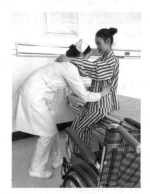 图 2-25　协助下床 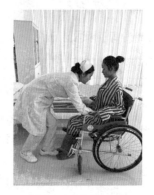 图 2-26　协助上椅

续表

简要流程	操作要点	图示
操作后	**1. 整理：**协助病人取舒适卧位，整理床单位 **2. 用物处理：**轮椅推回原处 **3. 洗手、记录：**洗手后记录病人反应	

（二）平车运送法

ER-2-8 一人搬运法（视频）　　ER-2-9 二人搬运法（视频）　　ER-2-10 三人搬运法（视频）　　ER-2-11 四人搬运法（视频）

简要流程	操作要点	图示
护士准备	同轮椅运送法	
评估解释	同轮椅运送法	
操作准备	**1. 护士：**衣帽整洁，洗手 **2. 用物：**备齐用物（平车性能良好） **3. 环境：**宽敞无障碍物，地面干燥、平坦；温湿度适宜 **4. 病人：**了解平车运送的目的，根据室外温度备外衣、帽子，鞋袜	
操作过程	**1. 核对：**核对病人信息 **2. 安置导管：**妥善安置病人身上导管 **3. 搬运病人：**根据评估结果选择搬运方法 **（1）挪动法** 1）**放置平车**（图2-27）：移开床旁桌椅，松开盖被，平车纵向紧靠床缘，大轮靠床头，小轮靠床尾，拉起车闸，调整平车或床，使其高度一致 2）**移动病人：**协助病人移至床边 3）**协助上车：**协助病人依次将上半身、臀部、下半身挪向平车 **（2）一人搬运法** 1）**放置平车**（图2-28）：移开床旁桌椅，松开盖被，推平车至床尾，使平车头端与床尾成钝角，拉起车闸	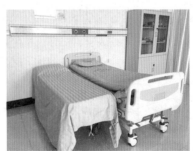 图2-27 放置平车（平行） 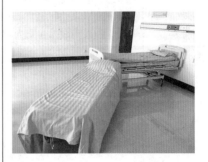 图2-28 放置平车（钝角）

续表

简要流程	操作要点	图示
操作过程	2）搬移病人（图2-29）：护士双脚前后分开，稍屈膝，一手自病人腋下伸至对侧肩部，一手伸至病人大腿下；病人双臂交叉于护士颈后；抱起病人，移步转身，轻放于平车中央 （3）二人搬运法 1）放置平车：同一人搬运法 2）移动病人：护士甲、乙站于床同侧，个高者站于头端，病人双手交叉于胸前，协助病人移至床边 3）搬移病人（图2-30）：甲一手托住病人头、颈、肩部，另一手托住臀部；乙一手托住臀部，另一手托住腘窝。由一人发出口令，二人同时抬起病人，使病人身体向护士倾斜，移步转身，轻放于平车中央 （4）三人搬运法 1）放置平车：同一人搬运法 2）移动病人：护士甲、乙、丙站于床同侧，个高者站于头端，病人双手交叉于胸前，协助病人移至床边 3）搬移病人（图2-31）：甲托病人头、颈、肩部；乙托住病人腰、臀部；丙托住腘窝、小腿部。由一人发出口令，三人同时抬起病人，使病人身体向护士倾斜，移步转身，轻放于平车中央 （5）四人搬运法 1）安置病人：移开床旁桌椅，松开盖被，在病人腰、臀部下垫布中单 2）放置平车：同挪动法 3）搬移病人（图2-32）：护士甲站于床头，托住病人头、颈、肩部；乙站于床尾托住双腿；丙和丁分别站于床与平车两侧，紧握布中单近身处。由一人发出口令，四人同时抬起病人移至平车中央	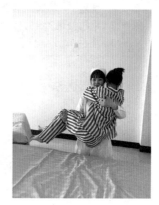 图2-29 一人搬运法 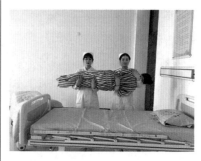 图2-30 二人搬运法 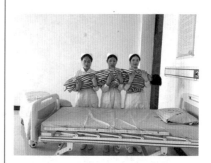 图2-31 三人搬运法 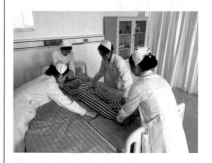 图2-32 四人搬运法

续表

简要流程	操作要点	图示
操作过程	**4. 安置病人**（图 2-33）：协助病人躺好，天冷时用毛毯包裹，先盖住脚部，再盖两侧，头部两侧毛毯角反折成衣领状 **5. 整理病床**：整理床单位，铺成暂空床 **6. 运送病人**：运送至目的地 **7. 搬运回床**：平车推至床边，拉起车闸，协助病人依次将下肢、臀部、上身挪回病床；或抬起移至床中央	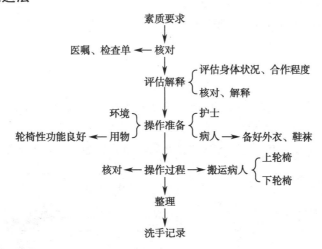 图 2-33　包盖病人
操作后	**1. 整理**：协助病人取舒适卧位，安置病人整理床单位 **2. 用物处理**：平车推回原处 **3. 洗手、记录**：洗手后记录病人反应	

二、简要操作流程图

（一）轮椅运送法

素质要求

医嘱、检查单 ← 核对

评估解释 { 评估身体状况、合作程度 / 核对、解释

操作准备 { 护士 / 病人 → 备好外衣、鞋袜

环境 / 轮椅性功能良好 ← 用物

核对 ← 操作过程 → 搬运病人 { 上轮椅 / 下轮椅

整理

洗手记录

（二）平车运送法

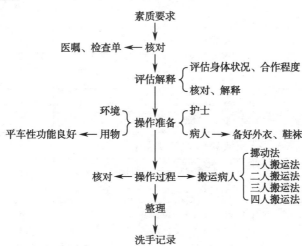

素质要求

医嘱、检查单 ← 核对

评估解释 { 评估身体状况、合作程度 / 核对、解释

操作准备 { 护士 / 病人 → 备好外衣、鞋袜

环境 / 平车性功能良好 ← 用物

核对 ← 操作过程 → 搬运病人 { 挪动法 / 一人搬运法 / 二人搬运法 / 三人搬运法 / 四人搬运法

整理

洗手记录

三、注意事项

1. **检查性能**　使用前应检查轮椅、平车车闸、轮胎性能,确保性能完好。
2. **注意保暖**　根据温度,添加衣物或毛毯,以防受凉。
3. **观察病情**　运送过程中注意观察病情变化。
4. **轮椅运送法**

(1) 搬运前应锁住车轮,如轮椅无闸,应由一人站在轮椅后面固定。

(2) 能合作的病人,可双手扶轮椅扶手,自行移坐入轮椅。

(3) 推轮椅下坡时,应减慢速度,并掉转轮椅,使后轮在前。过门槛或上台阶时,翘起前轮,同时使病人头、背后倾,并嘱其抓住扶手,保持平衡。

(4) 病人尽量靠后坐,身体勿向前倾或歪斜,必要时系上安全带。

5. **平车运送法**

(1) 两人及以上搬运病人时,应注意动作协调一致且轻稳,确保病人安全舒适。

(2) 运送过程中,病人头部卧于大轮端,减少颠簸;护士应站于头端,以便于观察病情;上下坡时,病人头部始终处于高位,以免引起不适;进出门时,先将门打开,避免碰撞,减少震动;推车速度适宜,确保病人安全舒适。

(3) 搬运骨折病人时,平车上需垫木板,并固定好骨折部位;颈椎损伤或疑似损伤的病人,搬运时头部保持中立位,头颈两侧用衣物或沙袋固定。

四、健康宣教

1. **解释目的及注意事项**　告知张某下床时要扶助护士以免跌倒;上轮椅时要靠后坐;运送过程中不可自行松解安全带。
2. **病人搬运指导**　告知王某、张某在搬运过程配合方法,如有不适及时告知护士。

【操作测评】

轮椅运送法评分标准

项目		项目总分	操作要求	标准分数	得分	备注
评估	病人情况	5	1. 核对解释合理 2. 病人(病情、身心状态,躯体活动能力)明确	2 3		
计划	护士准备	4	1. 衣帽整洁 2. 核对病人信息准确 3. 洗手方法正确	1 2 1		
	用物准备	2	1. 用物准备齐全 2. 放置合理	1 1		
	环境准备	2	宽敞明亮,温湿度适宜	2		
	病人准备	2	1. 病人了解轮椅运送的目的 2. 引流管引流通畅,安置妥当	1 1		
实施	核对解释	5	1. 病人正确 2. 病人能理解且配合	3 2		

续表

	项目	项目总分	操作要求	标准分数	得分	备注
实施	上轮椅	20	1. 轮椅放置位置正确 2. 搬运方法正确 3. 病人安全	2 10 8		
	运送病人	10	病人安全到达目的地	10		
	下轮椅	20	1. 轮椅放置位置正确 2. 搬运回床方法正确 3. 病人安全	2 10 8		
	整理	10	1. 用物处理恰当 2. 洗手方法正确 3. 记录准确	3 5 2		
评价	操作质量	9	1. 动作轻柔,方法正确 2. 病人安全	4 5		
	操作态度	3	态度和蔼,关爱病人	3		
	操作时间	3	操作时间<10min	3		
	指导病人	5	护患沟通良好,能对病人进行正确指导	5		

平车运送法评分标准

	项目	项目总分	操作要求	标准分数	得分	备注
评估	病人情况	5	1. 核对解释合理 2. 病人(病情、身心状态,躯体活动能力)明确	2 3		
计划	护士准备	4	1. 衣帽整洁 2. 核对病人信息准确 3. 洗手方法正确	1 2 1		
	用物准备	2	1. 用物准备齐全 2. 放置合理	1 1		
	环境准备	2	宽敞明亮,温湿度适宜	2		
	病人准备	2	1. 病人了解平车运送的目的 2. 引流管引流通畅,安置妥当	1 1		
实施	核对解释	5	1. 病人正确 2. 病人能理解且配合	3 2		
	上平车	20	1. 平车放置位置正确 2. 搬运方法正确 3. 病人安全	2 10 8		
	运送病人	10	病人安全到达目的地	10		
	下平车	20	1. 平车放置位置正确 2. 搬运回床方法正确 3. 病人安全	2 10 8		
	整理	10	1. 用物处理恰当 2. 洗手方法正确 3. 记录准确	3 5 2		

续表

项目		项目总分	操作要求	标准分数	得分	备注
评价	操作质量	9	1. 动作轻柔,方法正确 2. 病人安全	4 3		
	操作态度	3	态度和蔼,关爱病人	3		
	操作时间	3	操作时间<10min	3		
	指导病人	5	护患沟通良好,能对病人进行正确指导	5		

实训 8　轴 线 翻 身

【导入情景】

　　陈某,男,56 岁,66kg。颈椎术后颈采用颈围护颈,伤口敷料包扎完好,稍有渗血;引流管通畅,引流出少量血性液体,无静脉输液。因卧床时间较长,现为了促进舒适,预防压疮,为其进行翻身。

【护理评估】

　　轴线翻身的目的是协助颅骨牵引、脊椎损伤、脊椎手术髋关节术后病人进行床上翻身,预防压疮;预防脊椎再损伤及关节脱位。

　　1. 健康史　病人颈椎手术,体重 66kg,既往体健。

　　2. 身体状况　病人用颈围护颈,有引流管 1 条,卧床。

　　3. 心理社会状况　病人术后神志清楚,能理解,能配合。

【主要用物】

软枕 2 个。

【实施操作】

ER-2-12　协助翻身
（视频）

一、操作流程

简要流程	操作要点	图示
护士准备	1. **素质要求**:服装鞋帽整洁,举止端庄,语言流畅,态度和蔼 2. **核对**:核对翻身卡	
评估病人	1. **核对解释**:核对病人床号、姓名,腕带,向病人介绍轴线翻身方法及配合事项 2. **评估病人**:病情、意识状态、心理状况;躯体活动能力;对轴线翻身法的认知合作程度;病人颈椎手术;病人用颈围护颈,有引流管 1 条,卧床;能理解,能配合翻身	
操作准备	1. **护士**:衣帽整洁,洗手 2. **用物**:备齐用物 3. **环境**:宽敞整洁,温湿度适宜,床幔遮挡	

简要流程	操作要点	图示
操作准备	**4. 病人：**了解轴线翻身的目的；引流管引流通畅，安置妥当	
操作过程	**1. 核对：**核对病人信息 **2. 翻身** **（1）调整病床：**移开床旁桌椅，松开床闸，将床后拉约1m，取下床头栏（图2-34） **（2）折叠盖被：**松开盖被，三折于床对侧，如室温较低，需将盖被盖于病人身上 **（3）移向近侧**（图2-35）：护士甲站于床头，固定病人头颈部，使头、颈、躯干在同一轴线上；乙、丙站于病人同侧，乙托住病人肩、腰部，丙托住病人臀部、腘窝，三人同时用力将病人抬起移向近侧 **（4）翻身垫枕：**三人合力将病人翻转至侧卧位（图2-36），将软枕分别放于背部和两膝之间，肢体处于功能位 **（5）观察情况：**观察枕后、肩胛、骶尾、足跟等受压部位皮肤情况，盖上盖被 **（6）病床归位**（图2-37）：安装床头栏，将床推回原处，关闭床闸，移回床旁桌椅	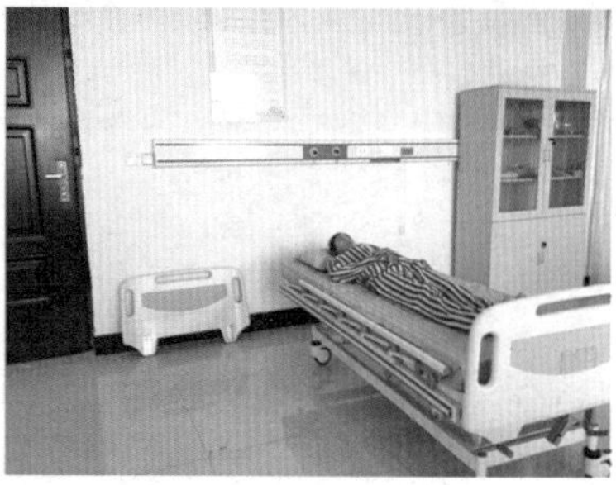 图2-34 取下床头栏 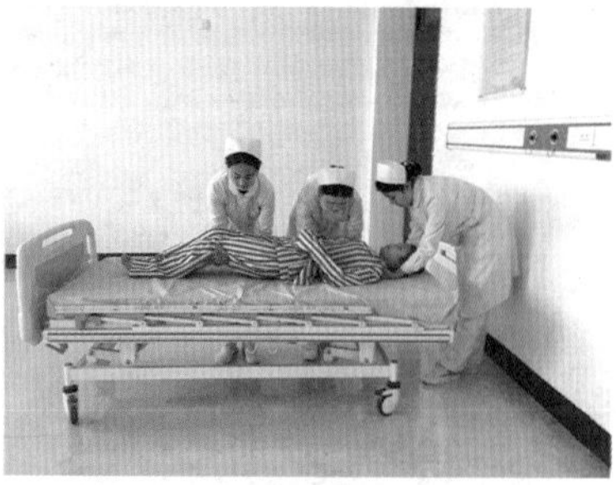 图2-35 移向近侧 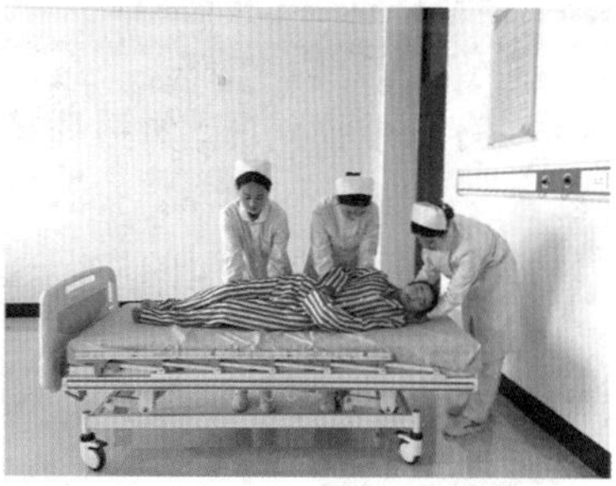 图2-36 翻身 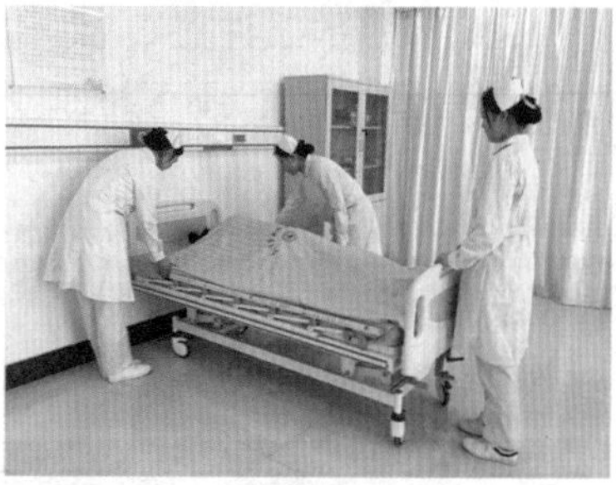 图2-37 病床归位
操作后	**1. 整理：**整理床单位、引流管 **2. 洗手、记录：**洗手后记录病人轴线翻身时间、皮肤情况，病人反应	

二、简要操作流程图

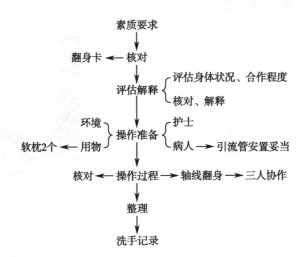

素质要求

翻身卡 ← 核对

评估解释 { 评估身体状况、合作程度
　　　　　 核对、解释

环境 }
软枕2个 ← 用物 } 操作准备 { 护士
　　　　　　　　　　 病人 → 引流管安置妥当

核对 ← 操作过程 → 轴线翻身 → 三人协作

整理

洗手记录

三、注意事项

1. 为病人翻身时,注意动作协调一致、轻稳,以防坠床,确保病人安全舒适。

2. 注意保暖并注意观察病情及皮肤受压情况。

3. 翻转病人时,应注意保持脊柱平直,以维持脊柱的正确生理弯度,避免由于躯干扭曲,加重脊柱骨折、脊椎损伤和关节脱位。翻身角度不可超过60°,避免由于脊柱负重增大而引起关节突骨折。

4. 有颈椎损伤时,勿扭曲或旋转病人的头部,以免加重神经损伤引起呼吸肌麻痹而死亡。

5. 颈椎和颅骨牵引的病人,翻身时不可放松牵引。

6. 体重较轻者或小儿及无颈椎骨折的病人可选用两人轴线翻身法;体重较重者或意识模糊者可选用多人轴线翻身法。

四、健康宣教

1. 解释目的及注意事项　向陈某及家属解释轴线翻身是为了预防压疮,在翻身过程中,保持头部中立位,不可扭曲或旋转头部,如有不适,及时告知护士。

2. 轴线翻身指导　向陈某及家属讲解轴线翻身意义,鼓励其在病情允许的情况下主动参与,教会家属轴线翻身方法,并告知不可自行松解颈围。

【操作测评】

轴线翻身操作评分标准

项目		项目总分	操作要求	标准分数	得分	备注
评估	病人情况	5	1. 核对解释合理	2		
			2. 病人(病情、身心状态、躯体活动能力,病损部位)明确	3		

续表

项目		项目总分	操作要求	标准分数	得分	备注
计划	护士准备	4	1. 衣帽整洁 2. 核对病人信息准确 3. 洗手方法正确	1 2 1		
	用物准备	2	1. 用物准备齐全 2. 放置合理	1 1		
	环境准备	2	宽敞整洁,温湿度适宜	2		
	病人准备	2	1. 病人了解轴线翻身的目的 2. 引流管引流通畅,安置妥当	1 1		
实施	核对解释	5	1. 病人正确 2. 病人能理解且配合	3 2		
	翻身	30	1. 移动、取下床头栏方法正确、安全 2. 病人未受凉,无不适 3. 护士站位正确,翻身手法协调一致,未给病人造成继发损伤	5 10 15		
	翻身后	25	1. 观察病情全面无遗漏,处理措施正确 2. 翻身后病人舒适 3. 病床复位正确	15 10 5		
	整理	10	1. 用物处理恰当 2. 洗手方法正确 3. 记录准确	3 5 2		
评价	操作质量	4	1. 动作轻柔,方法正确 2. 病人安全	2 2		
	操作态度	3	态度和蔼,关爱病人	3		
	操作时间	3	操作时间<10min	3		
	指导病人	5	护患沟通良好,能对病人进行正确指导	5		

实训 9　保护具使用

【导入情景】

赵某,男,40 岁,术后麻醉复苏期;置有气管插管及导尿管;躁动不安,有拔管倾向。现为保证治疗、护理顺利进行,保护其安全,遵医嘱约束病人。

【护理评估】

使用保护具的目的是防止婴幼儿、高热、昏迷、谵妄、躁动、危重病人因意识模糊而发生坠床、撞伤等意外,保护病人安全,确保治疗、护理工作顺利进行。

1. 健康史　术后麻醉复苏期,既往体健。

2. 身体状况　病人意识模糊,躁动不安。

3. 心理社会状况　病人不能配合。

【主要用物】

根据需要备床栏、约束带、棉垫等。

【实施操作】

ER-2-13　腕部约束
（视频）

二、操作流程

简要流程	操作要点	图示
护士准备	**1. 素质要求**：服装鞋帽整洁，举止端庄，语言流畅，态度和蔼 **2. 核对（两人）**：医嘱和执行单，签名	
评估病人	**1. 核对解释**：核对病人床号、姓名，腕带，向病人及（或）家属介绍保护具的重要性、安全性及配合方法 **2. 评估病人**：病情、意识状态、心理状况；对使用保护具认知合作程度；病人术后麻醉复苏期；意识模糊，躁动不安；不能配合；约束部位皮肤状况良好，可以约束	
操作准备	**1. 护士**：衣帽整洁，洗手 **2. 用物**：备齐用物 **3. 环境**：宽敞整洁，必要时移开床旁桌椅 **4. 病人**：病人及（或）家属了解保护具使用的目的并同意使用；处于舒适卧位；肢体处于功能位	
操作过程	**1. 核对**：核对病人信息 **2. 约束病人**：根据评估结果选择合适约束方法 **（1）床栏** 1）**多功能床栏**：用时插入两侧床沿，不用时插入床尾 2）**半自动床栏**（图2-38）：目前临床使用较广泛的一种床栏，按需进行升降。 **（2）约束带** 1）**腕或踝部约束带**：可用宽绷带或尼龙搭扣约束带。使用时，先用棉垫包于腕部或踝部，再将宽绷带打成双套结（图2-39）或尼龙搭扣约束带（图2-40），置于棉垫外，松紧度以肢体不脱出且不影响血液循环为宜，然后将绷带（或尼龙搭扣约束带）系于床沿	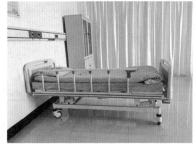 图2-38　半自动床栏 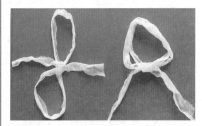 图2-39　绷带双套结 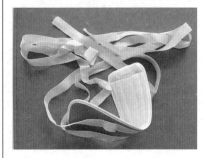 图2-40　尼龙搭扣约束带

续表

简要流程	操作要点	图示
操作过程	2）**肩部约束带**（图2-41）：固定肩部，限制病人坐起。使用时，将棉垫垫于两侧腋窝，约束带袖筒套于两侧肩部，两细带系于胸前，两宽长带系于床头（图2-42）。必要时枕头横立于床头 3）**膝部约束带**（图2-43）：固定膝部，限制病人下肢活动。使用时，棉垫垫于两腘窝处，将约束带横放于两膝上，宽带下两头带各缚住一侧膝关节，宽带系于床沿（图2-44）	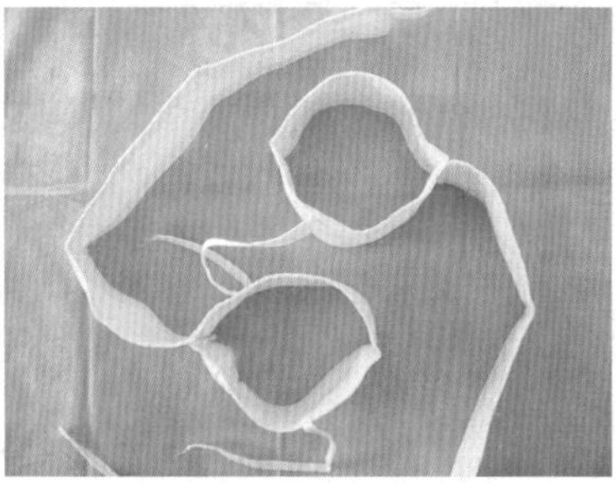 图2-41 肩部约束带 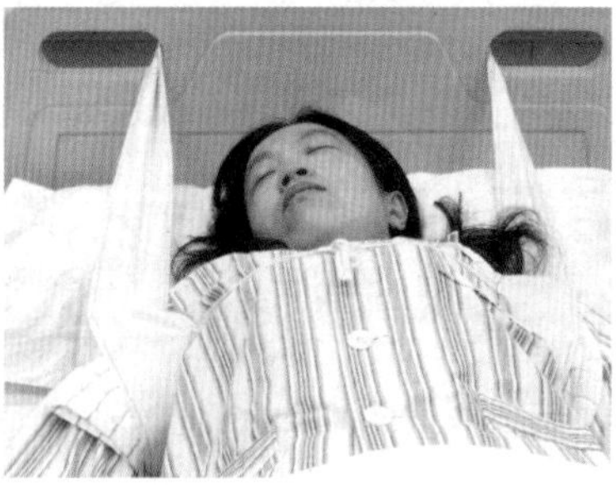 图2-42 肩部约束 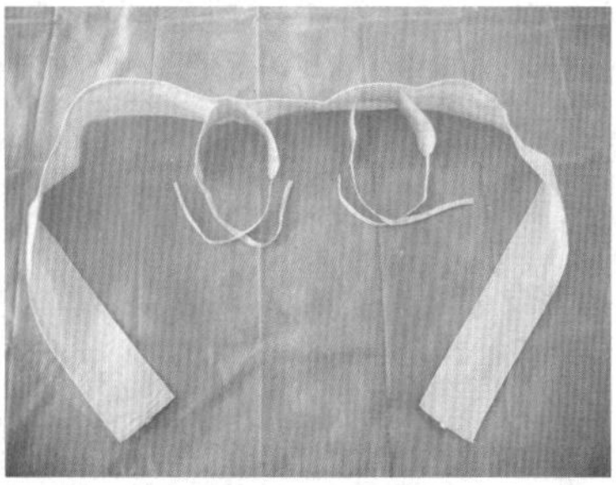 图2-43 膝部约束带 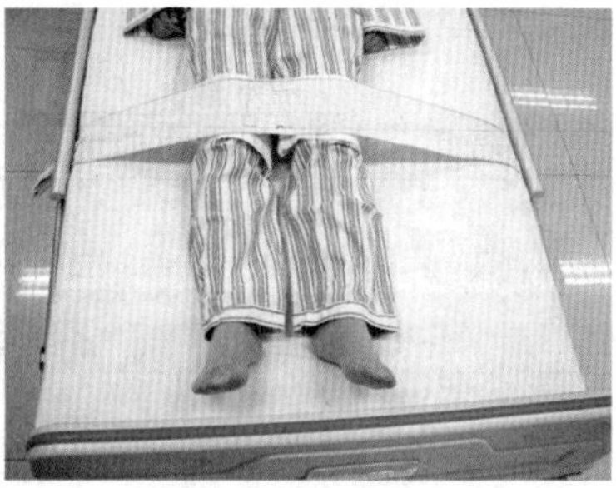 图2-44 膝部约束
操作后	1. **整理**：整理床单位 2. **洗手、记录**：洗手后记录使用保护具的原因、目的、时间及停用时间，病人反应	

二、简要操作流程图

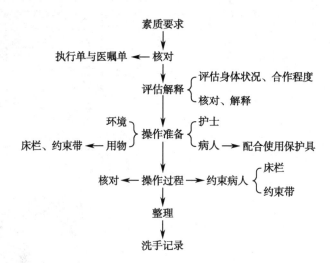

素质要求

执行单与医嘱单　←　核对

评估解释 { 评估身体状况、合作程度

核对、解释 }

环境

床栏、约束带　←　用物 } 操作准备 { 护士

病人　→　配合使用保护具 }

核对　←　操作过程　→　约束病人 { 床栏

约束带 }

整理

洗手记录

三、注意事项

1. 严格掌握保护具的适应证,使用前取得病人及(或)家属同意,维护病人自尊;只能短期使用,且肢体处于功能位。

2. 使用约束带时,带下应垫衬垫,松紧度适宜,以塞入 1～2 指为宜。15～30min 巡视病人依次,注意观察约束部位皮肤的颜色、温度、感觉;2h 松解一次,必要时进行局部按摩,促进血液循环。

四、健康宣教

1. 解释目的及注意事项　向赵某家属解释使用腕部约束带是为了预防赵某拔掉引流管,取得理解配合。

2. 保护具使用指导　告诉赵某家属不可私自松解约束带,在约束过程中,如腕部皮肤出现苍白,冰冷及时告知护士。

【操作测评】

保护具使用操作评分标准

项目		项目总分	操作要求	标准分数	得分	备注
评估	病人情况	5	1. 核对解释合理	2		
			2. 病人(病情、身心状态,认知合作程度,约束部位皮肤情况)明确	3		
计划	护士准备	4	1. 衣帽整洁	1		
			2. 核对病人信息准确	2		
			3. 洗手方法正确	1		
	用物准备	2	1. 用物准备齐全,性能良好	1		
			2. 放置合理	1		
	环境准备	2	宽敞整洁	2		

续表

项目		项目总分	操作要求	标准分数	得分	备注
计划	病人准备	2	1. 病人及（或）家属了解保护具的重要性、安全性及注意事项，同意使用并能配合	1		
			2. 病人取舒适卧位，肢体处于功能位	1		
实施	核对解释	5	1. 病人正确	3		
			2. 病人及（或）家属知情同意，能理解且配合	2		
	约束病人	30	1. 正确选择约束方法	5		
			2. 床栏约使用方法正确、规范；约束带使用方法正确，松紧度适宜	15		
			3. 定时巡视病人	10		
	解除约束	25	1. 病人未出现坠床	15		
			2. 约束侧肢体未出现功能障碍及血液循环障碍	10		
	整理	10	1. 用物处理恰当	3		
			2. 洗手方法正确	5		
			3. 记录准确	2		
评价	操作质量	4	1. 动作轻柔，方法正确	2		
			2. 病人安全	2		
	操作态度	3	态度和蔼，关爱病人	3		
	操作时间	3	操作时间<10min	3		
	指导病人	5	护患沟通良好，能对病人进行正确指导	5		

情景考核一

李某，男，25 岁，初中文化水平，学生。因腹痛、恶心呕吐、发热 8h
入院。病人入院前 24h 在路边餐馆吃饭，半天后感腹部疼痛不适，伴恶
心，呕吐，出现发热，腹痛加剧，并由上腹部转移至右下腹，来院就诊。查
体：T 38.7℃，P 100 次 /min，R 24 次 /min，BP 100/70mmHg，右下腹压痛
和腹肌紧张。血 WBC 18.6×10⁹/L，中性粒细胞 86%。诊断为"急性阑尾
炎"，需全麻行阑尾切除急诊手术。手术结束后，病人被送至病区继续对症治疗。病人 3d 后
胃肠功能恢复，医生嘱其下床活动，促进组织修复。1 周后切口愈合良好，各项生命体征正
常，病人痊愈出院。

ER-2-14 情景考核一
（文档）

1. 病人存在的主要护理诊断 / 问题有哪些？
2. 结合病人首优护理问题，提出相应的护理措施。
3. 考核项目：麻醉床、备用床。

情景考核二

张某，男，60 岁，大学本科，干部。病人 6h 前因生气突发头痛，伴恶心呕吐，右侧肢

体活动障碍。此后病情迅速加重，出现意识模糊，大小便失禁，无抽搐。既往高血压病史 6 年，不规律服降压药。查体：T 36℃，P 68 次 /min，R 12 次 /min，BP 180/100mmHg，昏迷，双侧瞳孔 2mm，等大，对光反射迟钝，右侧鼻唇沟浅，右侧肢体偏瘫，右侧病理征阳性。初步诊断为：脑出血。现已经住院 7d。护理查房时，发现病人的床单及被罩多处被排泄物污染，根据床面污染的情况，护士决定给病人更换床上用物。

ER-2-15　情景考核二（文档）

1. 病人存在的主要护理诊断 / 问题有哪些？
2. 结合病人首优护理问题，提出相应的护理措施。
3. 考核项目：卧有病人床单更换。

情景考核三

李某，男，55 岁，已婚。2h 前不慎高处坠落，颈部着地，以"高处坠落伤后四肢瘫痪感觉消失"为主诉急诊入 ICU，伤口污染严重，四肢肌力 0 级，入院 CT 示：颈椎多发棘突及横突骨折，于 7 月 3 日在全麻下行"椎管内固定术"，术后 10h，体温 38.3℃，脉搏 78 次 /min，呼吸 20 次 /min，血压 126/80mmHg，切口有少量渗血，主诉疼痛难忍，7 月 23 日转入颅脑外科，右侧鼻饲管通畅，留置尿管通畅，握力 0 级，双下肢肌力 0 级，骶尾部皮肤发红。

ER-2-16　情景考核三（文档）

1. 目前病人存在的主要护理诊断 / 问题有哪些？
2. 结合病人首优护理问题，提出相应的护理措施。
3. 考核项目：平车搬运法、轴线翻身法、床栏的使用。

第三章

基本生活支持护理技能

ER-3-1 基本生活支持护理技能1（课件）

ER-3-2 基本生活支持护理技能2（课件）

学习目标

1. 掌握床上洗发、床上擦浴、压疮的预防及护理、口腔护理、鼻饲法、灌肠法、肛管排气、导尿术、温水或乙醇拭浴降温基本技术。

2. 熟悉操作相关护理评估及健康宣教要点。

3. 具有爱伤观念，尊重病人，遵守操作原则，养成严谨、慎独的工作态度；动作轻柔、规范；具有良好的临床决策能力和沟通能力。

【导入情景】

苏某，75岁，因右下肢浅表静脉迂曲扩张10余年，加重伴疼痛1周于2018年1月11日10点18分以右下肢静脉血栓形成入院，入院后查体 T 36.5℃，P 76次/min，R 19次/min，BP 112/60mmHg，病人神志清，精神好，发育正常，营养中等，大小便自如。体格检查后发现右下肢浅表血管扩张迂曲成团，以右侧小腿内侧为著，右小腿内侧皮肤可见 4×3cm 发红区，压痛（＋），入院后遵医嘱给予普外科护理常规、二级护理、普食、血液分析、尿液分析、肝功能检查、病毒标志物、血凝五项、ECG、胸部正侧位X线片检查。经充分术前准备于2018年1月12日09点30分，在硬膜外麻醉下行大腿静脉高位结扎＋剥脱术，于12点10分返回病房，病人神志清，精神差，遵医嘱给予一级护理，禁饮食，静脉点滴抗生素及营养物质。术后第3d，护士查房时，发现苏某头发凌乱，有皮屑，拟给予床上洗发。

实训10 床上洗发

【护理评估】

床上洗发的目的是去除头皮屑和污物，清洁头发，减少感染机会；按摩头皮，促进头部血液循环及头发生长代谢；促进病人舒适，增进心身健康，建立良好护患关系。

1. 健康史 病人病情（年龄、性别、意识状态、生命体征、心肺功能、自理能力）。

2. **身体状况**　神志清楚,身体耐受力情况;病人头发的浓密度、长度、颜色、韧性与脆性及清洗状况,注意观察头发有无光泽、发质有无分叉,观察头皮有无皮屑、抓痕,擦伤及皮疹等情况,并询问病人头皮有无瘙痒及头皮有无损伤。

3. **心理社会状况**　病人神志清楚,身体耐受力强,能配合。

【主要用物】

治疗盘内备:小橡胶单、浴巾、毛巾、别针、眼罩或纱布、耳塞或棉球(以不吸水棉球为宜)、量杯、洗发液、梳子。

治疗盘外备洗头器(按条件选择橡胶马蹄形卷或自制马蹄形垫)、水壶(内盛 40～45℃热水)、脸盆或污水桶、免洗手消毒剂,需要时可备电吹风。治疗车下层备生活垃圾桶、医疗垃圾桶。扣杯式洗头法另备搪瓷杯、橡胶管。

【实施操作】

一、操作流程

简要流程	操作要点	图示
护士准备	**1. 素质要求**:服装鞋帽整洁,修剪指甲,举止端庄,语言流畅,态度和蔼 **2. 核对**:医嘱和执行单	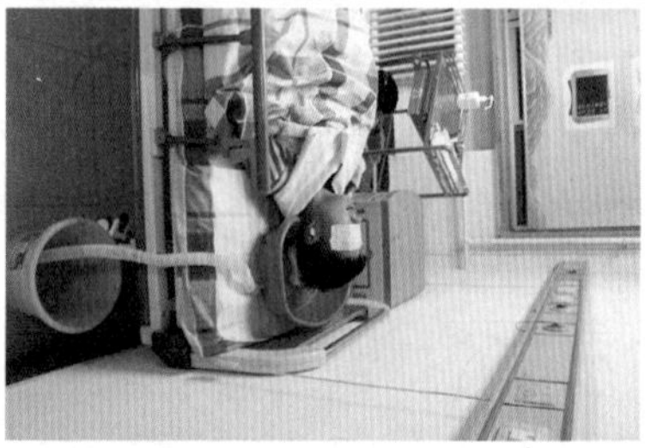
评估解释	**1. 核对解释**:核对病人床号、姓名、腕带;解释操作目的、方法、注意事项,以取得配合 **2. 评估病人**:病情、意识状态、心理状况及病人头发的浓密度、长度、卫生状况及头皮有无损伤的情况	图 3-1　床上洗发病人准备
操作准备	**1. 护士**:工作服整洁,洗手,戴口罩 **2. 用物**:各用物已备齐,均在有效期内,便于操作 **3. 环境**:调节室温至 24℃±2℃,根据季节关闭门窗 **4. 病人**:病人了解床上洗头的目的、方法、注意事项及配合(图 3-1)	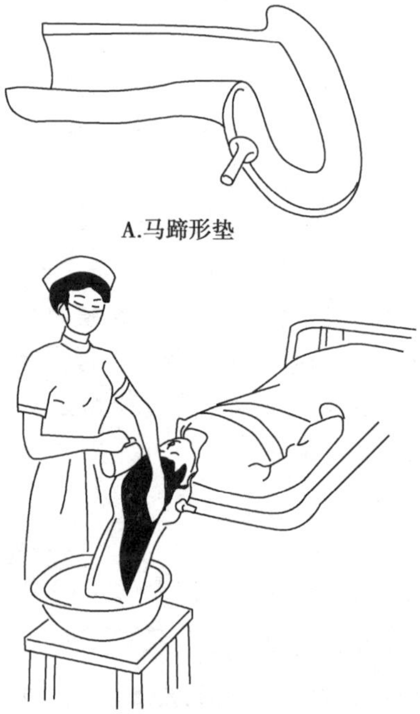 A.马蹄形垫
操作过程	**1. 铺巾解领**:将小橡胶单及浴巾铺于枕上,松开病人衣领向内翻折,将毛巾围于颈部,用别针固定 **2. 安置体位** (1)**马蹄形垫(卷)床上洗头法**:协助病人取仰卧位,上半身斜向床边,枕垫于病人肩下。置马蹄形垫于病人后颈下,使病人颈部枕于马蹄形垫突起处,头部置于水槽中。马蹄形垫下端置于脸盆或污水桶中(图 3-2)	B.马蹄形垫床上洗头 图 3-2　马蹄形卷洗发法

续表

简要流程	操作要点	图示
操作过程	（2）**扣杯法床上洗头法**：协助病人取仰卧位，枕垫于病人肩下。铺橡胶单和浴巾于病人头部位置。取脸盆一只，盆底放一条毛巾，倒扣搪瓷杯于盆底，杯上垫折成四折并外裹防水薄膜的毛巾。将病人头部枕于毛巾上，脸盆内置一根橡胶管，下接污水桶（图3-3） （3）**洗头车床上洗头发**：协助病人取仰卧位，上半身斜向床边，头部枕于洗头车的头托上，将接水盘置于病人头下（图3-4） 3. **保护眼耳**：将棉球塞于双耳，用眼罩或纱布遮盖双眼嘱病人闭上双眼 4. **清洗头发** （1）松开头发，温水充分浸湿 （2）将洗发液倒于掌心，涂布头发，用手指指腹揉搓头发，按摩头皮，方向由发际向头顶部 （3）用梳子梳理，将脱落的头发缠绕成团置于纸袋内 （4）用水冲洗头发，至冲净为止 5. **包头撤物** （1）解下颈部毛巾包住头发 （2）一手托住头部，一手撤去洗头器（马蹄形垫或扣杯脸盆或移去洗头车） （3）取下眼罩和耳内棉球 6. **擦干头发** （1）协助病人仰卧于床中央 （2）将枕头、橡胶单及浴巾一并从肩下移至病人头部 （3）用包头的毛巾揉搓头发，再用大毛巾擦干或电吹风吹干头发 7. **梳理成形**：将头发梳理成形	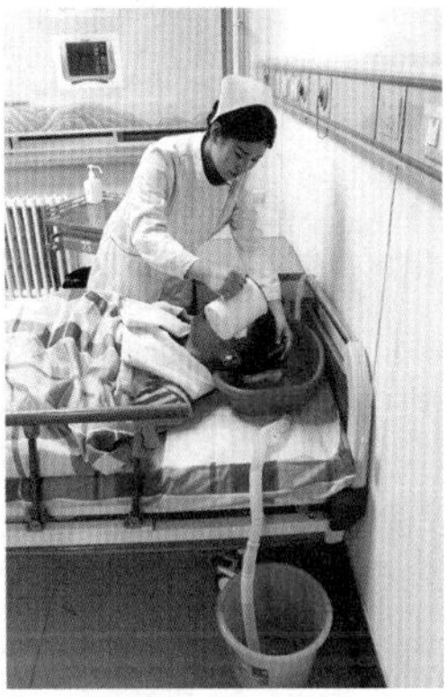 图3-3　扣杯法 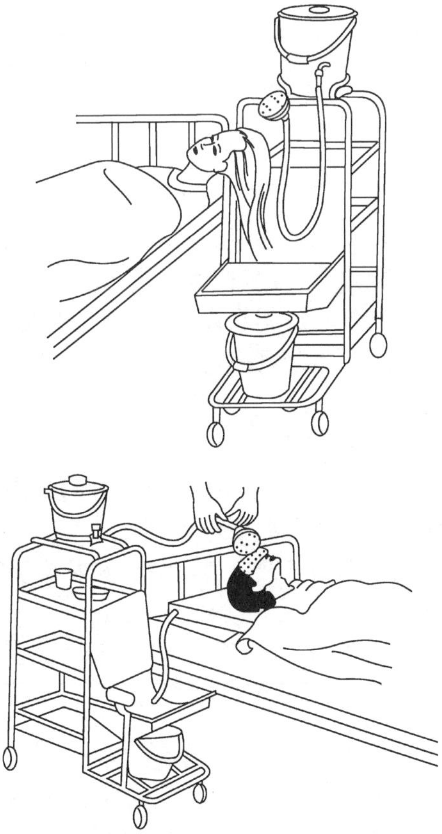 图3-4　洗头车洗发法
操作后	1. **整理**：将毛巾、橡胶单、大毛巾卷好投入污物袋中，协助病人取舒适卧位 2. **用物处理**：按规定处理用物 3. **洗手、摘口罩、记录**	

二、简要操作流程图

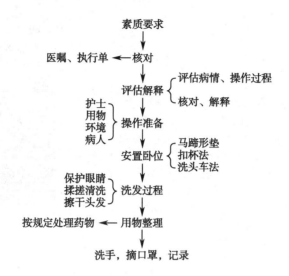

素质要求

医嘱、执行单 ← 核对

评估解释 ⎰ 评估病情、操作过程
         ⎱ 核对、解释

护士
用物   操作准备
环境
病人

安置卧位 ⎰ 马蹄形垫
         ⎱ 扣杯法
           洗头车法

保护眼睛
揉搓清洗   洗发过程
擦干头发

按规定处理药物 ← 用物整理

洗手，摘口罩，记录

三、注意事项

1. 操作中要调节好室温、水温，及时擦干头发，注意保暖，防止病人受凉。
2. 随时观察病人病情变化，如面色、呼吸、脉搏等异常时，应立即停止操作。
3. 揉搓和梳理头发时，动作轻柔，避免疼痛与损伤。
4. 洗头时，要防止水溅入眼、耳内，保护衣服、枕头及床铺不被沾湿。
5. 洗头时间不宜过长，以免引起头部充血、疲劳和不适。
6. 极度衰弱病人不宜床上洗发。

四、健康宣教

1. 向病人及家属讲解洗发的水温及操作要点，在操作过程中避免病人受凉，指导病人及家属正确洗发时间，保护病人头发清洁。
2. 向病人及家属讲解头发及头皮护理的重要性，根据病人皮肤性质和发质指导病人选择合适的洗发、护发用品。
3. 告知病人经常洗头可保持头发卫生，促进头部血液循环和头发生长，并能保持良好的外观形象，维护自信。

【操作测评】

基本床上洗发操作评分标准

	项目	项目总分	操作要求	标准分数	得分	备注
评估	病人情况	4	1. 评估病人病情、身体状况、头发头皮情况及心理状态	2		
			2. 核对解释	2		
计划	护士准备	2	工作服整洁，洗手，戴口罩，动作举止端庄，语言流畅	2		

续表

项目		项目总分	操作要求	标准分数	得分	备注
计划	用物准备	5	用物准备齐全，放置合理	5		
	环境准备	2	整洁、宽敞、干燥、安全，根据季节关门、窗、调节室温	2		
	病人准备	2	病人理解并配合	2		
实施	核对解释	5	1. 核对病人床号、姓名、住院号 2. 解释目的	3 2		
	安置卧位	10	1. 病人体位舒适、正确 2. 橡胶单铺法正确	5 5		
	保护眼耳	10	1. 棉布使用正确 2. 纱布使用正确	5 5		
	清洗头发	20	1. 调试水温正确 2. 湿润头发正确 3. 洗发液使用正确 4. 碎发处理正确	5 5 5 5		
	用物擦干	10	1. 撤物动作轻柔 2. 擦干头发正确	5 5		
	梳理头发	5	1. 正确梳理头发 2. 病人形象完美	3 2		
	整理	10	1. 病人体位合适，床单整理 2. 垃圾分类处理，用物处理正确 3. 洗手、摘口罩方法正确 4. 记录正确	3 3 2 2		
评价	操作质量	5	1. 操作熟练、正确、动作连贯 2. 护士动作轻柔、爱护病人	3 2		
	操作时间	5	操作时间合理	5		
	操作态度	5	态度严谨，认真	5		

实训 11　床 上 擦 浴

【导入情景】

　　孙某，男，83 岁，病人以发热、咳嗽入院就诊，既往有冠心病史，10 余年，入院后查体，T 39℃，P 100 次 /min，R 26 次 /min，BP 138/86mmHg，双肺呼吸音粗，闻及湿性啰音，心电图示心肌缺血。实验室检查：WBC $15×10^9$/L、RBC $4.5×10^{12}$/L，HB125g，诊断为肺炎，心功能不全，遵医嘱给予生理盐水 100ml+ 青霉素钠雾化吸入 bid、5% 葡萄糖溶液 250ml+ 维生素 C 2.0g、二级护理。入院后 5d 病人病情好转，但体味较大，拟给予病人床上擦浴。

【护理评估】

　　床上擦浴的目的是去除皮肤污垢，保持皮肤清洁；促进皮肤的血液循环，增强皮肤的排泄功能，预防皮肤感染；观察病人的一般情况，提供病情信息；协助病人活动肢体，防止发生关节僵硬及肌肉挛缩等。

1. **健康史** 病人病情（年龄、性别、意识状态、生命体征、心肺功能、自理能力）。

2. **身体状况** 观察皮肤的清洁度、皮肤有无异常改变；病人的清洁习惯，对清洁的需求程度和清洁知识的了解程度；病人是否需要用便器。

3. **心理社会状况** 病人神志清楚，身体耐受力强，能配合。

【主要用物】

治疗车上层：浴巾 2 条、毛巾 2 条、浴皂、小剪刀、梳子、浴毯、按摩油 / 膏 / 乳、护肤用品（润肤剂、爽身粉）。脸盆 2 个、清洁衣裤和被服、免洗手消毒剂。

治疗车下层：水桶 2 个（一个桶盛热水，按年龄、季节和个人习惯调整水温；另一只桶盛污水）、便盆及便盆巾、生活垃圾桶、医疗垃圾桶。

【实施操作】

ER-3-3 床上擦浴
（视频）

一、操作流程

简要流程	操作要点	图示
护士准备	1. **素质要求**：服装鞋帽整洁，举止端庄，语言流畅，态度和蔼 2. **核对**：医嘱和执行单	
评估解释	1. **核对解释**：核对病人床号、姓名、腕带；解释操作目的、方法、注意事项，以取得配合 2. **评估病人**：病情、意识状态、心理状况、病人皮肤的完整性、颜色、温度、弹性、感觉以及清洁度的情况	
操作准备	1. **护士**：工作服整洁，洗手，戴口罩，取下手表、卷袖过肘 2. **用物**：用物已准备齐全，均在有效期内，便于操作 3. **环境**：关闭门窗，调节室温为 22～26℃ 4. **病人**：病人了解床上擦浴的目的方法，注意事项及配合，病情稳定，全身状态较好	
操作过程	1. **核对** 2. **安置卧位**：根据病情放平床头及床尾支架，松开床位盖被，协助病人取舒适体位 3. **调试水温**：将面盆放于床旁椅上，倒入热水约 2/3 满，调试水温至 50～52℃ 4. **擦拭** （1）**擦洗面颈**：将微湿小毛巾包在右手掌上呈手套式（图 3-5），左手扶托病人头顶部，先擦眼，由内眦擦向外眦；然后擦洗一侧额部、颊部、鼻翼、人中、下颌、颈部至耳后。同法擦洗另一侧。清洗毛巾后，再依次擦洗一遍（图 3-6）	图 3-5 小毛巾包手法

续表

简要流程	操作要点	图示
操作过程	**（2）擦洗上肢**：擦洗近侧上肢。暴露近侧上肢，在擦洗部位下铺大毛巾，先用涂有浴皂的毛巾依次擦洗前臂外侧、肘部、上臂的外侧面及颈部外侧；再擦洗前臂内侧、肘窝、上臂内侧及腋窝；清洗毛巾后擦去皂液，最后用大毛巾拭干。同法擦去另一侧。泡洗双手，将病人双手放在盆内的热水中浸泡、洗净擦干（图3-7） **（3）擦洗胸腹**：将大毛巾铺于胸腹部，一手略掀起大毛巾，一手同上法依次擦洗胸、腹部。乳房应环形擦洗并注意乳房下皮肤皱褶处。腹部以脐为中心按结肠解剖位置擦洗 **（4）擦洗背部**：协助病人侧卧背朝向护士，将大毛巾铺于背下，同法依次擦洗后颈部、背部臀部。进行按摩背部，穿清洁上衣（图3-8） **（5）清洗下肢**：协助病人平卧，脱裤，擦洗下肢。将大毛巾铺于近侧腿下，依次擦洗踝部、小腿、膝关节、大腿部、腹股沟至髋部。移盆于足下，盆下垫浴巾。一手托起病人小腿部，将足部轻轻置于盆内，浸泡后擦洗足部。根据情况修剪趾甲。彻底擦干足部。若足部过于干燥，可使用润肤剂。护士移至床对侧。将浴毯盖于洗净腿，同法擦洗近侧下肢。擦洗后，浴毯盖好病人，换水 **（6）清洗会阴**：铺大毛巾于病人臀下，换盆换水，由前至后擦洗会阴部，皮肤皱褶处应注意清洗干净；协助病人穿好清洁裤子	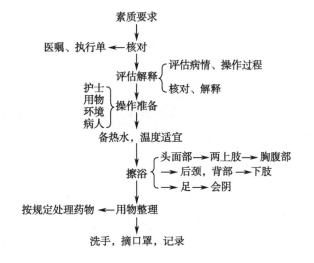 图 3-6　擦洗面颈部 图 3-7　擦洗上肢 图 3-8　擦洗背部
操作后	1. **整理**：整理床单元，按需更换床单 2. **用物处理**：按规定处理用物 3. **洗手、摘口罩、记录**	

二、简要操作流程图

```
                    素质要求
                       │
                       ▼
    医嘱、执行单 ◄──── 核对
                       │
                       ▼              ┌ 评估病情、操作过程
                    评估解释 ─────────┤
        护士                          └ 核对、解释
        用物          │
        环境 ──────► 操作准备
        病人          │
                       ▼
                  备热水，温度适宜
                       │
                       ▼              ┌ 头面部 → 两上肢 → 胸腹部
                    擦浴 ─────────────┤ 后颈、背部 → 下肢
                       │              └ 足 → 会阴
                       ▼
    按规定处理药物 ◄──── 用物整理
                       │
                       ▼
              洗手，摘口罩，记录
```

三、注意事项

1. 护士操作时,应运用人体力学原理,注意节力省力,避免肌肉损伤。

2. 酌情更换热水、面盆及毛巾。脸盆和足盆不可混用。

3. 动作要敏捷 轻柔,尽量减少翻动次数和暴露,防止病人受凉。保护病人的自尊和隐私。

4. 在擦洗过程中注意观察病情变化,如病人出现寒战、面色苍白等情况时,应立即停止擦洗,并给予适当处理。同时还应观察皮肤有无异常。

5. 休克、心力衰竭、心肌梗死、脑出血、脑外伤、大出血等病人禁忌擦浴。

四、健康宣教

1. 向病人及家属讲解皮肤护理的意义、方法及进行床上擦浴时的注意事项,指导病人经常检查皮肤卫生情况,确定洗浴频率和方法。

2. 指导病人根据个人皮肤耐受情况选择洗浴用品。

3. 指导病人洗浴时预防意外跌倒和昏厥的方法。

4. 教育并指导病人经常观察皮肤,预防感染和压疮等并发症发生。

【操作测评】

基本床上擦浴操作评分标准

项目		项目总分	操作要求	标准分数	得分	备注
评估	病人情况	4	评估病人病情、身体状态、全身皮肤情况以及心理状态	4		
计划	护士准备	2	工作服整洁、洗手、戴口罩,动作举止端庄、语言流畅	2		
	用物准备	5	用物准备齐全,用物放置合理	5		
	环境准备	2	整洁、宽敞干燥、安全 根据季节关门窗、调节室温	2		
	病人准备	2	病人知情同意,能配合	2		
实施	核对解释	5	1. 核对病人床号、姓名、住院号 2. 解释目的	3 2		
	安置卧位	5	1. 正确使用床头、床尾架 2. 让病人舒适	3 2		
	调节水温	10	1. 正确放置水面盆 2. 正确调试水温	5 5		
	擦拭	40	1. 正确擦拭面颈部 2. 正确擦拭上肢 3. 正确擦拭胸腹 4. 正确擦拭背部 5. 正确擦拭下肢 6. 正确泡洗双足 7. 正确清洗会阴	5 5 4 4 4 4 4		

续表

项目		项目总分	操作要求	标准分数	得分	备注
实施	整理记录	10	1. 病人体位舒适,床单元整理 2. 垃圾分类处理,用物处理正确 3. 洗手、摘口罩方法正确	3 3 4		
评价	操作质量	5	操作熟练、正确、动作连贯、动作轻柔	5		
	操作时间	5	操作时间合理	5		
	操作态度	5	态度严谨,认真	5		

实训 12　压疮的预防及护理

【导入情景】

李某,男性,60 岁,因腹痛,呕血,黑便,入院后诊断为消化道出血、肝硬化失代偿期和腹水。入院查体:T 37℃,P 70 次/min,R 20 次/min,BP 100/60mmHg。实验室检查:WBC 10×10^9/L,RBC 3.5×10^2/L。体格检查:移动性混浊(+)、肝掌。病人神志清楚,精神弱,营养状况尚可,给予一级护理,绝对卧床,病人入院压疮评分 22 分,给予压疮气垫减轻局部受压,告知病人卧床,期间可以在床上变换体征,病人病情稳定改为二级护理,但考虑病人不经常下地活动,故继续使用压疮气垫,病人住院期间,夜班护士接班时发现气垫充气不足,巡查原因未果,就未继续查找。病人后期,主诉骶尾部疼痛,查其原因发现局部皮肤呈红色、按压后仍不褪色。

【护理评估】

压疮的目的是促进背部和全身的血液循环,预防压疮的发生;增强内分泌与神经系统的功能,提高机体免疫力和抗病能力;减轻卧床病人局部组织的压迫,缓解肌肉紧张与疲劳;观察病人的一般状况,满足病人的生理及心理需求。

1. 健康史　病人病情(年龄、性别、意识状态、生命体征、心肺功能、自理能力)。

2. 身体状况　皮肤的清洁度、皮肤有无异常改变;病人的清洁习惯,对清洁的需求程度和清洁知识的了解程度;病人是否需要用便器。

3. 心理社会状况　病人神志清楚,身体耐受力强,能配合。

【主要用物】

浴巾、毛巾、脸盆(内盛 50～52℃热水)、按摩油、清洁衣裤、屏风、必要时备便器及盖布。治疗车下层备生活垃圾桶、医用垃圾桶。

【实施操作】

ER-3-4　背部按摩(视频)

ER-3-5　压疮的预防及护理(视频)

一、操作流程

简要流程	操作要点	图示
护士准备	**1. 素质要求:** 服装鞋帽整洁,举止端庄,语言流畅,态度和蔼 **2. 核对** 医嘱和执行单	
评估解释	**1. 核对解释:** 查对床头号,姓名;解释并告知压疮预防、护理目的及配合要求;关上房门或拉上床边布帘(图3-9) **2. 评估病人:** 病情、意识状态、心理状况、病人皮肤的完整性、颜色、温度、弹性、感觉以及清洁度的情况	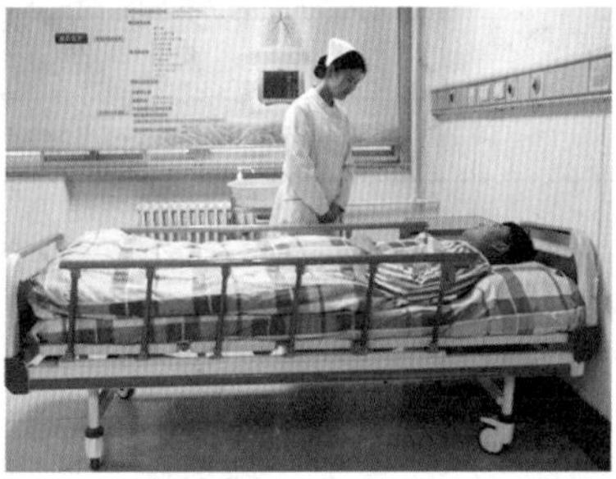 图3-9 核对解释
操作准备	**1. 护士:** 工作服整洁,洗手,戴口罩 **2. 用物:** 各用物已备齐,均在有效期内,便于操作(图3-10) **3. 环境:** 关闭门窗,调节室温为22~26℃ **4. 病人:** 病人了解床上洗头的目的、方法、注意事项及配合,病人知情同意	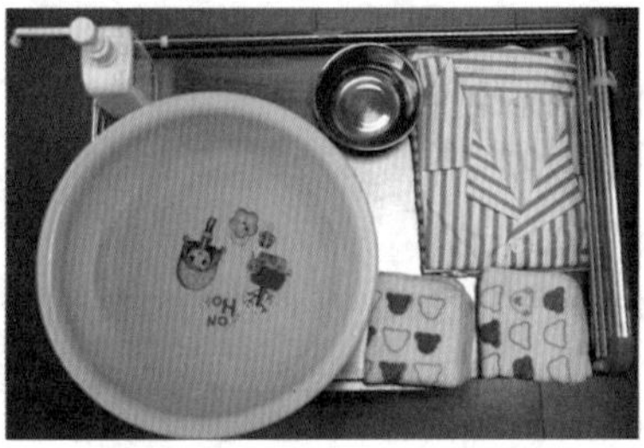 图3-10 床上擦浴用物准备
操作过程	**1. 核对** **2. 备水:** 将盛有温水的脸盆置于床旁桌或椅上 **3. 体位:** 协助病人取俯卧位或侧卧位,背向操作者 **4. 按摩** ▲俯卧位背部按摩 **(1)铺浴巾:** 暴露病人背部、肩部、上肢及臀部,将身体其他部位用盖被盖好。将浴巾纵向铺于病人身下 **(2)清洁背部:** 用毛巾依次擦洗病人的颈部、肩部、背部及臀部 **(3)全背按摩:** 两手掌蘸少许按摩油/膏/乳,用手掌鱼际、小鱼际以环形方式按摩。从骶尾部开始,沿脊柱两侧向上按摩至肩部,按摩肩胛部位时应用力稍轻;再从上臂沿背部两侧向下按摩至髂嵴部位,如此有节律地按摩数次(图3-11) **(4)** 用拇指指腹蘸按摩油/膏/乳,有骶尾部开始沿脊柱旁按摩至肩部、颈部,再继续向下按摩至骶尾部 **(5)** 用手掌鱼际、小鱼际蘸按摩油/膏/乳紧贴皮肤按摩其他受压处,按向心方向按摩,力度由轻至重,再由重至轻	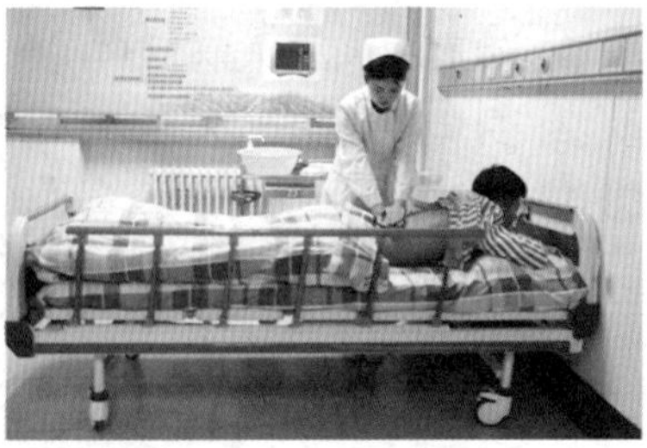 图3-11 背部按摩

续表

简要流程	操作要点	图示
操作过程	（6）背部轻叩 3min **侧卧位背部按摩** （1）同俯卧位背部按摩（1）～（6） （2）协助病人转向另一侧卧位,按摩另一侧髋部 5. **更换衣服**:撤去浴巾,协助病人穿衣 6. **操作后处理** （1）协助病人取舒适卧位 （2）整理床单位 （3）整理用物 （4）洗手 （5）记录 7. **治疗护理**:对出现压疮的病人,根据其分期、部位、面积、有无感染等,进行压疮的治疗和护理;观察压疮的进展情况,压疮出现红、肿、痛等感染征象时,及时与医师沟通进行处理	
操作后	1. **整理**:观察病人的主观反应,向病人交代注意事项;除去手套,处理污染用品 2. **用物处理**:按规定处理用物 3. **洗手、摘口罩、记录**	

二、简要操作流程图

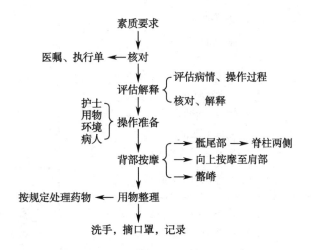

三、注意事项

1. 护士操作时,应运用人体力学原理,注意节力省力,避免肌肉损伤。

2. 动作要敏捷、轻柔,尽量减少翻动次数和暴露,防止病人受凉。保护病人的自尊和隐私。

3. 在翻身叩背过程中注意观察病情变化,如病人出现寒战面色苍白等情况时,应立即停止操作,并给予适当处理。

四、健康宣教

1．确保病人和家属的知情权，向病人及家属讲解背部按摩对预防压疮的危害性。

2．指导病人和家属掌握预防压疮的知识和技能，如营养知识、翻身技巧及预防皮肤损伤的技巧等，教育病人保持皮肤及床褥的清洗卫生，从而鼓励病人及家属有效参与或独立采取预防压疮的措施。

3．指导病人经常自行检查皮肤，于卧位或坐位时采用减压的方法，对受压处皮肤进行合理按摩，并有计划适度地活动全身。

【操作测评】

压疮的预防及护理操作评分标准

项目		项目总分	操作要求	标准分数	得分	备注
评估	病人情况	4	1．评估病人病情、皮肤情况 2．核对解释	2 2		
计划	护士准备	2	工作服整洁、洗手、戴口罩，动作举止端庄、语言流畅	2		
	用物准备	5	用物准备　备齐用物，放置合理	5		
	环境准备	2	整洁、宽敞、干燥、安全，根据季节关门窗、调节室温	2		
	病人准备	2	病人理解并配合	2		
实施	检查擦拭穿脱离衣	5	1．检查皮肤情况正确 2．正确擦浴	3 2		
	俯卧位背部按摩	25	1．铺巾正确 2．清洁背部正确 3．顺序正确（以脊柱为界，由骶尾部→肩胛部→骶尾部按摩） 4．力度、时间正确	5 5 10 5		
	侧卧位背部按摩	10	1．按摩方法正确 2．按摩髋部正确	5 5		
	压疮治疗	20	1．Ⅰ期治疗方法正确 2．Ⅱ期治疗方法正确 3．Ⅲ期治疗方法正确 4．Ⅳ期治疗方法正确	5 5 5 5		
	整理	10	1．病人体位舒适，床单元整理 2．垃圾分类处理，用物处理正确 3．洗手、摘口罩方法正确	3 3 4		
评价	操作质量	5	1．操作熟练、正确、动作连贯 2．力度适中、病人舒适	3 2		
	操作时间	5	操作时间合理	5		
	操作态度	5	态度严谨、认真	5		

实训 13 口 腔 护 理

【导入情景】

　　李某,男性,30 岁。因病人自觉上腹部疼痛不适,伴有反酸、嗳气 3 年,疼痛多于餐前发作,伴有夜间痛,发作后服用奥美拉唑后或进食后可缓解,近 3d 天进食后感到上腹胀痛,伴恶心呕吐,呕吐物为隔夜宿食,有腐酸臭味,无苦味,每次呕吐量约 800ml 左右,呕吐后疼痛稍缓解,来医院就诊,入院后查体 T 37℃,P 100 次 /min,R 24 次 /min,BP 100/70mmHg,实验室检查:WBC 85×10^9/L,RBC 4×10^{12}/L,体格检查舟状腹,上腹部压痛(+),反跳痛(−),移动性浊音(−)。遵医嘱给予常规外科手术护理、胃肠减压、一级护理、禁饮食、抗炎抑酸补液治疗、口腔护理 bid。

【护理评估】

　　口腔护理的目的是保持口腔清洁、湿润、舒适,预防口腔感染等并发症;去除口腔异味,清除牙垢,增进食欲,保持口腔正常功能;观察口腔黏膜、舌苔的变化及有无特殊口腔气味,提供病情变化的信息。

　　1. 健康史　病人病情(年龄、意识、心理状态、自理能力、心肺功能、生命体征)。

　　2. 口腔状况　口唇、口腔黏膜、牙龈、牙齿、舌、腭以及唾液、气味等方面。

　　3. 心理社会状况　病情、意识状态、自理能力、心理反应及合作程度。

【主要用物】

　　治疗盘内备:治疗碗 2 个(分别盛温水和漱口溶液浸湿的棉球)、弯血管钳、镊子、吸水管、压舌板、纱布、弯盘、手电筒、治疗巾、液状石蜡、棉签、必要时备开口器和口腔外用药。

　　治疗车下层:生活垃圾桶、医用垃圾桶。

ER-3-6 特殊口腔护理(视频)

【实施操作】

一、操作流程

简要流程	操作要点	图示
护士准备	1. 素质要求:服装鞋帽整洁,举止端庄,语言流畅,态度和蔼 2. 核对:医嘱和执行单	
评估解释	1. 核对解释:核对病人床号、姓名、腕带;解释操作目的、方法、注意事项,以取得配合(图 3-12) 2. 评估病人:病情、意识状态、心理状况及病人口唇、牙齿、牙龈、舌、口腔黏膜、腭部以及口腔气味等情况	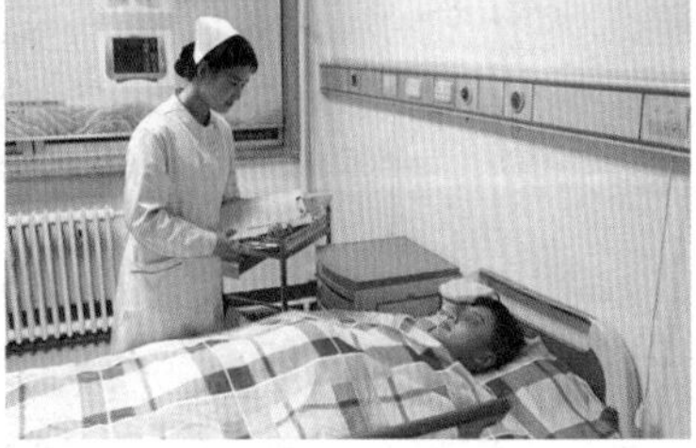 图 3-12 核对解释

续表

简要流程	操作要点	图示
操作准备	**1. 护士**：工作服整洁，洗手，戴口罩 **2. 用物**：各用物已备齐，均在有效期内，便于操作（图3-13） **3. 环境**：宽敞、光线充足或有足够的照明 **4. 病人**：病人了解口腔护理的目的、方法、注意事项并配合	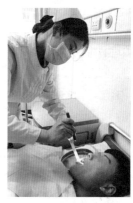 图3-13　用物准备
操作过程	**1. 核对** **2. 安置体位**：协助病人取侧卧或仰卧、头侧向护士 **3. 铺巾置盘**：治疗巾围于病人颌下，将弯盘置于病人口角旁或合适的位置 **4. 观察口腔**：湿润口唇嘱病人张口；护士一手持手电筒，一手用压舌板轻轻撑开颊部，观察口腔黏膜有无出血、溃疡等现象。对长期使用激素或抗生素的病人，应观察有无真菌感染（图3-14） **5. 协助漱口**：协助清醒病人漱口 **6. 擦洗口腔** （1）清点棉个数，依次擦洗各个面 （2）嘱病人咬合上下齿，用压舌板撑开一侧颊部，用弯钳夹取棉球沿牙缝纵向由上至下、由臼齿至门齿，擦洗左侧牙齿外面；同法擦洗右侧牙齿外面（图3-15） （3）嘱病人张口，依次擦洗左侧牙齿的上内侧面、上咬合面、下内侧面、下咬合面，再弧形擦洗此侧的颊部黏膜。同法擦洗对侧（图3-16）	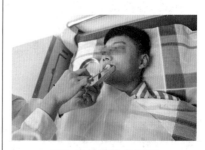 图3-14　检查口腔 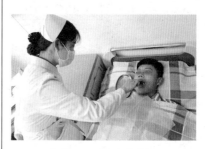 图3-15　擦洗外侧面 图3-16　擦洗咬合面

续表

简要流程	操作要点	图示
操作过程	（4）由内向外横向擦洗硬腭、舌面及舌下，勿触及咽部，以免引起病人恶心（图3-17） **7. 漱口撤盘**：协助病人漱口，撤去弯盘，清点棉球个数，用纱布拭去口角处水渍（图3-18） **8. 观察涂药**：口腔黏膜如有溃疡、真菌感染等，将外用药涂撒于患处，口唇干裂时，可涂液状石蜡油，根据需要协助清洁及戴义齿	图 3-17　擦洗硬腭 图 3-18　清点棉球个数
操作后	**1. 整理**：取下治疗巾，协助病人取舒适卧位，了解病人感受；整理床铺 **2. 用物处理**：按规定处理用物 **3. 洗手、摘口罩、记录**	

二、简要操作流程图

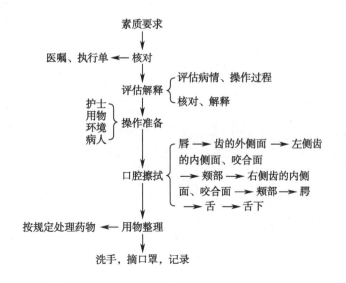

素质要求
↓
医嘱、执行单 ← 核对
↓
评估解释 { 评估病情、操作过程
核对、解释
护士
用物
环境
病人 } 操作准备
↓
口腔擦拭 { 唇 → 齿的外侧面 → 左侧齿的内侧面、咬合面 → 颊部 → 右侧齿的内侧面、咬合面 → 颊部 → 腭 → 舌 → 舌下 }
↓
按规定处理药物 ← 用物整理
↓
洗手，摘口罩，记录

三、注意事项

1. 擦洗时要轻柔、细致,避免损伤口腔黏膜及牙龈,尤其是对凝血功能障碍者。

2. 昏迷病人禁忌漱口;用张口器时,应从臼齿处放入,注意用力不可过猛。

3. 擦洗时棉球不可过湿,以防病人将溶液吸入呼吸道;棉球应用血管钳夹紧,每次一个,防止遗留在口腔内。

4. 传染病病人使用后的用物须按消毒隔离原则处理。

四、健康宣教

1. 向病人及家属解释口腔护理的操作要点及注意事项。

2. 口腔知识指导　向病人及家属讲解口腔保健的注意事项,观察口唇、口腔黏膜、牙龈、牙齿、舌、腭以及唾液、气味等方面。

【操作测评】

基本口腔护理操作评分标准

项目		项目总分	操作要求	标准分数	得分	备注
评估	病人准备	4	1. 评估病人病情、隔离措施等情况;局部伤口情况	2		
			2. 核对解释	2		
计划	护士准备	2	工作服整洁、洗手、戴口罩,取下手表	2		
	用物准备	5	用物准备齐全,放置合理	5		
	环境准备	2	整洁、宽敞、干燥、安全	2		
	病人准备	2	病人理解并配合	2		
实施	核对解释	5	1. 核对病人床号、姓名、住院号	3		
			2. 解释目的	2		
	安置体位	10	1. 病人体位舒适正确	5		
			2. 取义齿正确	5		
	铺巾置盘	5	治疗巾及弯盘放置正确	5		
	检查	5	检查口腔正确	5		
	擦拭	35	1. 正确擦洗外侧面	5		
			2. 正确擦洗内侧面	5		
			3. 正确擦洗咬合面	5		
			4. 正确擦洗颊部	5		
			5. 正确擦洗硬腭	5		
			6. 正确擦洗舌面	5		
			7. 正确擦洗舌下	5		
	整理	10	1. 病人体位舒适,床单元整理	3		
			2. 垃圾分类处理,用物处理正确	3		
			3. 洗手、摘口罩方法正确	4		
评价	操作质量	5	操作熟练、正确、动作连贯	5		
	操作时间	5	操作时间<15min	5		
	操作态度	5	态度严谨,认真	5		

（靳璐璐）

实训 14　鼻　饲　法

【导入情景】

　　王某,男,68岁,因口角歪斜,意识模糊伴有抽搐入院,入院急查颅脑 CT,示:蛛网膜下隙出血。急诊行颅内血肿切除术,目前病人生命体征平稳,意识昏迷,无法自行进食。需鼻饲饮食以维持其营养需要。

【护理评估】

　　鼻饲的目的是为不能由口进食者通过胃肠道供给机体能量和营养素的营养支持,如昏迷、消化道肿瘤、食管狭窄、口腔疾病、口腔手术后的病人;重危病人和早产儿;拒绝进食的病人,如精神异常者。

　　1. 健康史　病人病情、意识状态、配合能力、心理状态、对操作的认知和合作程度。

　　2. 身体状况　鼻腔黏膜完好,无活动义齿。

　　3. 心理社会状况　病人神志不清,家属能够配合。

【主要用物】

　　插管用物:灭菌鼻饲包:治疗碗、压舌板、镊子、止血钳、普通胃管或硅胶胃管、50ml注食器、纱布和治疗巾;治疗盘(操作时用):液状石蜡、棉签、胶布、夹子或橡胶圈、别针、纸巾、弯盘、听诊器、适量温开水、鼻饲液 200ml(38～40℃)、水温计、手套(一次性)

　　拔管用物:治疗盘(拔管时用):治疗碗、纱布、弯盘、松节油、棉签等,根据病人情况准备漱口液或口腔护理用物

【实施操作】

ER-3-7　鼻饲法(插管法)(视频)　　　ER-3-8　昏迷病人插胃管(视频)　　　ER-3-9　鼻饲法(拔管法)(视频)

一、操作流程

简要流程	操作要点	图示
护士准备	1. 素质要求:服装鞋帽整洁,举止端庄,语言流畅,态度和蔼 2. 核对:医嘱和执行单	
评估解释	1. 核对解释:核对病人床号、姓名、腕带;解释操作目的、方法、注意事项,以取得配合 2. 评估病人:意识状态、配合能力、心理状态、对操作的认知和合作程度、鼻腔黏膜情况	
操作准备	1. 护士:工作服整洁,洗手,戴口罩 2. 用物:备齐用物,放置合理	

简要流程	操作要点	图示
操作准备	**3. 环境：**整洁、宽敞、干燥、安全 **4. 病人：**根据病情帮助病人取坐位、半坐卧位或仰卧位；病情较重可采取右侧卧位；昏迷病人取去枕仰卧位，头向后仰	
操作过程	**插管法：** **1. 取下义齿：**取下活动义齿， **2. 铺巾放盘：**铺治疗巾于病人颌下，弯盘置于病人口角旁，准备胶布 **3. 清洁鼻腔：**观察鼻腔，选择通畅一侧，用湿棉签清洁鼻腔 **4. 测长标记：** 打开鼻饲包，取出胃管，注入少量空气，测量插管长度，并做标记或参照胃管上的刻度（图3-19） **5. 润滑胃管：**用液状石蜡油润滑胃管前端10～20cm **6. 规范插管：**一手持纱布托住胃管，一手持镊子夹住胃管前端沿一侧鼻孔先稍向上平行，再向后下缓缓插入（图3-20） （1）清醒病人，插入至10～15cm（咽喉部）时嘱其做吞咽动作，顺势将胃管插入胃内 （2）昏迷病人为提高插管的成功率，操作时应取去枕仰卧位，头向后仰，当胃管插入15cm时，托起病人头部，使下颌靠近胸骨柄徐徐插入至所需长度 **7. 确认入胃** 确认胃管到达胃内的方法有：①接注射器抽取胃液（图3-21a）；②将听诊器放于胃部，用注射器快速注入10ml空气，听到气过水声（图3-21b）；③将胃管末端放入水中无气泡逸出（图3-21c）	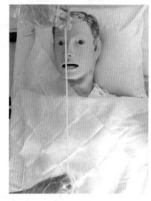 图3-19　测长标记 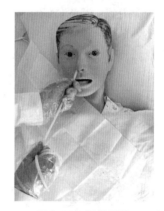 图3-20　规范插管 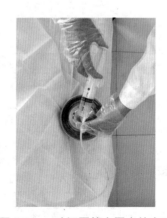 图3-21a　验证胃管在胃内的方法

简要流程	操作要点	图示
操作过程	**8. 固定胃管** 用胶布固定胃管于鼻翼及面颊部（图3-22） **9. 注入食物** 先注入少量温开水，然后灌注流质饮食或药物，再注入少量温开水 **10. 反折固定** 反折胃管末端并用纱布包好，用别针固定于病人衣领、大单或枕旁 **拔管法：** **1. 核对解释：**核对后将弯盘置于病人颌下，夹紧胃管末端置于弯盘内，揭去胶布 **2. 拔出胃管：**用纱布包裹近鼻孔处胃管（图3-23），嘱病人深呼吸，在病人呼气时，一手反折胃管拔出，边拔管边用纱布擦胃管，到咽喉处迅速拔出	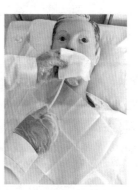 图 3-21b　验证胃管在胃内的方法 图 3-21c　验证胃管在胃内的方法 图 3-22　固定胃管 图 3-23　拔出胃管

续表

简要流程	操作要点	图示
操作后	**1. 整理：**脱手套，擦净病人面部，询问其感受，向其交代注意事项，整理床单位，清理用物，洗手，记录拔管时间及病人反应，签名 **2. 用物处理：**按医疗废物处理办法规定处理用物 **3. 洗手、摘口罩、记录**	

二、简要操作流程图

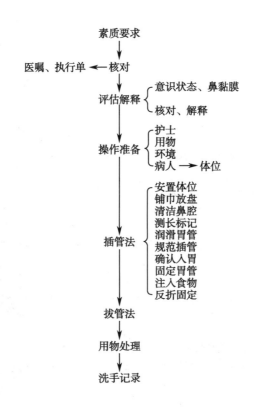

三、注意事项

1. 插管动作轻柔，避免损伤食管黏膜，尤其是通过食管 3 个狭窄部位(环状软骨水平处、平气管分叉处、食管通过膈肌处)。

2. 插管过程中如果病人出现恶心、呕吐，可暂停片刻，嘱病人做深呼吸，待缓解后再插入；病人出现呛咳、呼吸困难、发绀，立即拔管，休息片刻后重新插入。插管过程中出现插入不畅，将胃管抽出少许，再小心向前推进或检查病人咽部，了解胃管是否盘曲在口咽部，不得强行插入，以免损伤黏膜。

3. 每次鼻饲量不超过 200ml，间隔时间不少于 2h。药物需研碎并充分溶解后注入；新鲜果汁和奶液应分别注入，防止产生凝块。

4. 长期鼻饲者应每天进行口腔护理，每周更换胃管一次，晚间末次喂食后拔出，翌晨从另一侧鼻孔插入。

5. 食管、胃底静脉曲张,食管癌和食管梗阻的病人禁忌鼻饲。

四、健康宣教

1. **解释操作目的及注意事项**　向病人及家属解释鼻饲法的目的及注意事项,告知病人及家属勿用手自行拔出胃管。

2. **鼻饲知识指导**　向病人及家属讲解注入食物的温度、量、时间间隔、遇到阻塞时家属不可自行处理。

【操作测评】

鼻饲法操作评分标准

项目		项目总分	操作要求	标准分数	得分	备注
评估	病人情况	5	1. 评估病人病情、鼻腔黏膜情况	3		
			2. 核对解释	2		
计划	护士准备	3	衣帽整洁,洗手,戴口罩	3		
	用物准备	3	1. 用物准备齐全	1		
			2. 放置合理	1		
			3. 鼻饲管包装完整,无破损,在有效期内	1		
	环境准备	2	整洁、宽敞、干燥、安全	2		
	病人准备	2	安置合适体位	2		
实施	插管	50	1. 取下活动义齿	3		
			2. 放置治疗巾或弯盘正确	3		
			3. 提前准备胶布	2		
			4. 正确检查胃管通畅性	6		
			5. 正确测量胃管长度	5		
			6. 正确插管,嘱病人做吞咽动作	7		
			7. 昏迷病人托起头部	5		
			8. 验证方法准确(任选择一种)	7		
			9. 正确灌注食物	3		
			10. 注食完毕胃管末端反折	3		
			11. 胃管固定在合适位置	3		
			12. 注食完毕注入温开水	3		
	拔管	15	1. 正确放置弯盘	2		
			2. 拔管让病人深呼吸	5		
			3. 咽喉处迅速拔出	5		
			4. 为病人清洁面部、鼻部	3		
	整理	5	1. 用物处理恰当	3		
			2. 洗手、摘口罩方法正确	2		
评价	操作质量	5	1. 操作熟练、正确、动作连贯	3		
			2. 隔离概念清晰、操作无污染	2		
	操作时间	5	操作时间<15min	5		
	操作态度	3	态度严谨,认真	3		
	指导病人	2	护患沟通良好,能对病人进行正确指导	2		

实训 15　灌肠法（以大量不保留灌肠为例）

【导入情景】

龚某，女，65 岁，主诉腹胀、腹痛，3d 未排便，触诊腹部较硬实且紧张，可触及包块，肛诊可触及粪块。腹部彩超示肠腔内大量粪便积聚。医嘱：大量不保留灌肠 1 次。

【护理评估】

1. 健康史　病情、生命体征，心理状态、自理能力、对灌肠的认知和合作程度，有无灌肠禁忌证。

2. 身体状况　肛周皮肤完好。

3. 心理社会状况　病人神志清楚，对灌肠作用能理解，但能配合。

【主要用物】

治疗盘、灌肠溶液（大量杯内盛 0.1%～0.2% 肥皂水 500～1000ml，或按医嘱准备）、灌肠袋 1 个、弯盘、血管钳、润滑剂、棉签、卫生纸、治疗巾、手套、水温计、便盆及便盆巾、医疗垃圾桶、生活垃圾桶；另备：输液架。

ER-3-10　大量不保留灌肠（视频）

【实施操作】

一、操作流程

简要流程	操作要点	图示
护士准备	1. **素质要求**：着装整洁、举止端庄、语言柔和、表达清晰 2. **核对**：医嘱和执行单	
评估解释	1. **核对解释**：核对病人床号、姓名、腕带；解释操作目的、方法、注意事项，以取得配合 2. **评估病人**：病人生命体征、心理状态、自理能力、对灌肠的认知和合作程度，有无灌肠禁忌证，肛周皮肤完好	
操作准备	1. **护士**：工作服整洁，洗手，戴口罩 2. **用物**：备齐用物，放置合理 3. **环境**：整洁、宽敞、干燥、安全 4. **病人**：左侧卧位	
操作过程	1. **暴露肛门** 协助病人双膝屈曲，褪裤至膝部，臀部移至床沿（图 3-24）	图 3-24　暴露肛门

续表

简要流程	操作要点	图示
操作过程	**2. 垫巾挂桶** (1) 垫橡胶单和治疗巾于臀下,弯盘于臀边 (2) 灌肠筒挂于输液架上,液面距肛门约 40～60cm,暴露臀部 **3. 润管排气** 戴手套,连接肛管,润滑肛管前段(图 3-25),排尽肛管内空气(图 3-26),夹管 **4. 插管灌液** (1) 手垫纸巾分开肛门,暴露肛门,嘱病人深呼吸,一手将肛管轻轻插入直肠 7～10cm,小儿插入深度为 4～7cm (图 3-27) (2) 固定肛管,开放止血钳,使液体缓缓流入 **5. 观察处理** 观察筒内液面下降情况,并根据病人反应,控制灌肠液流速	图 3-25 润滑肛管前端 图 3-26 排尽肛管内空气 图 3-27 插入肛管

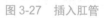

续表

简要流程	操作要点	图示
操作过程	**6. 拔出肛管** 待溶液流尽时,夹住肛管,用纸巾包住肛管轻轻拔出,分离肛管放入弯盘,擦净肛门(图3-28)	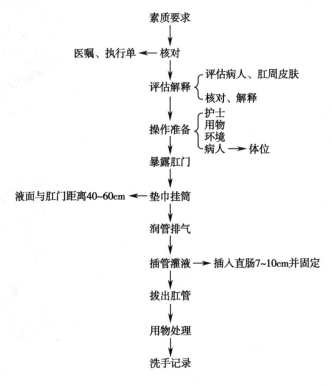 图 3-28　拔出肛管
操作后	**1. 整理**:整理床单位,脱手套,协助病人取舒适体位,嘱其尽可能平卧,保留 5~10min 后再排便 **2. 用物处理**:按规定处理用物 **3. 洗手、摘口罩、记录**	

二、简要操作流程图

素质要求
↓
医嘱、执行单 ← 核对
↓
评估解释 { 评估病人、肛周皮肤
　　　　　　核对、解释
↓
操作准备 { 护士
　　　　　 用物
　　　　　 环境
　　　　　 病人 → 体位
↓
暴露肛门
↓
液面与肛门距离40~60cm ← 垫巾挂筒
↓
润管排气
↓
插管灌液 → 插入直肠7~10cm并固定
↓
拔出肛管
↓
用物处理
↓
洗手记录

三、注意事项

1. **禁忌证**:妊娠、急腹症、消化道出血和严重心血管疾病的病人禁忌灌肠。

2. 为伤寒病人灌肠时，溶液量不得超过 500ml，压力要低（液面距肛门高度应不超过 30cm）。

3. 肝性脑病病人禁用肥皂水灌肠，减少氨的产生和吸收，以免加重中毒；充血性心力衰竭和水钠潴留的病人禁用生理盐水灌肠，以免加重体液潴留，增加心脏负担。

4. 准确把握灌肠液的温度、浓度、流速、压力和量。

5. 密切观察病人的反应：若出现面色苍白、出冷汗、脉速、剧烈腹痛、心慌气急等症状，应立即停止灌肠，并通知医师进行处理。

四、健康宣教

1. 解释操作目的及注意事项　向病人及家属解释采取灌肠技术的目的及注意事项。

2. 灌肠知识指导　向病人及家属讲解灌肠前先排尿，以免灌肠过程中膀胱充盈，产生尿意，灌肠过程中如有便意，可深呼吸。灌肠后尽可能保留 5～10min 再排便。

【操作测评】

大量不保留灌肠技术操作评分标准

项目		项目总分	操作要求	标准分数	得分	备注
评估	病人情况	5	1. 判断神志 2. 肛周皮肤黏膜完整 3. 核对解释	1 2 2		
计划	护士准备	3	1. 洗手 2. 戴口罩正确	2 1		
	用物准备	3	1. 准备齐全 2. 放置合理	2 1		
	环境准备	2	遮挡屏风	2		
	病人准备	2	体位安置正确	2		
实施	暴露肛门	5	1. 保暖、遮挡措施得当	5		
	垫巾挂筒	15	1. 垫治疗巾、放弯盘 2. 灌肠液倒入灌肠袋无外流、适量 3. 灌肠液温度、压力适宜 4. 灌肠筒高度合适	3 2 5 5		
	润管排气	10	1. 戴手套 2. 润滑肛管长度、方法正确 3. 排净管内空气，正确夹闭	2 3 5		
	插管灌液	30	1. 分开臀部、露出肛门手法正确 2. 插管方法正确、深度适宜 3. 正确固定肛管，放开管夹 4. 液体灌入速度适宜 5. 观察病人反应，并询问感受 6. 处理灌液故障正确	5 5 10 3 2 5		
	拔出肛管	10	1. 拔管方法正确 2. 擦净肛门方法正确，适时撤用物、脱手套 3. 协助病人穿裤、平卧正确	2 5 3		

续表

项目		项目总分	操作要求	标准分数	得分	备注
评价	操作质量	5	1. 操作熟练、正确、动作连贯 2. 概念清晰、操作无污染	3 2		
	操作时间	3	操作时间<6min	3		
	操作态度	5	态度严谨,认真	5		
	指导病人	2	护患沟通良好,能对病人进行正确指导	2		

实训 16 肛 管 排 气

【导入情景】

病人,女性,45岁,主诉:肝区疼痛。查体:右锁骨中线与肋缘交界处出现压痛,彩超显示:胆囊腔内存在多个形态稳定的强回声团,后方伴声影,依重力方向而移动,诊断为胆囊结石,次日行胆囊切除术,术后半天病人自述腹胀、痉挛性疼痛。查体:病人腹部膨隆。需实施肛管排气减轻腹胀。

【护理评估】

肛管排气的目的帮助病人排出肠腔积气,减轻腹胀。

1. 健康史 病人病情、意识状态、配合能力、心理状态、对操作的认知和合作程度。

2. 身体状况 病人因麻醉药物引起腹胀,腹胀严重。

3. 心理社会支持状况 病人神志清楚,病人及家属能够配合。

【主要用物】

治疗盘内备肛管(26号左右),玻璃接管,橡胶管,玻璃瓶(内盛 3/4 水),瓶口系带,润滑油,棉签,弯盘,一次性手套、纸巾,胶布条(1cm×15cm),另备屏风,免洗手消毒液,生活垃圾桶,医疗垃圾桶。

【实施操作】

一、操作流程

简要流程	操作要点	图示
护士准备	1. 素质要求:服装鞋帽整洁,举止端庄,语言流畅,态度和蔼 2. 核对:医嘱和执行单	
评估解释	1. 核对解释:核对病人床号、姓名、腕带;解释操作目的、方法、注意事项,以取得配合 2. 评估病人:病人的意识状态、生命体征及心理状态,病人腹胀的原因及程度	
操作准备	1. 护士:洗手、戴口罩,衣帽整洁、态度和蔼 2. 用物:备齐用物,放置合理 3. 环境:整洁、宽敞、干燥、安全 4. 病人:左侧卧位或仰卧位	

简要流程	操作要点	图示
操作过程	1. **暴露肛门**：协助病人暴露肛门（图3-29） 2. **系瓶连管**：将瓶系于床边，橡胶管一端插入玻璃瓶液面下，另一端与肛管相接（图3-30） 3. **插管固定** （1）戴手套，润滑肛管前段，嘱病人深呼吸 （2）左手分开臀部，右手将肛管轻轻插入直肠15～18cm （3）用胶布将肛管固定于臀部，再将橡胶管固定于床单上 4. **观察处理**：观察和记录排气情况，如有气体排出时，瓶中可见水泡；如排气不畅，应帮助病人更换体位及按摩腹部，促进排气 5. **拔出肛管** （1）保留肛管时间一般不超过20min，夹住肛管，用纸巾包住肛管轻轻拔出放入弯盘内 （2）擦净肛门，用纸巾在肛门处轻轻按摩（图3-31） 6. **安置病人**：协助病人取舒适卧位，整理床单位，开窗通风，清理用物	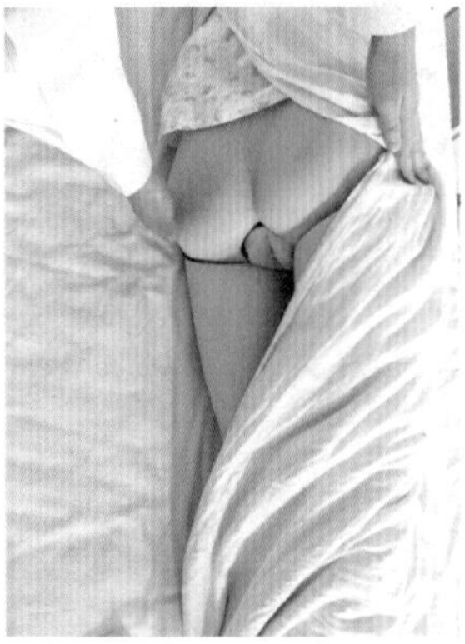 图3-29　安置体位 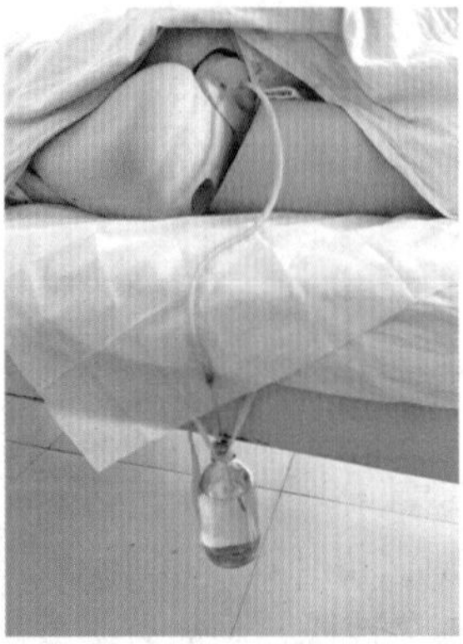 图3-30　系瓶连管 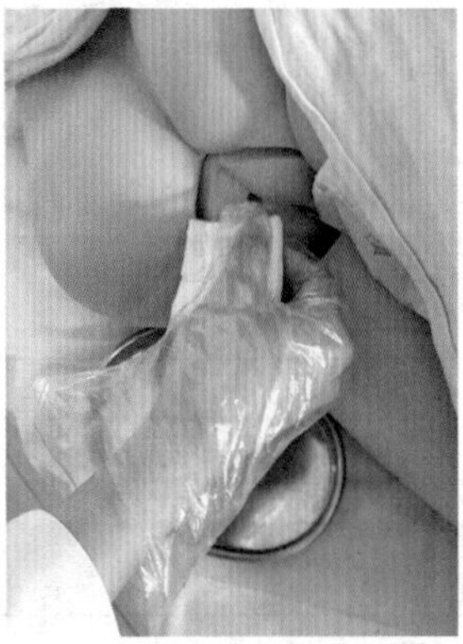 图3-31　擦拭肛门
操作后	1. **整理**：脱手套，擦净病人臀部，询问其感受，向其交代注意事项，整理床单位 2. **用物处理**：按隔离规定处理用物 3. **洗手、摘口罩、记录**	

二、简要操作流程图

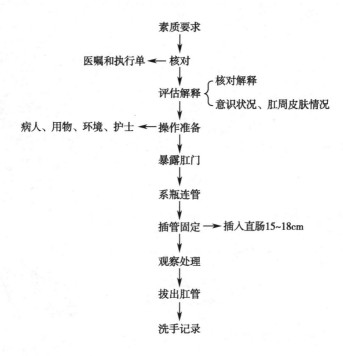

三、注意事项

1. 注意遮挡，保护病人隐私。

2. 保留肛管一般不超过 20min，长时间留置肛管，会减少肛门括约肌反应，甚至导致括约肌永久性松弛。如有必要可间隔 2～3h 后再重复插管排气。

四、健康宣教

1. 解释操作目的及注意事项　向病人及家属解释肛管排气的目的及注意事项。

2. 隔离知识指导　向病人及家属讲解肛管排气的相关知识，如果排气不畅，可以按摩体位或者翻身来促进排气，注意观察液面气体的情况。

【操作测评】

肛管排气评分标准

项目		项目总分	操作要求	标准分数	得分	备注
评估	病人情况	5	1. 评估病人病情、肛周皮肤黏膜情况 2. 核对解释	3 2		
计划	护士准备	3	1. 工作服整洁 2. 洗手，戴口罩	1 2		
	用物准备	3	1. 用物准备齐全 2. 放置合理	3 2		
	环境准备	2	1. 遮挡屏风	2		
	病人准备	2	病人左侧卧位	2		

续表

项目		项目总分	操作要求	标准分数	得分	备注
实施	暴露肛门	5	保暖措施得当,保护隐私	5		
	系瓶连管	5	1. 正确系瓶	3		
			2. 正确连接橡胶管与玻璃瓶	2		
	插管固定	40	1. 润滑肛管前端	10		
			2. 插入直肠长度准确	20		
			3. 胶布固定肛管于臀部	5		
			4. 将橡胶管正确固定在床单上	5		
	观察处理	5	1. 观察排气情况	2		
			2. 正确处理排气不畅情况	3		
	拔出肛管	10	1. 保留肛管不超过 20min	4		
			2. 用纸巾将肛管轻轻拔出	3		
			3. 用纸巾在肛门处轻轻按摩	3		
	洗手记录	5	1. 洗手、记录	3		
			2. 观察病人反应	2		
评价	操作质量	5	1. 操作熟练、正确、动作连贯	3		
			2. 隔离概念清晰、操作无污染	2		
	操作时间	5	操作时间<5min	5		
	操作态度	2	态度严谨,认真	2		
	指导病人	3	护患沟通良好,能对病人进行正确指导	3		

实训 17　导　尿　术

【导入情景】

　　李某,女性,56 岁,因月经期大量出血入院,彩超显示:多发性浆膜下子宫肌瘤。次日行子宫摘除术后,术后 12h 未排尿,病人生命体征平稳。护士采取了多种护理方法促进排尿,病人仍未能排尿。病人膀胱高度充盈且极度虚弱,遵医嘱:行导尿术。

【护理评估】

导尿术是在无菌操作下,将无菌导尿管经尿道插入膀胱引出尿液的方法。

1. 健康史　病人病情、生命体征、意识状态、自理能力、心理状态、对导尿的认知和合作程度。

2. 身体状况　病人膀胱充盈,会阴部皮肤黏膜完好。

3. 心理社会状况　病人神志清楚,对导尿术目的了解并且能够配合操作。

【主要用物】

一次性尿垫、弯盘、一次性导尿包(包内有方盘、镊子 2 把、纱布、碘伏消毒棉球、单只手套);导尿用物(球囊导尿管、导管夹子、镊子 2 把、碘伏消毒棉球、12mm×75mm 标本瓶、脱脂纱布数块、洞巾、外包治疗巾、医用胶乳手套、润滑剂、方盘)、治疗盘外备浴巾、免洗手消毒剂。

导尿管的种类:单腔导尿管(用于一次性导尿)、双腔导尿管(用于留置导尿)、三腔导尿管(用于膀胱冲洗或向膀胱给药)三种。

其他用物：便盆及便盆巾，生活垃圾桶，医用垃圾桶。

【实施操作】

ER-3-11　女病人导尿消毒法（视频）　　ER-3-12　男病人导尿消毒法（视频）　　ER-3-13　女病人导尿（视频）　　ER-3-14　男病人导尿（视频）

一、操作流程

简要流程	操作要点	图示
护士准备	**1. 素质要求**：服装鞋帽整洁，举止端庄，语言流畅，态度和蔼 **2. 核对**：医嘱和执行单	
评估解释	**1. 核对解释**：核对病人床号、姓名、腕带；解释操作目的、方法、注意事项，以取得配合 **2. 评估病人**：病人生命体征、意识状态、自理能力、心理状态、对导尿的认知和合作程度、膀胱充盈程度、会阴部皮肤黏膜情况	
操作准备	**1. 护士**：工作服整洁，洗手，戴口罩 **2. 用物**：备齐用物，放置合理 **3. 环境**：环境清洁、宽敞，病室内无其他病人进餐或治疗，遮挡屏风，调节室温，光线充足 **4. 病人**：安置体位：女病人屈膝仰卧位（图3-32），两腿外展，男病人仰卧位，两腿外展	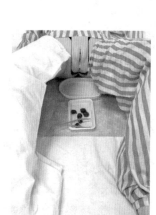 图3-32　安置体位（女病人导尿术）
操作过程	**1. 暴露会阴部** （1）护士站在病人一侧，放便器于同侧床尾床旁椅上，打开便器巾 （2）助病人脱去对侧裤腿，盖在近侧腿部，并盖上浴巾，对侧腿用盖被遮盖 **2. 垫巾开包** 臀下垫一次性垫巾，弯盘于会阴处，洗手，打开导尿包，取用物 **3. 消毒** **女病人消毒** **（1）初次消毒：** 1）一手戴手套，右手持镊子夹消毒棉球消毒阴阜、大阴唇 2）戴手套的手分开大阴唇，消毒小阴唇和尿道口，污棉球置弯盘内 3）消毒完毕，脱下手套置弯盘内，将治疗碗及弯盘移至床尾处（图3-33）	图3-33　初次消毒（女病人导尿术）

简要流程	操作要点	图示
操作过程	**（2）开包铺巾** 1）消毒手后取无菌导尿包于病人两腿之间，按照无菌操作要求打开导尿包（图3-34） 2）戴无菌手套，铺洞巾，暴露会阴 **（3）润滑尿管：**将用物排列好顺序，取出导尿管，润滑前端，并将导尿管和引流袋相连接（图3-35） **（4）再次消毒** 1）方盘贴近外阴，一手拇指与示指分开并固定小阴唇，一手用镊子夹消毒棉球，依次消毒尿道口、两侧小阴唇、尿道口 2）污染棉球、方盘及镊子置于床尾弯盘内 **男病人消毒** **（1）初步消毒：** 1）一手戴手套，另一只手持镊子夹消毒液棉球进行初步消毒。消毒顺序依次为阴阜、阴茎、阴囊 2）戴手套的手用无菌纱布裹住阴茎将包皮向后推暴露尿道口，自尿道口向外向后旋转擦拭尿道口、龟头及冠状沟，污棉球、纱布置弯盘内，消毒完毕，将弯盘及方盘移至床尾 **（2）开包铺巾：** 1）消毒手后取无菌导尿包于病人两腿之间，按照无菌操作要求打开导尿包 2）戴无菌手套，铺洞巾，暴露会阴 **（3）润滑尿管：** 将用物排列好顺序，取出导尿管，润滑前端，并将导尿管和引流袋相连接 **（4）再次消毒：** 方盘贴近外阴，一手用纱布包住阴茎将包皮向后推，暴露尿道口，另一手持镊子夹消毒液棉球再次消毒尿道口、龟头及冠状沟，污棉球、方盘及镊子置于弯盘内妥善移至床尾弯盘内 **4. 插入导管** **（1）女病人插入导管** 嘱病人深呼吸，一只手继续掰开小阴唇，另一只手将无菌弯盘置于洞巾旁，用镊子夹持导尿管对准尿道口轻轻插入 4～6cm，见尿液流出再插入 1～2cm，如果留置导尿术需要见尿后进入 5～7cm（图3-36），确认通畅后气囊注水固定（图3-37）	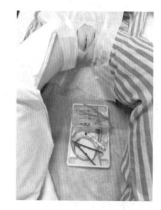 图 3-34　开包铺巾（女病人导尿术） 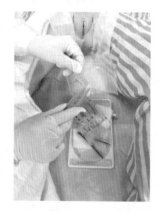 图 3-35　润滑导尿管（女病人导尿术） 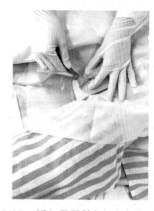 图 3-36　插入导尿管（女病人导尿术）

简要流程	操作要点	图示
操作过程	**（2）男病人插入导管** 一手用无菌纱布裹住阴茎并提起,使之与腹壁成60°(图3-38),将方盘置洞巾口旁,嘱病人张口呼吸,用另一镊子夹持导尿管对准尿道口轻轻插入尿道20～22cm,见尿液流出再插入1～2cm,若为留置导尿,需要见尿液流出插入5～7cm,并且确认通畅后气囊注水固定 **5. 引流尿液** 将尿液引流到引流袋或者方盘里,需留取尿培养标本者,用无菌标本瓶接取中段尿5ml(图3-39) **6. 拔管：**导尿毕,夹导尿管尾端,拔管置方盘内,撤下洞巾,擦净外阴	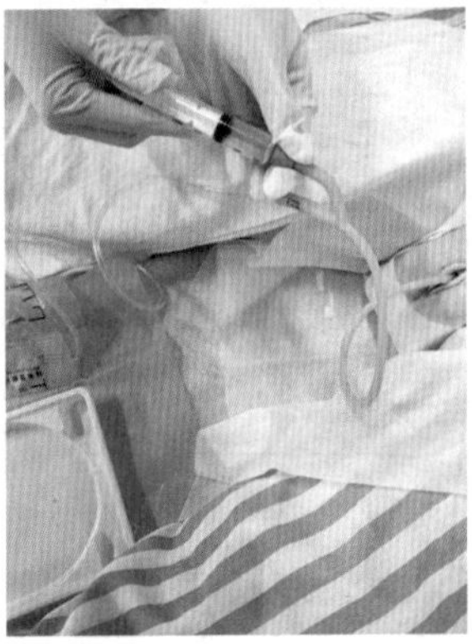 图3-37 水囊注水固定(女病人导尿术) 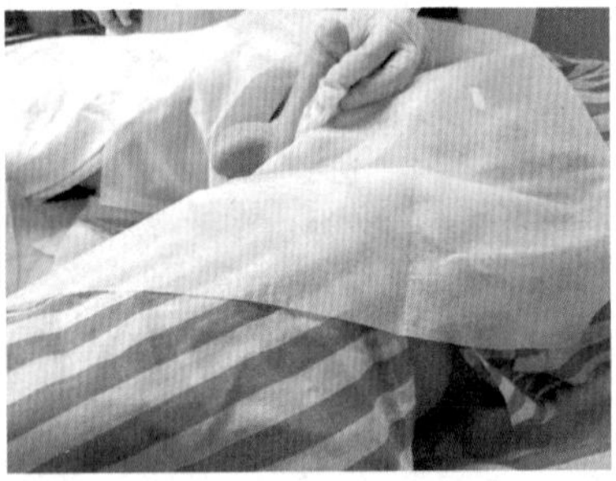 图3-38 腹壁成60°角(男病人导尿术) 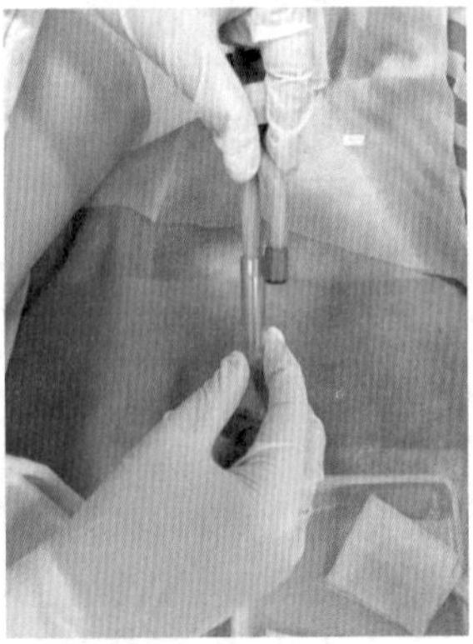 图3-39 引流尿液(男病人导尿术)
操作后	**1. 整理：**协助病人取舒适卧位,整理床单位 **2. 用物处理：**按规定处理用物 **3. 洗手、摘口罩、记录**	

二、简要操作流程图

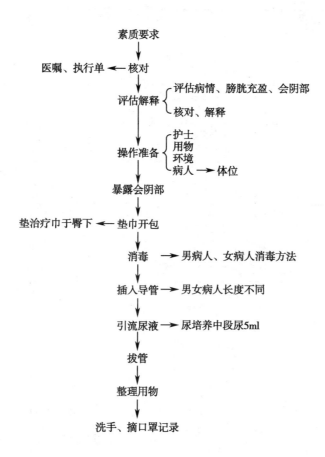

三、注意事项

1. 严格执行无菌操作原则,预防泌尿系统感染。

2. 导尿过程中注意保护病人隐私。

3. 为女病人导尿时,如导尿管误入阴道,应立即拔出,更换无菌导尿管,并重新消毒尿道口再插入。

4. 对膀胱高度膨胀且又极度虚弱的病人,第一次导尿量不可超过 1000ml,以防大量放尿导致腹腔内压突然降低,大量血液滞留于腹腔血管内,造成血压下降,产生虚脱;亦可因膀胱突然减压,导致膀胱黏膜急剧充血,引起血尿。

四、健康宣教

1. 解释操作目的及注意事项　向病人及家属解释采取导尿术的目的及注意事项。

2. 导尿知识指导　若为留置导尿术,向病人及家属讲解导尿期间尿袋的位置低于膀胱,防止尿液逆流带来的感染。

【操作测评】

导尿术操作评分标准

项目		项目总分	操作要求	标准分数	得分	备注
评估	病人情况	5	1. 理解、配合	1		
			2. 会阴部皮肤黏膜情况	2		
			3. 核对解释	2		
计划	护士准备	3	1. 洗手,戴口罩正确	2		
			2. 工作服整洁	1		
	用物准备	3	1. 准备齐全	2		
			2. 放置合理	1		
	环境准备	2	1. 遮挡屏风	2		
	病人准备	2	1. 体位安置正确	2		
实施	暴露会阴	5	保暖措施得当,保护隐私	5		
	垫巾开包	3	1. 垫治疗巾	1		
			2. 放置弯盘	1		
			3. 洗手	1		
	消毒	35	1. 初次消毒顺序正确	4		
			2. 手分开大阴唇	2		
			3. 污染棉球位置摆放正确	1		
			4. 无菌操作严格	2		
			5. 消毒手	2		
			6. 导尿包正确打开	2		
			7. 正确戴手套	5		
			8. 洞巾正确放置	2		
			9. 铺洞巾方法正确	2		
			10. 润滑导管	2		
			11. 正确连接引流袋	2		
			12. 再次消毒顺序正确	4		
			13. 未跨越无菌区	2		
			14. 再次消毒掰开小阴唇	1		
			15. 无菌物品位置摆放合理	2		
	插入导管	10	1. 用手掰开小阴唇	2		
			2. 正确插入尿道	3		
			3. 插入长度正确	2		
			4. 留置导尿气囊注水固定	3		
	引流尿液	10	1. 接集尿袋方法正确	2		
			2. 操作中未跨越无菌区、无污染	3		
			3. 尿袋位置固定正确	2		
			4. 截取中段尿未污染	3		
	拔管	3	1. 撤洞巾	1		
			2. 擦净外阴	1		
			3. 夹闭导尿管末端拔出方法正确	1		
	整理记录	2	1 病人体位舒适、整理床单位	1		
			2. 洗手、脱口罩、记录	1		

续表

项目		项目总分	操作要求	标准分数	得分	备注
评价	操作质量	5	1. 操作熟练、正确、动作连贯 2. 概念清晰、操作无污染	3 2		
	操作时间	3	操作时间<12min	3		
	操作态度	5	态度严谨，认真	5		
	指导病人	2	护患沟通良好，能对病人进行 正确指导	2		

实训18　温水或乙醇拭浴降温护理

【导入情景】

　　王某，女，42岁。1d前淋雨后出现寒战、发热，体温最高达39.8℃，自觉乏力，伴全身酸痛，患侧胸痛明显，咳嗽时加剧，少量铁锈色黏痰。既往健康，无特殊史。入院查体：神志清楚，呈急性病容，面色潮红，呼吸急促，T 39.5℃，P 104次/min，R 26次/min，BP 114/78mmHg；血常规检查：血白细胞$15×10^9$/L；X线示右下肺大片状阴影。初步诊断为社区获得性肺炎（右下肺大叶性肺炎）。医嘱：物理降温，st。

【护理评估】

　　使用温水或乙醇进行全身擦拭，通过其蒸发和传导作用来增加机体的散热，降低病人的体温。

　　1. 健康史　病人无既往手术史、无乙醇过敏史。

　　2. 身体状况　病人高热，全身酸痛，皮肤完整、无破损。

　　3. 心理社会状况　病人神志清楚，能理解并愿意配合实施物理降温。

【主要用物】

　　大毛巾、小毛巾2块、热水袋及布套、冰袋或冰帽、脸盆内盛32~34℃温水200~300ml，水温计、免洗手消毒剂、治疗车。酌情准备干净衣裤、屏风、便器。

　　乙醇拭浴者需另备25%~35%乙醇200~300ml，温度32~34℃。

【实施操作】

一、操作流程

ER-3-15　乙醇拭浴
（视频）

简要流程	操作要点	图示
护士准备	1. 素质要求：着装整洁，举止端庄，语言流畅，态度和蔼 2. 核对：医嘱和执行单	
评估解释	1. 核对解释：核对病人床号、姓名、腕带；解释操作目的、方法、注意事项，以取得配合 2. 评估病人：意识状态、自理能力、心理状态、皮肤完整性、对操作的认知合作程度，有无便意	

续表

简要流程	操作要点	图示
操作准备	**1. 护士**:修剪指甲,洗手,戴口罩 **2. 用物**: (1)备热水袋:内置 50℃热水,1/2～2/3 满,排尽空气,旋紧塞子,擦干,倒提热水袋检查无漏水,套好布套 (2)备冰袋:内置小冰块 1/2～2/3 满,其余准备方法同热水袋。亦可选用化学冰袋 (3)脸盆内盛 32～34℃温水 200～300ml(或备 25%～35% 乙醇 200～300ml,32～34℃)(图 3-40) **3. 环境**:温湿度适宜,关闭门窗,床帘或屏风遮挡 **4. 病人**:体位舒适、按需排尿	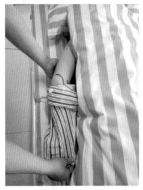 图 3-40　用物
操作过程	**1. 核对**:病人姓名、床号、腕带 **2. 置冰袋、热水袋**:冰袋或冰帽置头顶部,热水袋置足底部 **3. 脱衣**:脱衣裤,大毛巾垫于拭浴部位下(图 3-41) **4. 拭浴**:方法:将小毛巾浸入温水或乙醇中,拧至半干,缠于手上成手套状,以离心方向拭浴,拭浴毕,用大毛巾擦干皮肤 **顺序**: (1)**双上肢**:病人取仰卧位,拍拭时,先近侧上肢后对侧上肢。拍拭顺序:颈外侧→肩部→上臂外侧→前臂外侧→手背;侧胸→腋窝→上臂内侧→前臂内侧→手心(图 3-42)(图 3-43) (2)**腰背部**:病人取侧卧位,从颈下肩部→背部→臀部,拍拭完毕,穿好上衣	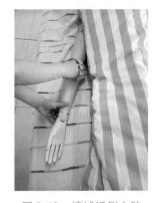 图 3-41　脱上衣 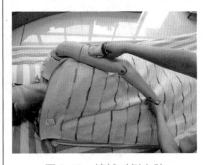 图 3-42　擦拭近侧上肢 图 3-43　擦拭对侧上肢

续表

简要流程	操作要点	图示
操作过程	**（3）双下肢**：病人取仰卧位，拍拭时，先近侧下肢后对侧下肢，拍拭毕，为病人穿裤（图3-44） 擦拭顺序： 外侧：髂部→下肢外侧→足背 内侧：腹股沟→下肢内侧→内踝 后侧：臀下→大腿后侧→腘窝→足跟 时间：每侧（四肢、腰背部）3min，全过程20min以内 **5. 观察告知**：撤热水袋，协助病人取舒适体位，观察其反应，询问其感受，向其交代注意事项	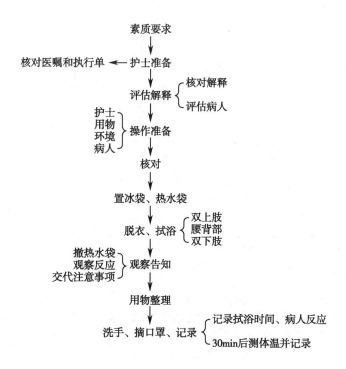 图3-44 擦拭近侧下肢
操作后	**1. 用物整理**：整理床单位，将毛巾、浴巾、热水袋及冰袋布套放入容器中待清洗或消毒 **2. 洗手、摘口罩、记录**：记录拭浴时间及病人反应，30min后复测体温并记录。若体温降至39℃以下，撤去冰袋。	

二、简要操作流程图

```
                        素质要求
                          │
核对医嘱和执行单 ◄── 护士准备
                          │
                              ┌ 核对解释
                     评估解释 ┤
                              └ 评估病人
            护士 ┐
            用物 │
            环境 ├ 操作准备
            病人 ┘
                          │
                         核对
                          │
                     置冰袋、热水袋
                          │
                              ┌ 双上肢
                     脱衣、拭浴 ┤ 腰背部
                              └ 双下肢
            撤热水袋 ┐
            观察反应 ├ 观察告知
        交代注意事项 ┘
                          │
                        用物整理
                          │
                              ┌ 记录拭浴时间、病人反应
              洗手、摘口罩、记录 ┤
                              └ 30min后测体温并记录
```

三、注意事项

1. 严格执行查对及交接班制度，避免烫伤或冻伤病人。

2. 热水袋置于足底，促进足底部血管扩张，减轻头部充血，使病人感到舒适；冰袋置于头部，以助降温并防止拭浴时全身皮肤血管收缩，脑血流量增多而致头痛。

3．拭浴过程中注意观察病人反应，如发现面色苍白、寒战、呼吸及脉搏异常等，应立即停止，并报告医生给予相应的处理。

4．在颈外侧、腋窝、肘窝、掌心、腹股沟、腘窝等大血管表浅处，应稍延长拍拭时间，以促进散热。

5．禁忌擦拭胸前区、腹部、后颈、足底等，以免引起不良反应。

6．乙醇拭浴时以拍拭的方式进行，避免摩擦方式生热。

7．乙醇拭浴者不宜用于新生儿、有出血倾向的病人及乙醇过敏者。

四、健康宣教

1. 解释操作目的及注意事项　向病人及家属解释乙醇或温水拭浴是为了降低病人的高温，在拭浴过程中会密切观察病人反应，如病人出现不适，会立即停止，并通知医生给予相应的处理。

2. 知识指导　向病人及家属讲解温水和乙醇拭浴时在颈外侧、腋窝、肘窝、掌心、腹股沟、腘窝等大血管表浅处，稍延长拍拭时间，可以促进散热。

ER-3-16　医用冰毯
全身降温仪（文档）

【操作测评】

温水或乙醇拭浴降温护理操作评分标准

项目		项目总分	操作要求	标准分数	得分	备注
评估	病人情况	6	1．意识状态、自理能力、心理状态、皮肤完整性、对操作的认知合作程度，是否有便意	4		
			2．核对解释	2		
计划	护士准备	2	着装整洁，修剪指甲，洗手，戴口罩	2		
	用物准备	3	1．用物准备齐全、放置合理	2		
			2．温水或乙醇液体温度适宜	1		
	环境准备	2	温湿度适宜，关闭门窗，床帘或屏风遮挡	2		
	病人准备	2	体位舒适、按需排尿	2		
实施	擦拭上肢	19	1．核对准确	2		
			2．头顶部放置冰袋或戴冰帽，足底部放置热水袋	4		
			3．安置病人，脱去衣裤	3		
			4．拍拭双上肢手法正确，动作轻柔：			
			（1）颈外侧→肩部→上臂外侧→前臂外侧→手背	5		
			（2）侧胸→腋窝→上臂内侧→前臂内侧→手心	5		
	擦拭腰背	9	5．腰背部：病人取侧卧位，从颈下肩部→背部→臀部	5		
			6．擦拭完毕，穿好上衣	4		

续表

项目		项目总分	操作要求	标准分数	得分	备注
实施	擦拭下肢	28	7. 暴露一侧下肢,先近侧后对侧,擦拭下肢顺序	5		
			(1)外侧:			
			髂部→下肢外侧→足背	5		
			(2)内侧:			
			腹股沟→下肢内侧→内踝	5		
			(3)后侧:			
			臀下→大腿后侧→腘窝→足跟	5		
			8. 为病人穿裤	5		
			9. 拭浴毕,取下热水袋	5		
			10. 安置病人,取舒适体位	3		
	整理	14	1. 用物处理正确	5		
			2. 洗手、摘口罩	4		
			3. 准确记录拭浴时间、效果、病人的反应	5		
评价	操作质量	6	1. 操作熟练、轻柔、准确	2		
			2. 注意保护病人隐私,关心病人	2		
			3. 操作中注意观察病人变化	2		
	操作时间	3	操作时间<25min	3		
	操作态度	3	态度严谨,认真	3		
	指导病人	3	护患沟通良好,能对病人进行正确指导	3		

情景考核一

陈某,女,72岁,因外伤后右髋疼痛活动受限 2d 入院。病人 2d 前不慎跌倒受伤,伤后即感右髋剧疼,不能站立行走,休息无好转,情绪悲观。查体:右髋叩痛,活动受限,被动活动疼痛加剧,右下肢外旋缩短畸形,有纵向叩击痛,末梢循环好,足趾活动可。X 线检查证实为"右股骨颈骨折"。予以手术治疗,术后一直卧床。术后 2 周,于晚餐后突然出现

ER-3-17 情景考核一
（文档）

右上腹阵发性剧烈疼痛,向右肩、背部放射,并伴有腹胀,恶心、呕吐等症状。查体见病人神色不安,担心病情加重。体检:T 38.3℃,P 118 次/min,BP 112/88mmHg。右上腹部有压痛、肌紧张、反跳痛,Murphy 征阳性。实验室检查:WBC $11×10^9$/L,中性粒细胞 0.83。B 超检查示:胆囊肿大,囊壁增厚,胆囊内可见强光团伴声影。临床诊断:胆结石伴急性胆囊炎。医嘱:禁食,胃肠减压,静脉补液。

1. 目前病人存在的主要护理诊断/问题有哪些?
2. 结合病人首优护理问题,提出相应的护理措施。
3. 考核项目:压疮的预防、口腔护理。

情景考核二

张某,男,57岁。因"吞咽困难、进食后剧烈咳嗽"入院,测 T 36.8℃,P 88 次/min,R 18

次 /min，BP 120/70mmHg，听诊发现肺部湿啰音，实验室检查发现 CEA：100μg/ml，入院经 CT 示食管腔受压变小不规则，食管壁不规则增厚，支气管明显受压，肺内可见液体影。诊断为：食管癌、食管气管瘘。医嘱：鼻饲饮食，高蛋白饮食。

ER-3-18　情景考核二（文档）

1. 目前病人存在的主要护理诊断 / 问题有哪些？
2. 结合病人首优护理问题，提出相应的护理措施。
3. 考核项目：鼻饲法。

情景考核三

李某，男，17 岁。进食羊肉串啤酒 10h 后出现腹部不适入院，自述腹胀明显、腹痛加剧、伴呕吐，呕吐物为胃内容物，自发病来未排气，排便。入院后测 T 37.0℃，P 80 次 /min，R 20 次 /min，BP 125/80mmHg，痛苦面容，自发病来饮食较差。视诊腹部膨隆，有肠型。听诊肠鸣音严重亢进，有气过水声。CT 示肠管扩张，肠腔内积液积气，诊断为："急性肠梗阻"，患者心情焦虑、烦躁。医嘱：大量不保留灌肠。

ER-3-19　情景考核三（文档）

1. 目前病人存在的主要护理诊断 / 问题有哪些？
2. 结合病人首优护理问题，提出相应的护理措施。
3. 考核项目：大量不保留灌肠。

情景考核四

李某，女，37 岁。进食 3 碗豆浆后出现胃部不适入院，病人自述胃部饱胀，嗳气，坐卧不安，茶饭不思。测得 T 36.2℃，P 68 次 /min，R 17 次 /min，BP 110/70mmHg。叩诊发现胃区、肠部鼓音。X 线平片示肠腔内可见大量气体。诊断为：肠胀气。患者目前焦虑，担心预后。医嘱：肛管排气。

ER-3-20　情景考核四（文档）

1. 目前病人存在的主要护理诊断 / 问题有哪些？
2. 结合病人首优护理问题，提出相应的护理措施。
3. 考核项目：肛管排气。

情景考核五

刘先生，70 岁。出现排尿困难 3h 入院，自述尿频、尿不尽、夜尿增多 2 年，今日饮酒后症状加重，膀胱胀痛，排尿困难。入院后测 T 36.5℃，P 72 次 /min，R 18 次 /min，BP 120/75mmHg，视诊可见耻骨上高度膨隆，触诊可及囊样包块，有压痛，叩诊呈实音。超声检查示前列腺如鸡蛋大小，硬度中等，左右边界不清楚。诊断：前列腺增生。病人烦躁，焦虑。医嘱：导尿术。

ER-3-21　情景考核五（文档）

1. 目前病人存在的主要护理诊断 / 问题有哪些？
2. 结合病人首优护理问题，提出相应的护理措施。
3. 考核项目：男病人导尿术。

情景考核六

林某，男，68 岁。因进行性吞咽困难 1 个多月，加重伴胃痛 3d 收入胸外科，入院诊断为食管癌。完善相关的辅助检查后，在全麻下行"经左胸食管中下段癌根治术"。术后病人带胃管、十二指肠营养管、胸腔引流管、尿管回病房，床旁予以心电监护、氧气吸入。因伤口疼痛，不愿意主动翻身，留置管道较多，床上活动受限。术后第 3d 体温 39.3℃。请给予病人乙醇拭浴。

ER-3-22　情景考核六
（文档）

1. 目前病人存在的主要护理诊断/问题有哪些？
2. 结合病人首优护理问题，提出相应的护理措施。
3. 考核项目：乙醇拭浴。

第四章
常用病情观察技能

ER-4-1 常用病情观察技能（课件）

学习目标

1. 掌握生命体征的测量、末梢血糖监测、床边心电监护及血氧饱和度监测技能。
2. 熟悉心电图检查和护理体检技能。
3. 具有严格的无菌观念，态度认真严谨，严格查对无差错。
4. 关爱病人，具有沟通、应变能力及评判性思维能力和团队合作能力。

实训 19 生命体征的测量

【导入情景】

钱某，男，35岁，建筑工人。因发热4d，咳嗽、咳痰3d入院。4d前受凉后突发高热，体温高达39.2℃，次日出现干咳，逐渐有少量黏痰，2d前开始咳铁锈色痰。查体：T 39℃，P 102次/min，R 28次/min，BP 120/80mmHg。意识清楚，急性病容，口周疱疹，听诊右肺上叶闻及湿啰音。X线胸片示右上肺片状阴影。入院诊断：大叶性肺炎。为收集健康资料，请为该病人实施体温、脉搏、呼吸、血压的测量。

【护理评估】

生命体征测量的目的是监测病人的体温、脉搏、呼吸和血压变化，间接了解生理功能状态，为病情的发生、发展、转归、治疗和护理提供依据。

1. 健康史　病人既往身体健康，本次起病急，有明确的诱因为受凉后发病。
2. 身体状况　病人高热，咳嗽，咳铁锈色痰，测量肢体活动正常、腋下皮肤完好。
3. 心理社会支持状况　病人意识清楚、对操作目的明确，自愿配合。

【主要用物】

治疗车上层：治疗盘、带盖方盘（其一内垫纱布放消毒好的体温计）、血压计、听诊器、纱布、记录单、笔、带秒针的表、免洗手消毒剂。如测量肛温另备液体石蜡、卫生纸、棉签。

治疗车下层：带盖方盘（内盛75%乙醇）、医疗垃圾桶、生活垃圾桶锐器盒。

【实施操作】

ER-4-2 体温脉搏呼吸测量（视频）　　　ER-4-3 血压监测（视频）

一、操作流程

简要流程	操作要点	图示
护士准备	**1. 素质要求**：服装整洁，语言柔和，举止端庄 **2. 核对**：核对病人信息	
评估解释	**1. 核对解释**：核对病人床号、姓名、腕带；解释操作目的、配合技巧，以取得配合 **2. 评估病人**：身体状况、意识状态、用药情况、肢体活动和局部皮肤情况、心理状态、合作程度，有无影响测量结果的因素	
操作准备	**1. 护士**：洗手，戴口罩 **2. 用物**：备齐用物，放置合理，体温计水银柱在35℃以下，血压计、听诊器性能完好 **3. 环境**：安静，整洁，温度光线适宜，周围无热源、无噪音干扰 **4. 病人**：安静休息20～30min，避免进食、剧烈运动、洗澡、情绪紧张等影响测量结果的因素	
操作过程	**1. 核对**：再次核对病人的床号、姓名及腕带 **2. 安置体位，选择部位**：协助病人取坐位或平卧位，根据病情选择合适的测量部位 **3. 测量体温**（以腋温为例） （1）**检查体温计**：再次检查体温计水银柱是否在35℃以下 （2）**测量**：协助病人解开衣扣，纱布擦干腋下，将体温计水银端紧贴腋窝深处皮肤，嘱病人夹紧屈肘过胸，保持5～10min（图4-1） **4. 测量脉搏**：右手示指、中指、无名指的指端按压桡动脉，测量脉搏搏动，压力适中，计数30s×2，有异常测量1min（图4-2）	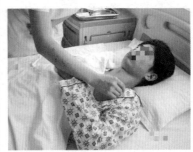 图4-1 测量腋温 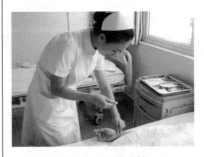 图4-2 测量脉搏

续表

简要流程	操作要点	图示
操作过程	**5. 测量呼吸**：保持测量脉搏的姿势，观察病人胸腹部起伏情况，一起一伏为 1 次呼吸，计数 30s×2，如有异常测量 1min（图 4-3） **6. 测量血压** **（1）测量部位**：根据病情选择合适的测量部位，最常用肱动脉 **（2）放置血压计**：手臂位置（肱动脉）和血压计零点、心脏处于同一水平线，坐位时平第 4 肋，卧位时平腋中线（图 4-4） **（3）开启血压计**：放稳血压计，轻开盒盖，开启水银槽开关 **（4）缠袖带**：上肢外展 30°～45°，肘部伸直手掌向上，卷袖暴露上臂 1/2 以上。驱净袖带内空气，平整缠于病人上臂，下缘距肘窝 2～3cm，松紧以放入一手指为宜（图 4-5） **（5）放置听诊器**：戴好听诊器，先触摸肱动脉搏动，再将听诊器胸件置于肱动脉搏动最明显处并一手固定（图 4-6）	图 4-3　测量呼吸 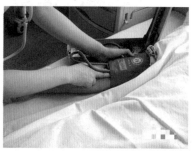图 4-4　放置血压计 图 4-5　缠袖带 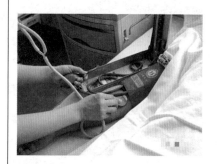图 4-6　放置听诊器

续表

简要流程	操作要点	图示
操作过程	**（6）充气放气**：另一手握充气球，关闭气门，向袖带内均匀充气，至肱动脉搏动音消失，再升高 20～30mmHg，然后松开气门缓慢放气，放气速度以 4mmHg/s 为宜（图4-7） **（7）判读数值**：当听诊器听到第一声搏动，此时水银柱所指刻度为收缩压；继续放气，当搏动声突然变弱或消失，此时水银柱所指刻度为舒张压 **7. 整理血压计**：取下袖带，驱净袖带内空气，平整放于盒内，将血压计盒右倾45°，使水银全部流入槽内，关闭水银槽开关，轻关血压计盒盖，放于治疗车下层 **8. 读取体温**：取出体温计，读取体温数，置于治疗车下层方盘中浸泡消毒（图4-8）	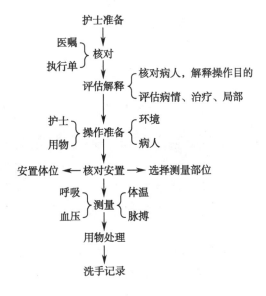 图4-7　充气放气 图4-8　读取体温
操作后	**1. 整理**：协助病人取舒适体位，整理床单位 **2. 用物处理**：分类处理，体温计浸泡 30min 后取出清水冲净，纱布擦干甩至 35℃ 以下，放于清洁方盘中备用；血压计每日紫外线消毒 **3. 洗手，摘口罩** **4. 记录**：记录体温、脉搏、呼吸、血压数值并绘制于体温单上	

二、简要操作流程图

```
                    护士准备
                      ↓
        医嘱 ┐
             ├── 核对
        执行单 ┘
                      ↓
                    评估解释 ── 核对病人，解释操作目的
                            └─ 评估病情、治疗、局部
                      ↓
        护士 ┐
             ├── 操作准备 ── 环境
        用物 ┘            └─ 病人
                      ↓
        安置体位 ← 核对安置 → 选择测量部位
                      ↓
        呼吸 ┐          ┌ 体温
             ├── 测量 ──┤
        血压 ┘          └ 脉搏
                      ↓
                    用物处理
                      ↓
                    洗手记录
```

三、注意事项

1．严格执行查对制度。

2．避免影响测量结果的因素，如有剧烈运动、进食、洗澡、精神紧张等，推迟 30min 测量。

3．根据病情选择合适的测量部位　偏瘫、肢体外伤或手术病人应选择健侧肢体测量体温、脉搏和血压。

4．测量体温时注意

（1）婴幼儿、意识模糊和不合作的病人不宜测量口温，可测量腋温或肛温，测温时护士应扶托体温计。

（2）极度消瘦的病人不宜测量腋温。

（3）洗胃、灌肠或导泻后的病人不宜测量肛温。

5．测量脉搏时注意

（1）不可使用拇指测脉搏，以免拇指小动脉搏动与病人脉搏混淆。

（2）注意脉搏的频率、强弱、节律、动脉壁弹性，发现异常测量 1min。

（3）脉搏微弱测不清时，用听诊器测量心率 1min。

（4）婴幼儿测量脉搏应计数 1min。

（5）脉搏短绌的病人，应有两人同时测量脉搏和心率，1 人测脉率，1 人听心率，由听心率者发出"起"和"停"的口令，计数 1min，记录方式为心率 / 脉率 /min。

6．测量呼吸时注意

（1）避免意识影响：呼吸的频率易受意识影响，测量时仍保持测量脉搏的姿势，不必告诉病人。

（2）婴幼儿、呼吸不规则的病人应测量 1min。

（3）呼吸微弱的测量：当病人呼吸微弱不宜观察时，可用少许棉丝置于病人鼻孔前，观察棉丝纤维被吹动的次数，测量 1min。

7．测量血压时注意

（1）病人衣袖过紧或过厚时应脱掉上衣，以免影响测量结果。

（2）根据病人的年龄、上臂围等指标选择合适的袖带。

（3）如病情需要可测量下肢腘动脉血压，记录时需标注下肢血压。

（4）充气放气要均匀：测量时充气不可过猛、过高，以免水银溢出；放气不可过快，以免判读数值错误。

（5）重复测量：当动脉搏动音听不清时需要重复测量，应先驱净袖带内空气，水银柱降至零点，稍待片刻后再测量。

（6）排除影响测量结果的人为因素：①袖带松紧：袖带过松测得数值偏高，袖带过紧测得数值偏低。②袖带宽窄：袖带过窄测得数值偏高，袖带过宽测得数值偏低。③血压计零点和肱动脉位置高低：血压计零点和肱动脉位置高于心脏平面测得数值偏低，低于心脏平面测得数值偏高。④测量者视线高低：测量者视线高于水银柱平面读数偏低，视线低于水银柱平面读数偏高。

（7）需要长期观察血压的病人应四定，即定时间、定部位、定体位、定血压计。

8．告知解释　测量数值告知病人，并给予合理解释，发现测量数值与病情不符时，应重新测量。

四、健康宣教

1. 解释操作目的及注意事项　向病人解释测量生命体征的目的及注意事项,指导病人测量前避免进食、饮热水、运动、洗澡、情绪激动等。

2. 测量指导

(1)指导病人测量腋温时指导病人上臂要夹紧;测量口温时闭口用鼻呼吸,不要用牙齿咬体温计,如果病人不慎咬破体温计,立即清除口腔内碎玻璃,然后口服蛋清或牛奶以延缓汞的吸收,若病情允许,可口服富含粗纤维的食物以促进汞的排泄。

(2)测量血压时指导病人测量前安静休息20~30min。告知病人充气时缠袖带部位会有紧缩感,不必紧张,手臂放松,勿紧握拳。

3. 心理指导　指导病人稳定情绪,卧床休息,积极治疗。

【操作测评】

生命体征测量操作评分标准

项目		项目总分	操作考核要求	标准分数	得分	备注
评估	病人情况	6	1. 核对病人床号、姓名及腕带正确,解释操作目的、配合技巧解释准确 2. 评估病人身体状况、意识、肢体活动、皮肤情况、治疗用药、心理状态、合作程度,内容全面	3 3		
计划	护士准备	3	1. 服装、鞋帽整洁,仪表语言合适 2. 核对执行单、医嘱 3. 洗手、戴口罩正确	1 1 1		
	用物准备	2	用物准备齐全,准确	2		
	环境准备	2	1. 安静整洁、光线温度适宜 2. 周围无热源、无噪音	1 1		
	病人准备	2	1. 安静休息20~30min 2. 无影响测量结果的因素	1 1		
实施	再次核对	3	再次核对床号、姓名及腕带正确	3		
	安置体位测量部位	4	1. 病人体位舒适 2. 测量部位选择正确	2 2		
	测量体温	14	1. 再次检查体温计 2. 解衣扣,擦干腋下 3. 体温计放置位置准确、测量方法正确、测量时间符合要求 4. 读取数值准确	2 2 6 4		
	测量脉搏	12	1. 测量部位、方法正确 2. 计数时间符合要求 3. 测量数值准确	6 2 4		
	测量呼吸	10	1. 测量方法正确 2. 计数时间符合要求 3. 测量数值准确	4 2 4		

续表

项目		项目总分	操作考核要求	标准分数	得分	备注
实施	测量血压	22	1. 血压计放置合适 2. 缠袖带部位、方法正确、松紧适宜 3. 听诊器胸件位置正确 4. 充气、放气速度均匀平稳 5. 一次判读数值成功、准确	4 5 3 6 4		
	整理	5	1. 病人卧位舒适、床单位整洁 2. 用物处理恰当 3. 洗手、摘口罩正确 4. 记录方法正确、数值准确	2 1 1 1		
评价	操作质量	8	1. 动作轻巧、稳重、准确、安全 2. 沟通有效	5 3		
	操作时间	3	操作时间 <15min	3		
	操作态度	4	态度严谨认真，关爱病人	4		

实训 20　护 理 体 检

【导入情景】

王某，男，22 岁，学生。因心悸、胸闷、乏力 2d 入院。诉 3 周前患"感冒"，自行服药后缓解。查体：T 37℃，P 110 次 /min，R 24 次 /min，BP 110/80mmHg。意识清楚，听诊心动过速、心律不齐。诊断：病毒性心肌炎。为收集病人的健康资料，给予护理体检。

【护理评估】

护理体检的目的是评估病人的身体状况，判断有无异常，为病情的发生、发展、转归、治疗和护理提供依据。

1. 健康史　3 周前患上呼吸道感染，自行服药缓解。

2. 身体状况　诉心悸、胸闷、乏力，听诊心动过速、心律不齐。

3. 心理社会状况　意识清楚，对操作目的明确，自愿配合。

【主要用物】

治疗车上层：治疗盘、弯盘、纱布、体温计、听诊器、血压计、带秒针的表、压舌板、手电筒、叩诊锤、软尺、音叉、棉签、记录单、笔、免洗手消毒剂。

治疗车下层：医疗垃圾桶、生活垃圾桶、锐器盒。

【实施操作】

一、操作流程

ER-4-4　护理体检（肺部叩诊、心脏听诊、腹部触诊）（视频）

简要流程	操作要点	图示
护士准备	1. 素质要求：服装整洁，语言柔和，举止端庄 2. 核对：核对病人信息	

简要流程	操作要点	图示
评估解释	**1. 核对解释**：核对病人的床号、姓名、腕带；解释操作目的、方法、配合技巧，以取得配合 **2. 评估病人**：身体状况、意识状态、用药情况、肢体活动、心理状态、合作程度等	
操作准备	**1. 护士**：洗手、剪指甲，戴口罩 **2. 用物**：备齐用物，放置合理（图4-9） **3. 环境**：安静整洁、光线自然、温度适宜，关闭门窗，适当遮挡 **4. 病人**：安静休息 20～30min，避免进食、剧烈运动、洗澡、情绪激动等影响结果的因素	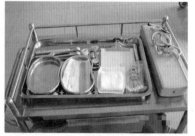 图 4-9　体检用物
操作过程	**1. 核对**：再次核对病人的床号、姓名及腕带 **2. 安置体位**：协助病人取舒适的体位 **3. 测量生命体征** （1）**测量体温**：根据病情选择测量体温的部位和方法，正确测量体温 （2）**测量脉搏**：触摸桡动脉搏动，注意搏动的频率、节律和动脉壁弹性 （3）**测量呼吸**：观察胸廓起伏，注意呼吸的频率、节律和深度 （4）**测量血压**：测量上肢肱动脉血压 **4. 监测发育与营养状态** （1）**发育与体型**：测量身高，判断体型匀称/瘦长/矮胖型 （2）**营养状态**：测量体重、皮下脂肪厚度、肌肉发育情况，判断营养良好/中等/不良 **5. 判断意识状态**　评估病人思维、反应及定向力，判断意识是否清楚，有无意识障碍及程度 **6. 评估面容与表情**　观察面容是否正常，有无异常面容，表情是否自然 **7. 评估体位与步态**　观察体位和步态是否正常，有无强迫体位、异常步态 **8. 评估皮肤、黏膜、浅表淋巴结** （1）**皮肤黏膜**：颜色、湿度、弹性有无异常，有无皮疹、蜘蛛痣、出血点、水肿、溃疡、瘢痕 （2）**浅表淋巴结**：是否触及，如触及部位、大小、活动度、有无压痛 **9. 评估头颈部** （1）**眼**：有无眼睑下垂、眼球突出、结膜充血，角膜是否透明、瞳孔形状、大小、对光反射（图4-10） （2）**耳**：耳郭、外耳道、乳突、听力有无异常 （3）**鼻**：鼻外形、鼻中隔、鼻黏膜有无异常，鼻腔是否通畅、鼻窦有无压痛 （4）**口**：牙齿、唇、舌、口腔黏膜有无异常，扁桃体有无肿大（图4-11）	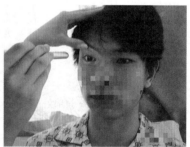 图 4-10　检查瞳孔 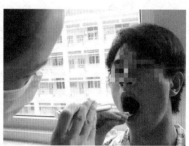 图 4-11　检查口腔

续表

简要流程	操作要点	图示
操作过程	（5）颈：有无颈静脉怒张、甲状腺肿大，气管是否居中 **10. 评估胸部** （1）胸壁、胸廓：胸壁有无压痛、静脉曲张，有无桶状胸等胸廓异常 （2）肺和胸膜：触诊胸廓扩张度和语音震颤是否正常，肺部叩诊音有无异常，听诊呼吸音是否正常，有无异常呼吸音、啰音和胸膜摩擦音（图4-12，图4-13） （3）心脏：视诊心前区有无隆起、心尖搏动移位；触诊有无震颤，叩心浊音界范围，听心音、心率和心律有无异常，各瓣膜区有无额外心音、杂音（图4-12，图4-13） **11. 评估腹部** （1）视诊：腹部外形平坦/膨隆/凹陷、有无静脉曲张 （2）触诊：腹壁紧张度、有无压痛和反跳痛，肝、脾的大小、质地、有无触压痛（图4-14） （3）叩诊：肝脏上、下界，腹部鼓音区，有无移动性浊音 （4）听诊：肠鸣音强弱、次数 **12. 检查脊柱、四肢**：外形、活动有无异常 **13. 检查神经反射** （1）生理反射：角膜反射、腹壁反射、肱二头肌反射、膝腱反射是否正常（图4-15）	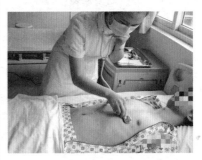 图4-12　心肺听诊1 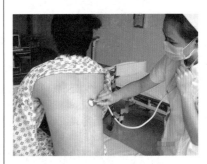 图4-13　心肺听诊2 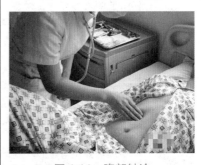 图4-14　腹部触诊 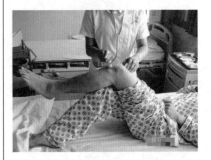 图4-15　检查生理反射

续表

简要流程	操作要点	图示
操作过程	**（2）病理反射**：有无巴宾斯基征、奥本海姆征、戈登征、查多克征、脑膜刺激征（图4-16）	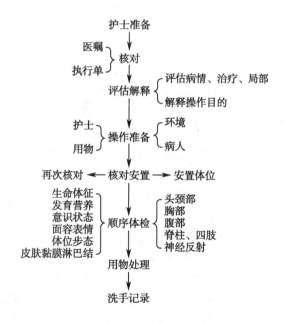 图4-16　检查病理反射
操作后	**1. 整理**：协助病人取舒适体位，整理床单位 **2. 用物处理**：分类处理 **3. 洗手，摘口罩** **4. 记录**：详细记录体检结果	

二、简要流程图

```
                护士准备
   医嘱 ┐        │
        ├── 核对
   执行单 ┘        │
                评估解释 ┬─ 评估病情、治疗、局部
                       └─ 解释操作目的
   护士 ┐                 ┌ 环境
        ├── 操作准备 ┤
   用物 ┘                 └ 病人
   再次核对 ◄── 核对安置 ──► 安置体位
   生命体征 ┐              ┌ 头颈部
   发育营养 │              │ 胸部
   意识状态 │              │ 腹部
   面容表情 ├── 顺序体检 ┤
   体位步态 │              │ 脊柱、四肢
   皮肤黏膜淋巴结 ┘          └ 神经反射
                用物处理
                  │
                洗手记录
```

三、注意事项

1. 遵守各项制度　严格执行查对制度，遵守体检原则。

2. 以病人为中心　爱护体贴病人，环境应安静舒适，注意保暖、保护病人隐私；体检时护士剪短指甲、动作轻柔，无创伤、无痛苦体检。

3. 正确应用体检方法

（1）视诊应在自然光线下。

（2）触诊时护士手要温暖，从"健康"部位逐渐移向"病变"部位。

（3）叩诊时环境要安静，力度应均匀适中，注意对称部位的对比。

（4）听诊时听诊器耳件方向要正确，体件紧贴皮肤，注意力要集中，也应注意左右对称部位对比。

4. 体检顺序　护理体检要按一定的顺序进行，通常先观察一般状态，然后依次检查头、颈、胸、腹、脊柱四肢及神经系统，避免不必要的重复和遗漏。

5. 预防医院感染　体检中严格各项消毒隔离措施，护士做好自身防护，预防医院感染的发生。

6. 告知和解释　体检结果告知病人，并给予合理解释。发现体检结果与病情不符时，应重新体检。

四、健康宣教

1. 解释目的及注意事项　向病人解释护理体检的目的和注意事项，避免引起病人的惶恐不安。

2. 护理体检指导　根据检查目的和部位的不同，指导病人采取不同的便于体检的体位；腹部检查前指导病人排尿、排便；胸腹部检查时指导病人做深而均匀的呼吸。

3. 心理指导　指导病人稳定情绪，卧床休息，积极治疗。

【操作测评】

护理体检操作评分标准

项目		项目总分	操作要求	标准分数	得分	备注
评估	病人情况	6	1. 核对病人床号、姓名及腕带正确，解释操作目的、配合技巧解释准确	3		
			2. 评估病人身体状况、意识、肢体活动、皮肤情况、治疗用药、心理状态、合作程度，内容全面	3		
计划	护士准备	3	1. 服装、鞋帽整洁，仪表语言合适	1		
			2. 核对执行单、医嘱	1		
			3. 洗手、戴口罩正确	1		
	用物准备	2	用物准备齐全，准确	2		
	环境准备	2	1. 安静整洁，光线温度适宜	1		
			2. 关闭门窗，适当遮挡	1		
	病人准备	2	1. 排空膀胱	1		
			2. 无影响体检结果的因素	1		
实施	再次核对	3	再次核对床号、姓名及腕带正确	3		
	安置体位	2	病人体位舒适	2		
	测量生命体征	10	1. 测量体温部位、方法正确，数值准确	2		
			2. 测量脉搏部位、方法正确，数值准确	2		
			3. 测量呼吸方法正确，数值准确	2		
			4. 测量血压部位、方法正确，数值准确	4		
	检查发育营养	2	检查方法、内容、部位正确，结果判断正确	2		
	检查意识状态	6	1. 意识状态判断正确	3		
			2. 口述有无意识障碍及程度准确	3		

项目		项目总分	操作要求	标准分数	得分	备注
实施	检查面容表情	3	检查方法、内容、判断正确	3		
	检查体位步态	3	体位、步态检查方法、判断正确	3		
	检查皮肤黏膜、淋巴结	6	1. 皮肤黏膜检查方法、内容正确 2. 浅表淋巴结检查方法、内容正确	3 3		
	检查头颈部	6	1. 眼、耳、鼻、口检查方法、内容正确 2. 颈部检查方法、内容正确	4 2		
	检查胸部	10	1. 胸壁胸廓检查方法、内容正确 2. 肺部视、叩、触、听诊方法、部位、内容正确并口述结果 3. 心脏视、叩、触、听诊方法、部位、内容正确并口述结果	2 4 4		
	检查腹部	8	1. 视诊方法及内容正确 2. 触诊方法、部位、内容正确 3. 叩诊方法、部位、内容正确 4. 听诊方法、部位、内容正确	2 2 2 2		
	检查脊柱四肢	2	脊柱、四肢检查方法及内容正确	2		
	检查神经反射	4	1. 生理反射检查方法及判断正确 2. 病理反射检查方法及判断正确	2 2		
	整理	5	1. 病人卧位舒适、床单位整洁 2. 用物处理恰当 3. 洗手、摘口罩正确 4. 记录方法正确、数值准确	2 1 1 1		
评价	操作质量	8	1. 动作轻巧、稳重、准确、安全 2. 沟通有效	5 3		
	操作时间	3	操作时间 <30min	3		
	操作态度	4	态度严谨认真，关爱病人	4		

实训 21　心电图检查

【导入情景】

刘某，女，18 岁，高三学生。失眠、乏力、心悸 1 周，为明确病因就诊。诉既往身体健康。体检：T 36.5℃，P 86 次/min，R 22 次/min，BP 120/76mmHg。意识清楚，情绪紧张，有间歇脉，听诊心率 86 次/min，律不齐，有期前收缩 5 次/min。医嘱：心电图检查，请为该病人实施操作。

【护理评估】

心电图监测的目的是监测心电图异常的类型，为临床诊断、治疗和护理提供依据。

1. 健康史 病人失眠、乏力、心悸1周，既往身体健康。

2. 身体状况 心悸、间歇脉、心律不齐、有期前收缩，肢体活动正常，安放导联电极部位皮肤完好。

3. 心理社会状况 精神紧张，明确心电图检查的目的，自愿配合操作。

【主要用物】

治疗车上层：心电图机、导联线、电极板地线、备用心电图纸、导电膏、棉签、弯盘、笔、免洗手消毒剂。

治疗车下层：医疗垃圾桶、生活垃圾桶。

【实施操作】

一、操作流程

ER-4-5 心电图检查
（视频）

简要流程	操作要点	图示
护士准备	1. **素质要求**：服装整洁，语言柔和，举止端庄 2. **核对**：两人核对医嘱、执行单	
评估解释	1. **核对解释**：核对病人的床号、姓名及腕带，说明操作目的、配合技巧，以取得配合 2. **评估病人**：身体状况、意识状态、用药情况、局部皮肤情况、心理状态、合作程度	
操作准备	1. **护士**：洗手，戴口罩 2. **用物**：备齐用物，合理放置（图4-17） 3. **环境**：安静整洁，温度光线适宜，适当遮挡 4. **病人** （1）**安静放松**：休息3～5min，平静呼吸，肢体放松，无情绪紧张 （2）**取下干扰物**：取下四肢佩戴的金属饰品、手表、手机等电子设备	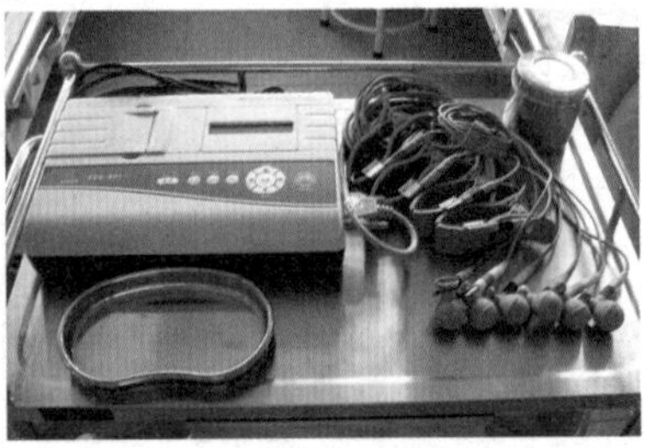 图4-17 心电图检查用物
操作过程	1. **核对**：再次核对床号、姓名及腕带 2. **开机检查**：打开电源，检查心电图机性能 3. **设定标准** （1）**设定标准电压**：调节控制按钮，校对标准电压，一般为1mV=10mm （2）**设定走纸速度**：选择走纸速度，一般为25mm/s（图4-18）	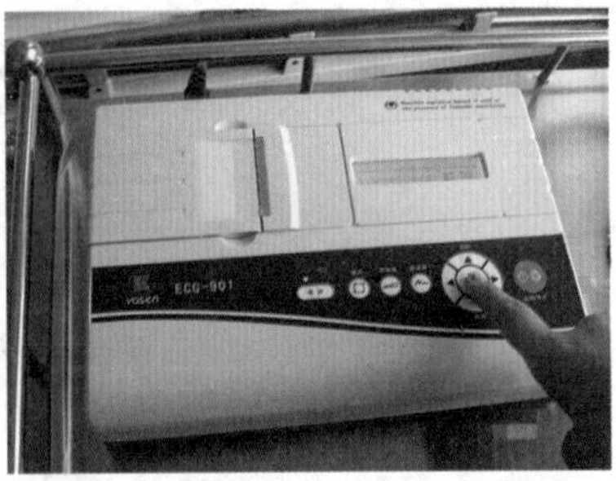 图4-18 设定标准

简要流程	操作要点	图示
操作过程	**4.安置病人**：协助病人取平卧位 **5.连接肢体导联** （1）**暴露四肢**：协助病人暴露四肢末端 （2）**涂导电膏**：在病人双侧腕关节屈侧上方 3cm 处和双侧内踝上方 7cm 处涂抹导电膏 （3）**连接导联**：红色导联电极连接右上肢，黄色导联电极连接左上肢，绿色导联电极连接左下肢，黑色导联电极连接右下肢（图 4-19）	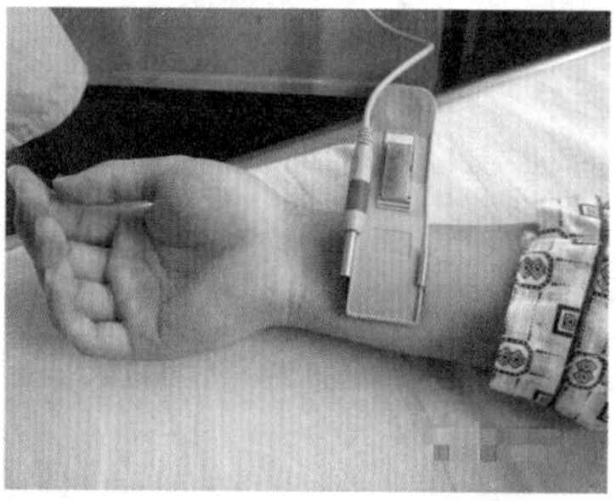 图 4-19a　连接肢体导联（右上肢） 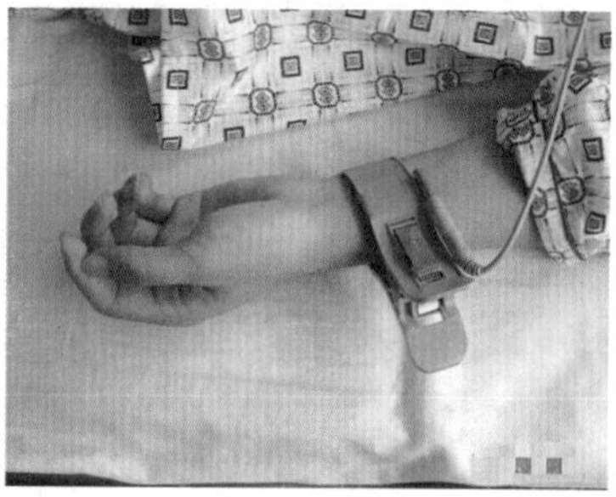 图 4-19b　连接肢体导联（左上肢） 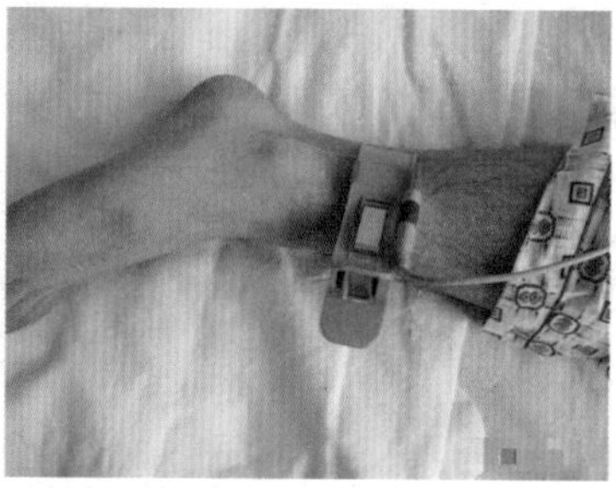 图 4-19c　连接肢体导联（左下肢） 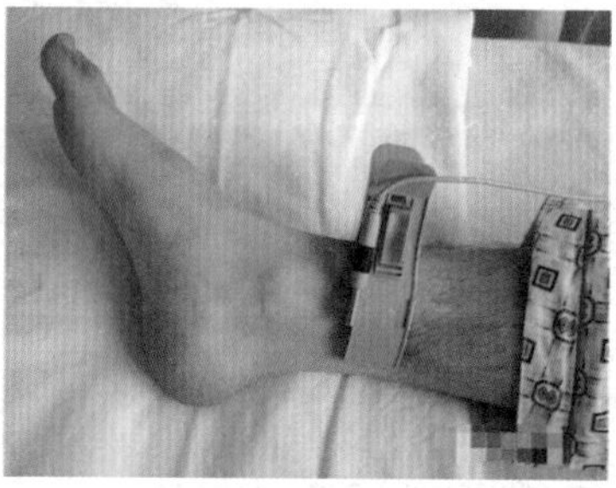 图 4-19d　连接肢体导联（右下肢）

简要流程	操作要点	图示
操作过程	**6. 连接胸导联** **（1）暴露胸部：**协助病人解开上衣扣子，暴露胸部（图4-20） **（2）涂导电膏：**在病人胸部涂抹导电膏，取6个胸导联球形吸杯电极，V_1～V_6分别为红、黄、绿、棕、黑、紫 **（3）连接导联：**V_1放在胸骨右缘第4肋间，V_2放在胸骨左缘第4肋间，V_3放在V_2与V_4连线的中点，V_4放在左锁骨中线与第5肋间交接处，V_5放在左腋前线与V_4同一水平，V_6放在左腋中线与V_4同一水平（图4-21） **7. 切换导联，描记波形** **（1）常规描记：**启动导联选择按钮，按开始键，依次描记Ⅰ、Ⅱ、Ⅲ、aVR、aVL、aVF、V_1、V_2、V_3、V_4、V_5、V_6等12个导联心电图，每个导联描记3～4个完整的心动周期（图4-22） **（2）特殊导联：**可根据需要加做特殊导联 **8. 取下导联：**描记完毕按停止键，轻轻取下电极并擦净皮肤，为病人扣好衣服（图4-23）	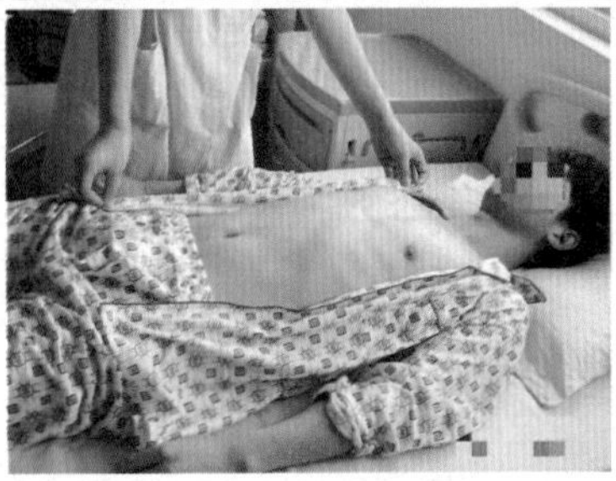 图4-20 暴露胸部 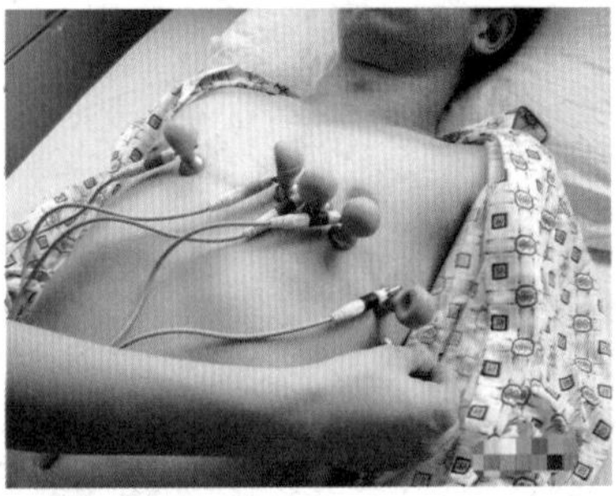 图4-21 连接胸导联 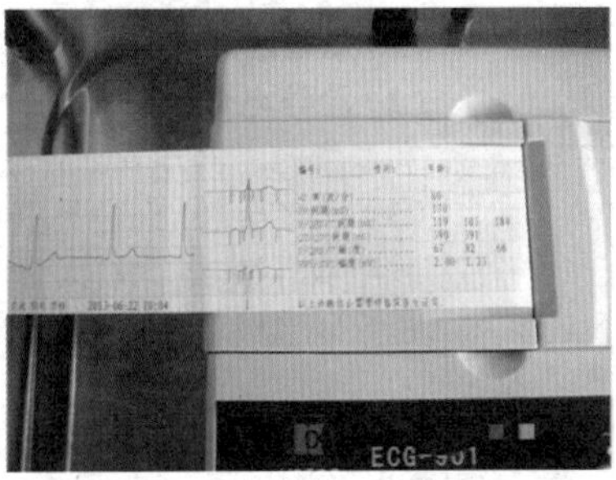 图4-22 描记波形 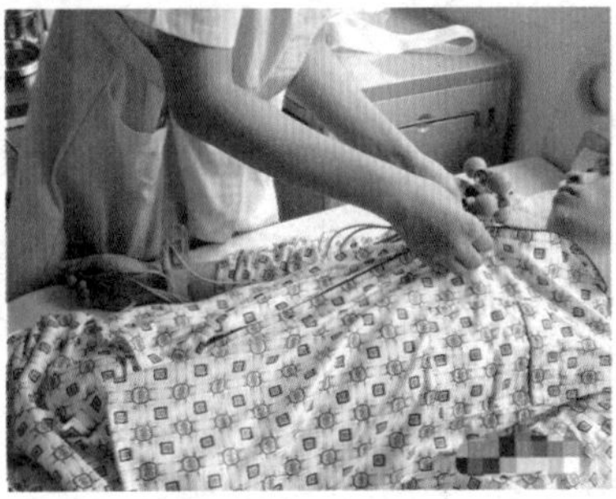 图4-23 整理
操作后	**1. 整理：**协助病人取舒适体位，整理床单位 **2. 用物处理：**切断电源，整理导联线，并分类整理用物 **3. 洗手，摘口罩** **4. 记录：**取下心电图纸，标记导联、病人姓名、年龄、性别、描记日期时间等	

二、简要流程图

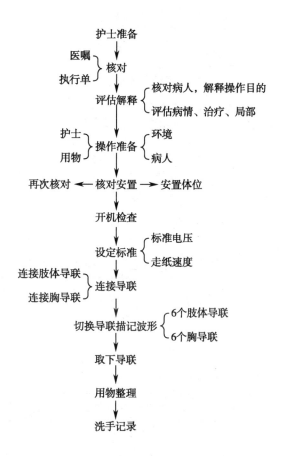

三、注意事项

1. 严格执行查对制度。

2. 避免干扰因素

（1）检查床规格：心电图检查床宽度应大于80cm，避免因肢体紧张所致的肌电干扰。

（2）导电剂：尽量不要使用生理盐水、75%乙醇或自来水代替导电膏，以免引起基线不稳。

（3）排除干扰：检查前应指导病人取下四肢佩戴的手表、金属饰品及手机等电子设备以排除干扰。

3. 乳房下垂女病人胸导联电极安放位置：乳房下垂者应托起乳房，将 V_4、V_5、V_5 导联电极安放在乳房下面的胸壁上，而不应安置在乳房上。

4. 检查结果告知病人，并给予合理解释。

四、健康宣教

1. 解释目的及注意事项　向病人解释心电图检查的目的和注意事项，指导病人检查前安静休息。

2. 心电图检查指导　指导病人检查中平静呼吸、全身放松、肢体勿用力。

3. 心理指导 告知病人心电图检查是无创性检查不必紧张,并针对病人的心理状态进行针对性的心理指导。

【操作测评】

心电图检查操作评分标准

项目		项目总分	操作考核要点	标准分数	得分	备注
评估	病人情况	6	1. 核对病人床号、姓名及腕带正确,解释操作目的和配合技巧准确	3		
			2. 评估病人身体状况、意识状况、用药情况、安放导联电极部位皮肤、心理状态、合作程度,内容全面	3		
计划	护士准备	3	1. 服装整洁,仪表语言合适	1		
			2. 核对医嘱、执行单正确	1		
			3. 洗手、戴口罩正确	1		
	用物准备	2	用物准备齐全,心电图机性能完好	2		
	环境准备	2	安静、整洁、温度适宜,光线自然	2		
	病人准备	2	1. 安静放松,无情绪紧张	1		
			2. 取下身上干扰物	1		
实施	核对安置	4	1. 再次核对床号、姓名及腕带正确	2		
			2. 协助病人取平卧位	2		
	开机检查	4	开机,监测心电图机性能方法正确	4		
	选择标准	8	1. 设定标准电压正确	4		
			2. 设定走纸速度正确	4		
	连接导联	24	1. 暴露部位、涂导电膏正确	4		
			2. 肢体导联电极连接正确	8		
			3. 胸导联电极安放位置准确	12		
	切换导联描记波形	20	1. 12个导联切换顺序正确	12		
			2. 每个导联描记3~4个心动周期	3		
			3. 基线平稳	3		
			4. 根据需要加做特殊导联	2		
	整理	10	1. 取下电极方法正确,擦净病人皮肤,卧位舒适、床单位整洁	4		
			2. 心电图机整理恰当	2		
			3. 洗手、摘口罩正确	2		
			4. 记录及时、准确	2		
评价	操作质量	8	1. 动作轻巧、稳重、准确、安全	5		
			2. 沟通有效	3		
	操作时间	3	操作时间 <10min	3		
	操作态度	4	态度严谨认真,关爱病人	4		

实训 22　末梢血糖监测

【导入情景】

　　王某,男,45 岁,机关干部。因多饮、多食、多尿 1 年入院。1 年前无明显原因出现口渴,每日饮水约 4000ml,每餐食米饭 300g 仍无饱腹感,每日排尿 10 余次。诉既往身体健康,喜饮酒及荤食。体格检查:T 36.2℃,P 72 次 /min,R 20 次 /min,BP 135/85mmHg,肥胖体态。化验:尿糖(++),空腹血糖 9.2mmol/L。入院诊断:2 型糖尿病。入院后降糖药口服治疗已 3d,医嘱查空腹末梢血糖,请为该病人实施操作。

【护理评估】

　　末梢血糖监测的目的是监测病人的血糖变化,了解血糖控制效果,为治疗和护理提供依据。

　　1. 健康史　病人多饮、多食、多尿 1 年,喜饮酒及荤食,入院血糖 9.2mmol/L,口服降糖药 3d。

　　2. 身体状况　病人多饮、多食、多尿、头晕、肥胖,采血部位(无名指指尖)皮肤完好。

　　3. 心理社会状况　病人意识清楚,情绪平稳,对操作目的明确,配合操作。

【主要用物】

　　治疗车上层:治疗盘、弯盘、75% 乙醇、棉签、血糖仪、血糖试纸、采血笔、采血针、记录单、笔、免洗手消毒剂。

　　治疗车下层:医疗垃圾桶、生活垃圾桶、锐器盒。

【实施操作】

ER-4-6　末梢血糖监测（视频）

一、操作流程

简要流程	操作要点	图示
护士准备	1. 素质要求:服装整洁,语言柔和,举止端庄 2. 核对:两人核对医嘱、执行单	
评估解释	1. 核对解释:核对病人床号、姓名、腕带;解释操作目的、配合技巧,取得合作 2. 评估病人:身体状况、意识状态、血糖水平、应用降糖药情况、采血部位皮肤情况,心理状态、合作程度	
操作准备	1. 护士:洗手,戴口罩 2. 用物:备齐用物,合理放置(图4-24) 3. 环境:安静、整洁,温度适宜,光线自然,酌情遮挡 4. 病人:空腹(或按要求进食),安静休息	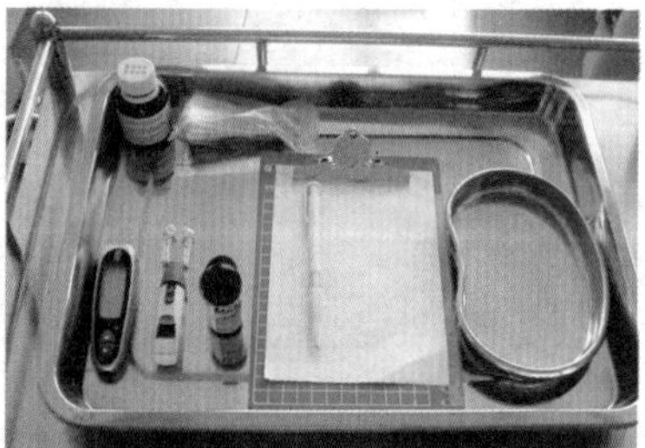 图 4-24　血糖监测用物

续表

简要流程	操作要点	图示
操作过程	**1. 核对**：再次核对床号、姓名及腕带 **2. 安置病人** （1）协助病人取平卧位 （2）选择并暴露采血部位（无名指指尖） **3. 开机，调校试纸代码** **（1）开机查看**：打开血糖仪、查看试纸瓶签的代码，将试纸插入血糖仪 **（2）调校代码（图 4-25）**：调校血糖仪中的试纸代码与试纸瓶签代码一致 **4. 消毒皮肤（图 4-26）**：消毒采血部位皮肤，待干 **5. 采血** （1）将采血针安装于采血笔上并调整针刺深度（或用超微采血针）针刺采血（图 4-27） （2）将血滴轻触试纸顶端（图 4-28），放平稳血糖仪 （3）采血点棉签按压止血	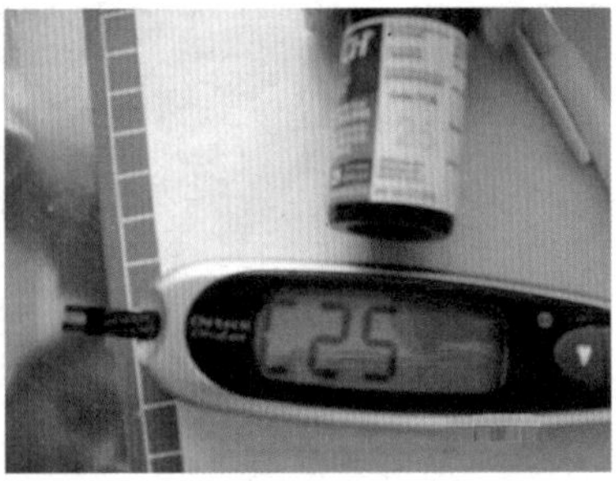 图 4-25 调校试纸代码 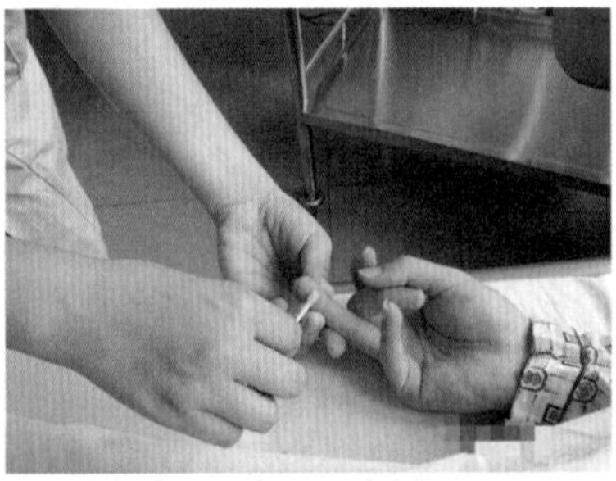 图 4-26 消毒 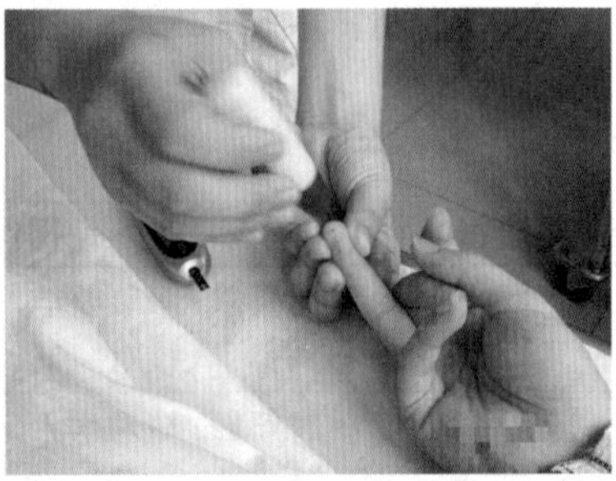 图 4-27 采血 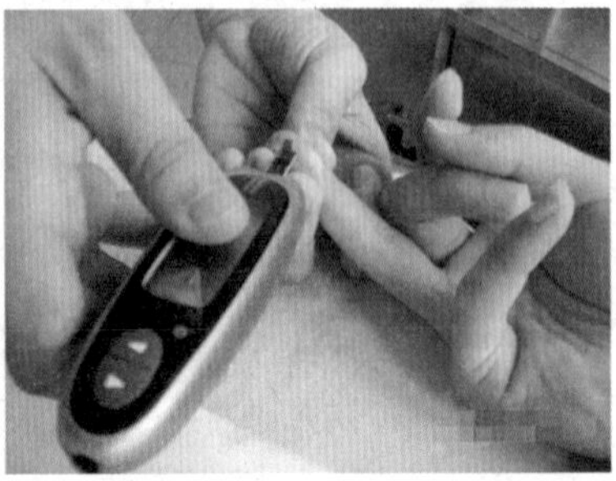 图 4-28 血触试纸

简要流程	操作要点	图示
操作过程	**6. 读取结果**：5s 后读取结果，并酌情告知病人（图 4-29）	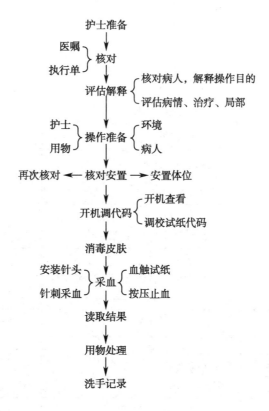 图 4-29　读取结果
操作后	**1. 整理**：协助病人取舒适体位，整理床单位 **2. 用物处理**：分类处理 **3. 洗手，摘口罩** **4. 记录**：记录血糖结果	

二、简要流程图

```
                        护士准备
                          ↓
            医嘱 ⎫      核对
            执行单⎭       ↓
                      评估解释 ⎧ 核对病人，解释操作目的
                             ⎩ 评估病情、治疗、局部
            护士 ⎫     操作准备 ⎧ 环境
            用物 ⎭            ⎩ 病人
                          ↓
      再次核对 ← 核对安置 → 安置体位
                          ↓
                     开机调代码 ⎧ 开机查看
                              ⎩ 调校试纸代码
                          ↓
                       消毒皮肤
      安装针头 ⎫      采血 ⎧ 血触试纸
      针刺采血 ⎭          ⎩ 按压止血
                          ↓
                       读取结果
                          ↓
                       用物处理
                          ↓
                       洗手记录
```

三、注意事项

1. 严格执行查对制度及无菌操作原则。
2. 确保试纸代码和血糖仪代码一致，并在有效期内。
3. 采血量要准确，不能少于 0.05ml。

4．采血时间准确，根据要求严格掌握采血时间，如空腹、餐后 1h、餐后 2h、随机血糖等。

5．监测结果酌情告知病人，并给予合理解释和指导。

四、健康宣教

1．**解释目的及注意事项** 向病人解释末梢血糖监测的目的和注意事项。

2．**血糖监测指导** 指导病人测量前空腹或按化验要求进食；教会病人正确应用血糖仪进行自我末梢血糖监测的操作；根据病人的血糖结果，给予适当的饮食、运动指导。

3．**心理指导** 根据病人心理状态和情绪反应，针对性给予心理指导。

【操作测评】

末梢血糖监测操作评分标准

项目		项目总分	操作要点	标准分数	得分	备注
评估	病人情况	6	1．核对床号、姓名、腕带正确，解释操作目的、配合技巧准确	3		
			2．评估病人身体状况、血糖水平、用药、采血部位、意识状态、心理状态、合作程度，内容全面	3		
计划	护士准备	3	1．服装整洁，仪表语言合适 2．核对医嘱、执行单正确 3．洗手、戴口罩正确	1 1 1		
	用物准备	2	用物准备齐全，准确	2		
	环境准备	2	安静整洁，温度、光线适宜	2		
	病人准备	2	空腹或按要求进食	2		
实施	再次核对	5	再次核对床号、姓名、腕带正确	5		
	安置病人	10	1．病人体位舒适 2．选择采血部位正确	4 6		
	开机调代码	10	1．开血糖仪、插入试纸方法正确 2．血糖仪中的试纸代码与试纸瓶签一致	5 5		
	消毒	10	消毒部位、方法正确	8		
	采血	15	1．采血方法正确，一次成功 2．采血量充足 3．按压至不出血	5 5 5		
	读取结果	10	读取方法正确，数值准确	10		
	整理	10	1．卧位舒适、床单位整洁 2．用物处理恰当 3．洗手、摘口罩正确 4．记录及时、准确	2 3 2 3		

续表

项目		项目总分	操作要点	标准分数	得分	备注
评价	操作质量	8	1. 动作轻巧、稳重、准确、安全 2. 沟通有效	5 3		
	操作时间	3	操作时间 <5min	3		
	操作态度	4	态度严谨认真,关爱病人	2		

实训 23　床边心电监护与血氧饱和度监测

【导入情景】

　　蒋某,女,45 岁,农民。因心悸、气短 15 年,加重伴下肢水肿 3d 入院。15 年前劳累、受凉后出现胸闷、心悸、气短,诊断为"风湿性心脏瓣膜病"。近 5 年症状加重,轻体力活动即感不适,夜间常出现呼吸困难,坐起可缓解。3d 前感冒后心悸、气短加重不能平卧,并双下肢水肿。查体:T 38.7℃,P 82 次 /min,R 28 次 /min,BP 120/80mmHg。意识清楚,面颊及口唇发绀,半坐卧位,听诊双肺底湿啰音,心率 82 次 /min,心律不齐,心尖部舒张期隆隆样杂音,双下肢踝部及胫前凹陷性水肿。入院诊断:风湿性心脏瓣膜病,慢性心力衰竭。医嘱为持续心电监护和血氧饱和度监测,请为该病人实施。

【护理评估】

　　心电监护和血氧饱和度监测的目的是监测病人的心电图变化及血氧饱和度情况,为诊断、治疗和护理提供依据。

　　1. 健康史　病人既往有风湿性心瓣膜病病史,断续治疗。

　　2. 身体状况　心悸,发绀,下肢水肿,肢体活动正常,指端末梢循环好,胸前安放电极部位皮肤完好。

　　3. 心理社会支持状况　病人意识清楚、情绪较低落,明确操作目的,自愿配合操作。

【主要用物】

　　治疗车上层:治疗盘、多功能心电监护仪及监测模块、导联线、电极片、75% 乙醇棉球、纱布、弯盘、记录单、笔、免洗手消毒剂、

　　治疗车下层:医疗垃圾桶、生活垃圾桶。

【实施操作】

一、操作流程

ER-4-7　床边心电监护与
血氧饱和度监测(视频)

简要流程	操作要点	图示
护士准备	1. 素质要求:服装鞋帽整洁,语言柔和,举止端庄 2. 核对:两人核对医嘱及执行单	
评估解释	1. 核对解释:核对床号、姓名、腕带,说明操作目的、配合技巧 2. 评估病人:身体状况、意识状态、用药情况、吸氧流量、指端末梢循环、胸前皮肤情况、心理状态、合作程度	

简要流程	操作要点	图示
操作准备	**1. 护士:**洗手,戴口罩 **2. 用物:**备齐用物,监护仪性能良好(图4-30) **3. 环境:**安静整洁,温度适宜,光线适宜,无电磁干扰,适当遮挡 **4. 病人:**安静休息,平静呼吸,肢体放松,无情绪紧张,平卧位	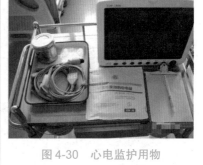 图 4-30 心电监护用物
操作过程	**1. 核对:**再次核对床号、姓名、腕带 **2. 开机预检** **(1)开机:**监护仪放置床头桌上,接通电源,开机预热 **(2)预检:**检查监护仪性能 **3. 连接导联和插件** (1)连接心电导联线于主机,连接电极片于导联线上 (2)连接血氧饱和度插件于主机(图4-31) **4. 安放电极片、血氧传感器** **(1)暴露清洁皮肤:**暴露胸部,75% 乙醇棉球清洁安放电极片部位皮肤 **(2)安放电极片:**正确安放电极片,保证电极与皮肤紧密接触(图4-32) 右上(RA):右锁骨中线第1肋间 右下(RL):右锁骨中线剑突水平处 左上(LA):左锁骨中线第1肋间 左下(LL):左锁骨中线剑突水平处 胸导(C):胸骨左缘第4肋间 **(3)整理衣被:**及时扣好衣服、整理盖被 **(4)安放血氧传感器:**清洁病人中指指端皮肤及指甲,将血氧饱和度传感器夹在中指末端,保证接触良好(图4-33)	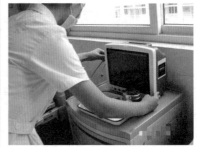 图 4-31 连接导联插件 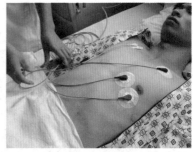 图 4-32 安放电极片 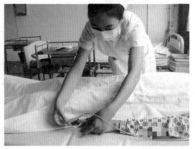 图 4-33 安放血氧传感器

续表

简要流程	操作要点	图示
操作过程	**5. 调节波形** （1）**输入**：输入病人一般资料 （2）**调节波形**：选择 P 波清晰的 II 导联，波幅设定为 1mV **6. 设定报警参数**：打开报警系统，逐项设定心率、血氧饱和度及心电各波形报警参数（图 4-34） **7. 观察指导**：观察各项监测数值，指导病人监护期间注意事项 **8. 洗手记录**：记录各项监测数值 **9. 停止监护** （1）**查对解释**：查对停止监护医嘱，向病人说明，取得合作 （2）**关机**：取下血氧饱和度传感器，除去病人胸前电极片并用纱布清洁皮肤，关监护仪开关，切断电源（图 4-35）	图 4-34 设定报警参数 图 4-35 停止监护
操作后	**1. 整理床单位**：协助病人穿衣，取舒适体位，整理床单位（图 4-36） **2. 整理监护仪**：从主机上拔下导联线，清洁监护仪，分类整理用物 **3. 洗手，摘口罩** **4. 记录**：记录停止监护时数值及时间	图 4-36 整理床单位

二、简要流程图

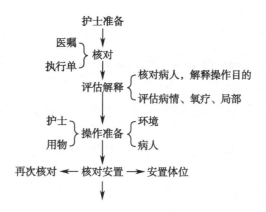

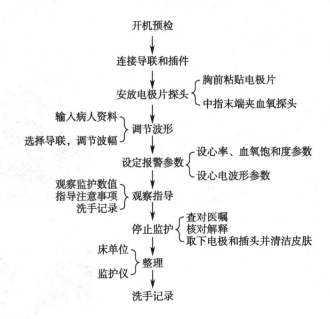

开机预检

连接导联和插件

安放电极片探头 { 胸前粘贴电极片 / 中指末端夹血氧探头

输入病人资料 / 选择导联，调节波幅 } 调节波形

设定报警参数 { 设心率、血氧饱和度参数 / 设心电波形参数

观察监护数值 / 指导注意事项 / 洗手记录 } 观察指导

停止监护 { 查对医嘱 / 核对解释 / 取下电极和插头并清洁皮肤

床单位 / 监护仪 } 整理

洗手记录

三、注意事项

1. 严格执行查对制度。

2. 观察内容

（1）密切观察各项监测项目并做好记录，发现异常及时报告医生。

（2）观察粘贴电极片部位皮肤情况，定时更换电极片，如有异常及时处理。

（3）观察病人末梢循环情况，定时更换传感器位置，防止压伤皮肤。

3. 设置处理报警　正确设置各项报警参数，不能关闭报警声音，及时处理报警。

4. 正确安放电极片　电极片位置应避开伤口、起搏器、电除颤的位置，防止电极片移位或脱落。

5. 注意影响血氧饱和度监测结果的因素　休克、体温过低、使用血管活性药物及贫血等可影响监测结果；周围环境光照太强、电磁干扰及涂抹指甲油等也可影响监测结果。

6. 告知与指导　监测数值告知病人，并给予合理解释和指导。

四、健康宣教

1. 解释目的及注意事项　向病人解释心电监护和血氧饱和度监测的目的和注意事项，指导病人安静休息，避免紧张。

2. 心电监护指导

（1）预防脱落：告知病人不要随意摘取血氧饱和传感器，不要自行移动或取下电极片，更换体位时防止血氧饱和传感器及电极片脱落。

（2）局部皮肤异常处理：告知病人如粘贴电极片部位皮肤出现瘙痒、疼痛，勿抓挠，及时告诉护士处理。

（3）避免干扰：告知病人及家属不要在监护仪旁使用手机等电子设备，以免影响监护效果。

3. 心理指导　针对病人的心理状态进行针对性的心理指导。

【操作测评】

床边心电监护及血氧饱和度监测操作评分标准

项目		项目总分	操作考核要点	标准分数	得分	备注
自身准备		6	（1）服装整洁，仪表、举止、语言、态度合适	3		
			（2）核对医嘱、执行单正确	3		
评估	病人情况	6	1. 核对床号、姓名、腕带正确，解释操作目的、配合技巧准确	3		
			2. 评估病人的身体状况、意识状况、治疗用药、吸氧流量、指端末梢循环、胸前皮肤情况，心理状态、合作程度，内容全面	3		
计划	护士准备	3	1. 服装整洁，仪表语言合适	1		
			2. 核对医嘱、执行单正确	1		
			3. 洗手、戴口罩正确	1		
	用物准备	2	用物准备齐全，监护仪性能完好	2		
	环境准备	2	1. 安静整洁、温度、光线适宜	1		
			2. 无电磁干扰	1		
	病人准备	2	1. 安静放松，无情绪紧张	1		
			2. 平卧位	1		
实施	再次核对	3	核对床号、姓名、腕带正确	3		
	开机预检	4	1. 开机方法正确	2		
			2. 检查并口述监护仪性能完好	2		
	连接导联线和插件	8	1. 心电导联线、电极片连接正确	4		
			2. 血氧饱和度插件连接正确	4		
	安放电极片、血氧传感器	20	1. 胸前电极片安放位置正确，与皮肤接触紧密	15		
			2. 血氧饱和度传感器安放位置正确，与指端接触好	5		
	调节波形波幅	5	1. 输入病人资料完整正确	3		
			2. 调节导联、波幅正确	2		
	设定报警	3	设定各项监测醒目报警界限正确	3		
	观察指导	6	1. 观察记录监测项目及时、正确	3		
			2. 告知注意事项全面	3		
	停止监护	7	1. 查对医嘱、解释正确	2		
			2. 取下血氧传感器和电极片、清洁皮肤方法正确	3		
			3. 关机、切断电源方法正确	2		
	整理	8	1. 协助病人穿衣，整理床单位	2		
			2. 整理监护仪、用物正确	2		
			3. 洗手、摘口罩正确	2		
			4. 记录及时、准确	2		
评价	操作质量	8	1. 动作轻巧、稳重、准确、安全	5		
			2. 沟通有效	3		
	操作时间	3	操作时间 <10min	3		
	操作态度	4	态度严谨认真，关爱病人	2		

情景考核一

吴某，男，68 岁，退休工人。受凉后咳嗽、痰黏稠不易咳出、心悸气短、发热。有慢性阻塞性肺疾病 30 年。体检：T 39℃，P 110 次 /min，R 28 次 /min，BP 120/90mmHg。意识清楚，口唇发绀，半坐位，桶状胸，肺部叩诊过清音，双肺听诊散在湿啰音伴哮鸣音。动脉血气分析 PaO_2 55mmHg，$PaCO_2$ 65mmHg。入院诊断：慢性阻塞性肺疾病（急性加重期）；Ⅱ型呼吸衰竭。医嘱：持续低流量吸氧，心电监护及血氧饱和度监测。

ER-4-8　情景考核一（文档）

1. 目前病人存在的主要护理诊断 / 问题有哪些？
2. 结合病人的首优护理问题，提出相应的护理措施。
3. 考核项目：生命体征测量、床边心电监护及血氧饱和度监测。

情景考核二

沈某，男，59 岁，某公司经理。因头痛、头晕 6h 入院。有类似发作史 1 年余。5 年前发现"高血压"，血压 170/95mmHg，断续服药，用过"硝苯地平、卡托普利"等，经常更换药物，剂量亦随意调整。有烟酒嗜好，喜欢肉食。体格检查：T 36.8℃，P 96 次 /min，R 20 次 /min，BP 180/100mmHg。神志清，体态肥胖。两肺无异常，心浊音界向左下移位，心尖搏动在第 6 肋间左锁骨中线外 1cm，心音强，心尖区可闻及 3/6 级收缩期杂音。腹部无异常，肌力、肌张力正常，神经系统检查无异常。血糖 7.5mmol/L，血胆固醇 8.0mmol/L。入院诊断：原发性高血压（3 级）、2 型糖尿病、高脂血症。医嘱：心电图检查，末梢血糖监测。

ER-4-9　情景考核二（文档）

1. 目前病人存在的主要护理诊断 / 问题有哪些？
2. 结合病人的首优护理问题，提出相应的护理措施。
3. 考核项目：护理体检、心电图检查、末梢血糖监测。

第五章

给药治疗与护理技能

ER-5-1 给药治疗与护理技能1(课件)

ER-5-2 给药治疗与护理技能2(课件)

学习目标

1. 掌握皮内注射、皮下注射、肌内注射、静脉注射(微量注射泵)、静脉血标本采集、密闭式周围静脉输液(头皮针静脉输液法)、密闭式间接静脉输血、雾化吸入、青霉素皮试液配制的操作目的、要点和注意事项。

2. 熟悉操作相关的护理评估、健康宣教、新拓展;熟悉输液泵输液法、外周静脉留置针输液法。

3. 严格遵守无菌操作原则和查对制度,杜绝感染和差错事故的发生。

4. 具有严谨的工作态度,慎独精神;关爱病人,具备良好的沟通应变能力、评判性思维能力和团队合作意识。

实训 24 皮 内 注 射

【导入情景】

王某,女,68 岁。主诉胸闷、胸痛、乏力,胸痛以右侧为主。2d 前外出受凉后出现发热,体温达 39℃左右,伴咳嗽、咳少量黄痰,痰液黏稠,不易咳出,自服"银翘解毒片"等治疗,效果差,来我院就诊。胸片示双下肺感染,右侧明显,右下结节影,诊断为肺炎,收治入院。医嘱:生理盐水 250ml+ 氟氯西林 2.0 ivdrip,青霉素皮肤试验,st.。

【护理评估】

皮内注射(ID)的目的是进行药物过敏试验、预防接种及局部麻醉的前驱步骤。本案例是注射青霉素类药物治疗前做青霉素皮肤过敏试验。

1. **健康史** 评估病人青霉素用药史、过敏史及家族过敏史。王某既往无重大疾病。

2. **身体状况** 病人双下肺感染,对青霉素皮肤过敏试验意义明确;注

ER-5-3 皮肤组织结构图(图片)

射部位无感染、硬结、瘢痕、出血点，未做治疗，可以皮试。

3. **心理社会状况**　病人神志清楚，情绪低落，能配合治疗。

【**主要用物**】

治疗车上层有注射盘（内备 75% 乙醇、无菌棉签）、1ml 注射器、青霉素皮试液（200～500U/ml）。另备无菌盘、0.1% 盐酸肾上腺素 1 支、2ml 注射器。注射盘外有执行单、医嘱单、弯盘、免洗手消毒剂。

治疗车下层有医疗垃圾桶、生活垃圾桶、锐器盒。

【**实施操作**】

ER-5-4　询问三史（音频）

ER-5-5　皮内注射过程（视频）

ER-5-6　交代注意事项（音频）

一、操作流程

简要流程	操作要点	图示
护士准备	1. **素质要求**：服装鞋帽整洁，举止端庄，语言流畅，态度和蔼 2. **核对**：两人核对医嘱单和执行单，签名	
评估解释	1. **核对解释**：核对病人信息、床尾卡、腕带，解释注射目的、作用、操作过程及可能出现的不适，取得合作 2. **评估病人**：病情、意识状态、心理状况、对用药的认知合作程度；用药史、药物过敏史及家族史，无空腹感；局部皮肤清洁完整，可以注射	
操作准备	1. **护士**：洗手，戴口罩 2. **用物**：备齐用物，放置合理（图 5-1、图 5-2） 3. **环境**：环境安静、整洁、光线适宜，备好休克病人抢救的设备 4. **病人**：知情同意，可以配合，已进餐	图 5-1　皮试用物 图 5-2　皮试液置于无菌盘

简要流程	操作要点	图示
操作过程	**1. 核对**：核对病人信息、执行单与药物，再次确定病人无青霉素过敏史，取得合作 **2. 安置病人** （1）体位：卧位舒适 （2）定位：前臂掌侧中下内侧 **3. 消毒皮肤**：75% 乙醇常规消毒局部皮肤（图 5-3），待干 **4. 注射** **（1）进针**：操作中查对，调整针尖斜面与刻度在同侧，再次排空气至整刻度；左手绷紧局部皮肤，右手持注射器，示指固定针栓，针尖斜面向上，与皮肤成 5°角刺入皮内（图 5-4） **（2）固定、推药**：待针尖斜面完全进入皮内后，放平注射器，左手拇指固定针栓，右手轻推注药液 0.1ml，使局部隆起呈半球状皮丘，皮肤发白，毛孔变大（图 5-5） **（3）拔针**：注射完毕，右手迅速拔出针头（图 5-6），切勿按揉针眼 **5. 核对、观察**：再次核对床号、姓名、药名及用法，看表计时；观察询问病人感觉，交代注意事项（嘱病人休息 20min；期间不做较剧烈活动，不离开病室，勿按揉或压迫局部；若有呼吸困难、出冷汗、头晕等不适及时告知护士；计时 20min 后观察局部反应）	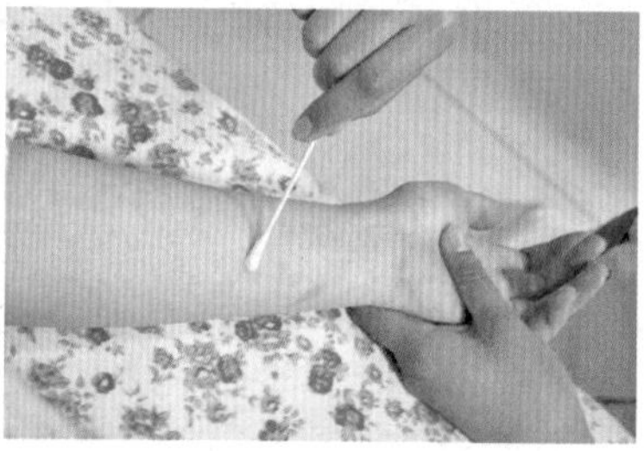 图 5-3　消毒注射部位 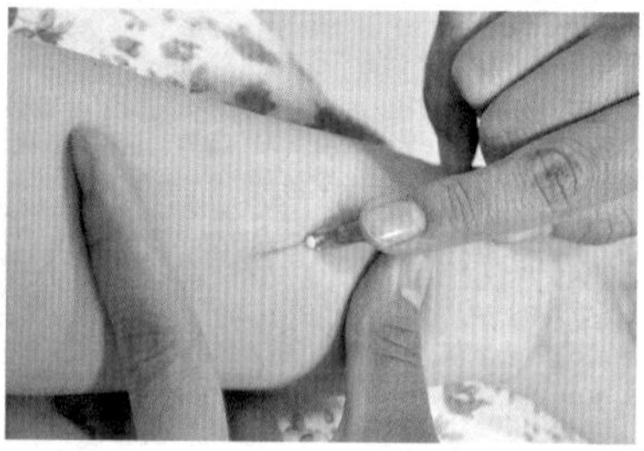 图 5-4　进针手法 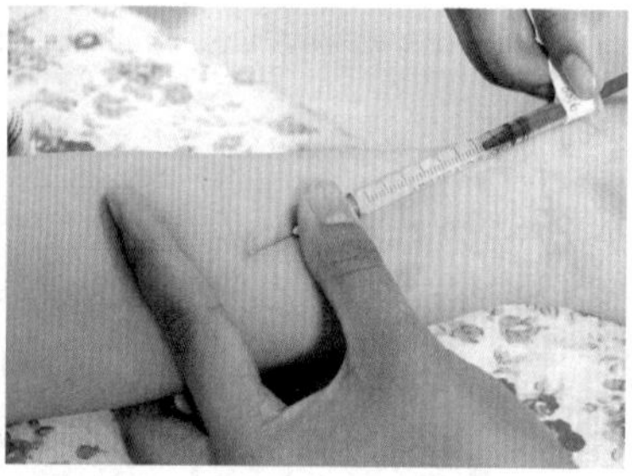 图 5-5　固定、推药 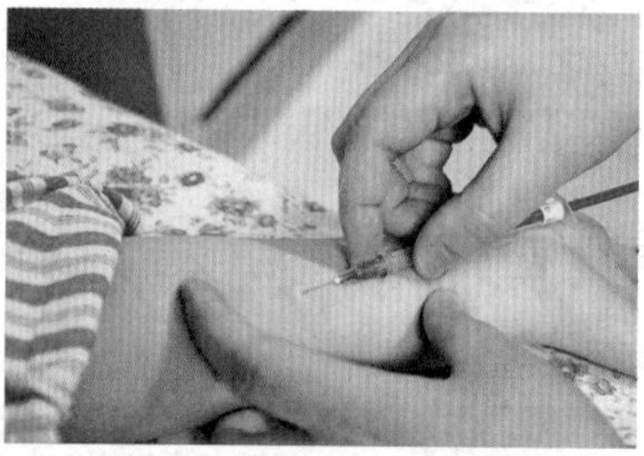 图 5-6　拔针手法
操作后	**1. 整理**：协助病人取舒适卧位，整理床单位 **2. 用物处理**：针头放入锐器盒，空筒及医用垃圾弃于医疗垃圾桶内，其他置入生活垃圾桶 **3. 洗手、摘口罩、记录** **4. 判断结果**：20min 后由 2 名护士观察局部皮肤变化情况，判断皮试结果，做好记录，并告知病人	

二、简要操作流程图

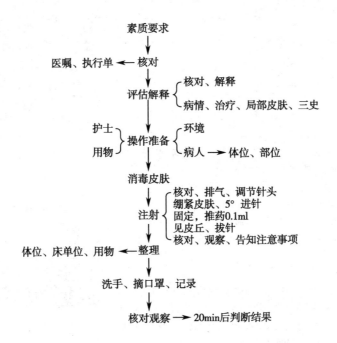

三、注意事项

1. 严格遵循注射原则。

2. 严密注意用药安全

(1) 查询：①药物过敏试验前必须询问病人的"三史"，即用药史、过敏史及家族过敏史。若有青霉素过敏史者，禁止做青霉素过敏试验，及时与医生联系，更换其他药物。②凡初次使用青霉素、停药 3d 以上以及更换青霉素批号者，均需常规做过敏试验。③过敏试验前不宜空腹，防止低血糖反应与过敏症状混淆。④每次注射青霉素类药物前均需询问病人是否做过青霉素过敏试验，且结果为阴性。⑤试验前备好 0.1% 盐酸肾上腺素及注射器，抢救设备处于备用状态。

(2) 观察：皮肤试验后认真判断结果。①阴性：皮丘无改变，周围无红肿，无红晕，无自觉症状。②阳性：局部皮肤红肿硬块，直径大于 1cm，或周围出现伪足，有痒感。全身过敏反应，以血清病型反应多见，偶见过敏性休克。③若结果可疑阳性，可在对侧前臂相应部位皮内注射生理盐水 0.1ml 做对照试验。

(3) 记录：准确记录过敏试验结果，特别对阳性者做好详细记录和红色醒目标记。"青霉素皮试阳性"在病历、床尾卡、一览卡、护理病历及腕带上注明，并及时报告医生，告知病人及其家属。青霉素试验结果阳性者，禁止使用青霉素。

3. 正确进行操作

(1) 皮试液必须现配现用：注射剂量准确。

(2) 忌用含碘消毒剂消毒：以免皮肤着色影响对局部反应的观察或与碘过敏反应相混淆。

(3) 进针角度：不宜超过 5°，以免将药液注入皮下，影响药物作用的效果及反应的观察。

(4) 进针深度：以针尖斜面全部进入皮内为宜。

四、健康宣传

向病人解释青霉素皮试的目的及皮试观察期间的注意事项。如：嘱病人勿离开病室，如有胸闷、气急等不适立即通知护士，20min 后观察结果。嘱病人勿按揉注射部位，以免影响对反应结果的判断。药物过敏试验阳性者在今后就诊时，应主动说明过敏史，并禁止使用各种青霉素制剂。

【操作测评】

皮内注射操作评价标准

项目		项目总分	操作要求	标准分数	得分	备注
评估	病人情况	5	1. 核对、解释合理 2. 病人（病情、身心状态）询问用药史、药物过敏史、家族过敏史；局部皮肤情况）明确	2 3		
计划	护士准备	5	1. 服装、鞋帽整洁 2. 洗手、戴口罩正确 3. 双人核对医嘱、执行单、药物准确	1 2 2		
	用物准备	2	用物准备齐全，放置合理，备抢救物品	2		
	环境准备	2	1. 环境整洁、光线充足 2. 盘、台、车清洁，符合无菌操作要求	1 1		
	病人准备	1	知情同意，进餐未空腹，可配合	1		
实施	核对	5	再次核对，过敏史询问	5		
	安置病人	5	1. 病人体位舒适 2. 注射部位选择正确	2 3		
	消毒	4	消毒皮肤范围、方法正确	4		
	注射	44	1. 针头调整及排气方法正确，不污染 2. 再次核对准确 3. 皮肤绷紧 4. 进针手法、角度、深度适宜 5. 固定针头方法正确 6. 注入 0.1ml 皮丘形成 7. 拔针手法正确，无按压 8. 核对观察 9. 交代注意事项准确	6 2 3 9 3 10 3 4 4		
	整理	12	1. 病人体位舒适，床单位整洁 2. 用物处理恰当 3. 洗手、摘口罩准确 4. 记录准确，及时观察反应（口述） 5. 判断结果正确（口述）	2 3 2 2 3		
评价	操作质量	6	1. 操作熟练、动作连贯 2. 查对到位，操作无污染	3 3		
	操作时间	3	操作时间 <5min	3		
	操作态度	3	态度严谨、认真	3		
	关爱病人	3	关爱病人，治疗性沟通有效	3		

实训 25　皮 下 注 射

【护理评估】

　　皮下注射(H)是用于不宜经口服给药,或要求较口服给药产生作用迅速的小剂量药物注入,如预防接种(如各种菌苗、疫苗)、局部麻醉及胰岛素、肾上腺素、阿托品等药物治疗。本案例注射低分子肝素钠是小剂量药物注射,作用是抗凝治疗。

　　1. 健康史　评估病人病史、用药史,病人患有冠心病,本次胸闷1个多月。

　　2. 身体状况　病人在冠状动脉造影及支架置入术后,遵医嘱使用低分子肝素钠抗凝治疗,手术伤口位于左侧桡动脉,并以弹力绷带加压包扎;选择右上臂注射,局部无感染、瘢痕、硬结、出血点。

　　3. 心理社会状况　病人神志清,能配合,了解病情,理解手术,但是担心支架脱落,不敢活动。

【主要用物】

　　治疗车上层有:注射盘(内备安尔碘、医用棉签、砂轮)、无菌盘、1ml注射器、低分子肝素5000IU/0.4ml。注射盘外有执行单、医嘱单、弯盘、免洗手消毒剂。

　　治疗车下层有:医疗垃圾桶、生活垃圾桶、锐器盒。

ER-5-7　皮下注射过程
(视频)

【实施操作】

一、操作流程

简要流程	操作要点	图示
护士准备	**1. 素质要求**:服装鞋帽整洁,举止端庄,语言流畅,态度和蔼 **2. 核对**:两人核对医嘱单和执行单,签名	
评估解释	**1. 核对解释**:核对病人信息、床尾卡、腕带,解释药物注射目的、操作过程及可能出现的不适,取得合作 **2. 评估病人**:意识状况、心理状态、用药的认知合作程度;用药史及目前用药状况;皮肤情况(有无感染、硬结、瘢痕、出血点)	

简要流程	操作要点	图示
操作准备	**1. 护士**：洗手，戴口罩 **2. 用物**：备齐用物，放置合理（图5-7） **3. 环境**：安静、清洁、光线充足 **4. 病人**：知情同意，可以配合	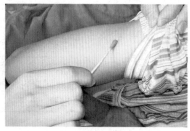 图5-7　皮下注射用物
操作过程	**1. 核对**：核对病人信息、执行单与药物 **2. 环境准备**：环境安静、整洁、光线适宜 **3. 准备药液** （1）**查对标签**：药名、剂量、浓度、有效期 （2）**检查质量**：安瓿无破损、药液无变质 （3）**抽吸药液**：正确抽吸（图5-8），再次核对，置于无菌盘内 **4. 安置病人** （1）**体位**：病人卧位舒适 （2）**定位**：上臂三角肌下缘（图5-9）（或上臂外侧、后背、两侧腹部、股外侧及前侧） **5. 消毒皮肤**：安尔碘常规消毒皮肤2次，待干 **6. 注射** （1）**进针**：取无菌干棉签，再次核对，排尽空气；左手绷紧局部皮肤，右手持针，示指固定针拴，针尖斜面向上与皮肤成30°～40°，快速刺入针梗1/2或2/3（图5-10），过瘦者左手捏起皮肤，右手进针（图5-11） （2）**抽回血、推药**：左手回抽无回血，缓慢均匀注药，观察病人反应	图5-8　抽吸药液 图5-9　体位、定位与消毒 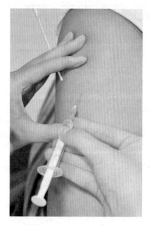 图5-10　一般进针手法

简要流程	操作要点	图示
操作过程	**（3）拔针**：注射毕，迅速拔出针头，以无菌干棉签轻压穿刺点2~3min，至不出血为止（图5-12） **7.核对、观察**：再次核对床号、姓名、药名及用法；观察询问病人感觉	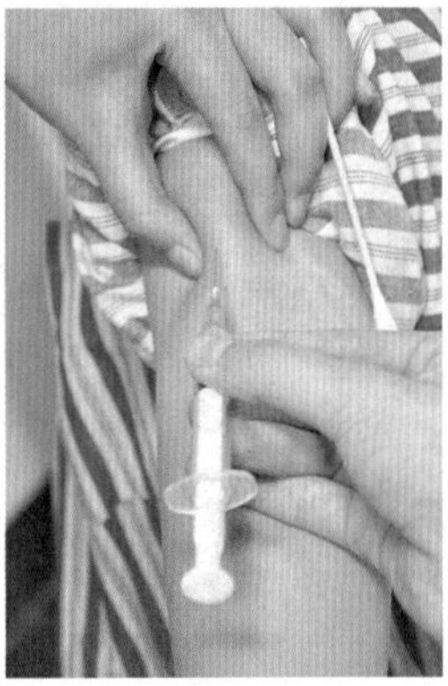 图5-11　过瘦者进针手法 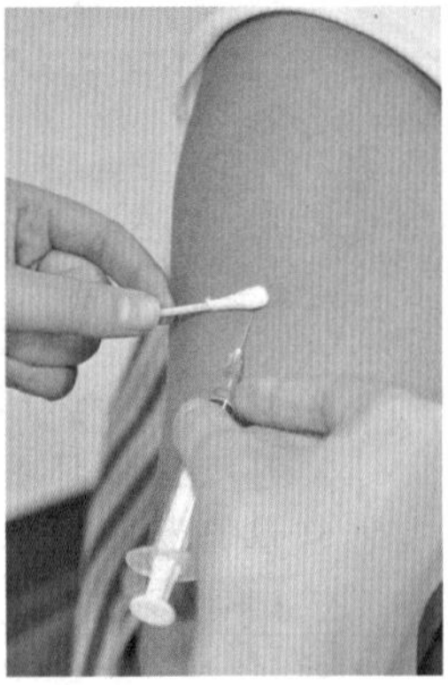 图5-12　拔针手法
操作后	**1.整理**：协助病人取舒适卧位，整理床单位 **2.用物处理**：（同皮内注射） **3.洗手、摘口罩、记录**	

附：胰岛素笔注射法操作流程

简要流程	操作要点	图示
装笔	**1.结合紧密防松脱**：切记只能装入新笔芯；不可将瓶装胰岛素笔（图5-13）装入已用完的注射笔芯中使用（图5-14）	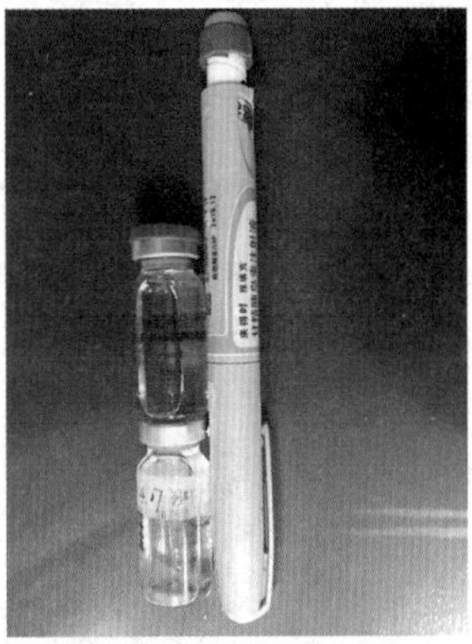 图5-13　胰岛素笔

简要流程	操作要点	图示
装笔	**2. 用胰岛素笔需注意**：选择胰岛素笔注射时，应注意配套使用，且仅供一人专用	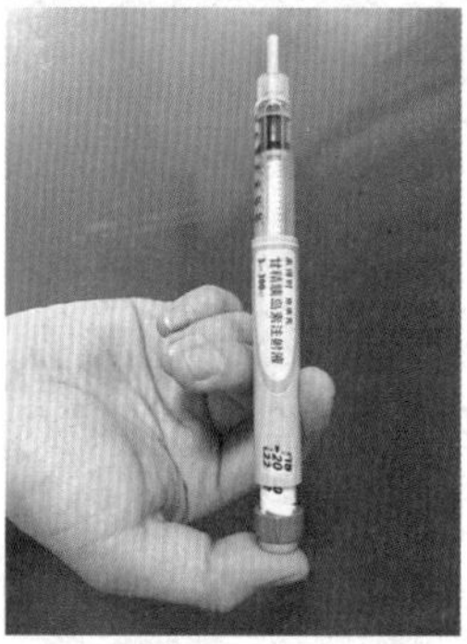 图 5-14　装胰岛素笔
注射	**1. 注射部位**：短效胰岛素注射部位首选腹部，中效胰岛素首选大腿和臀部。为防止脂肪萎缩，应在注射区域内轮换注射部位 **2. 注射前**：用医用酒精棉签消毒橡皮膜。排尽空气，混匀胰岛素混悬液，准确调节剂量 **3. 注射中**：同一般皮下注射（图 5-15、图 5-16、图 5-17），也可将皮肤捏起。注射后针头应在皮下停留至少 6s，确保胰岛素完全进入体内，棉签按压至不出血为止 **4. 注射后**：卸下针头，否则当温度变化时会有药液从针头漏出，同时空气会进入笔芯内形成气泡。若为胰岛素为混悬液，由于针头滴液，可能导致笔芯内剩余药液的胰岛素浓度改变，影响血糖控制	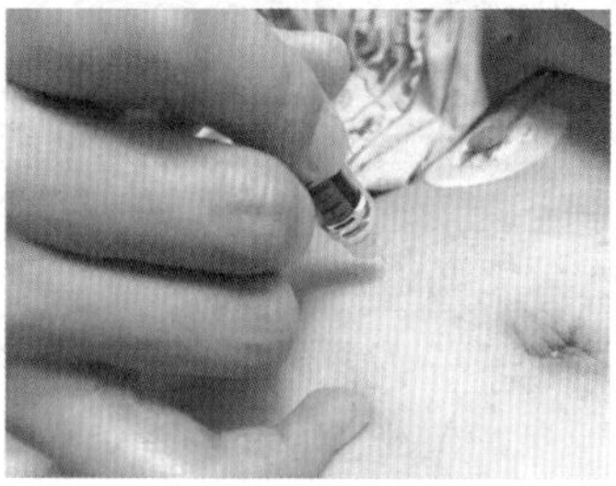 图 5-15　胰岛素笔进针 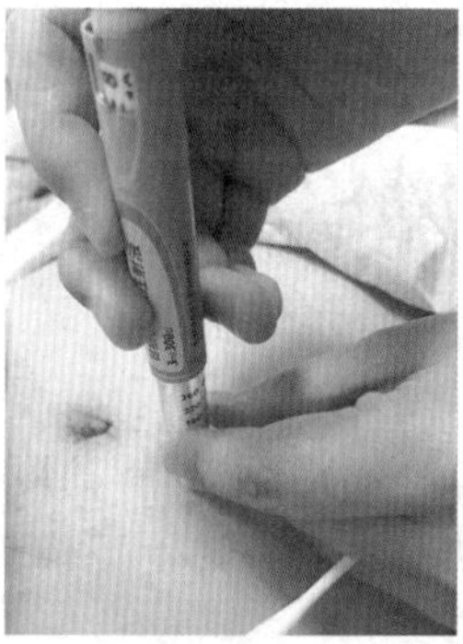 图 5-16　胰岛素笔注药 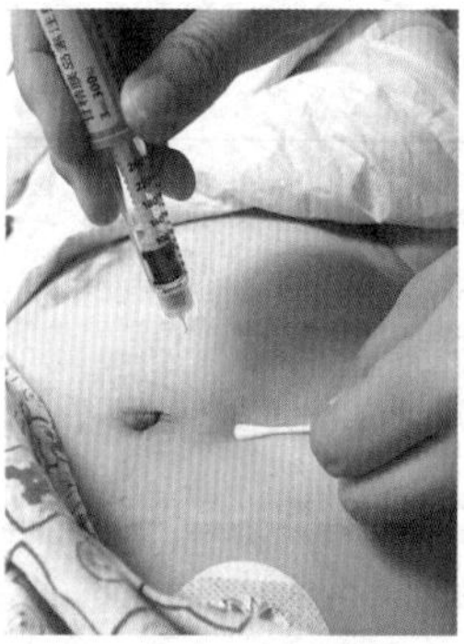 图 5-17　胰岛素笔拔针
存放	胰岛素笔需存放于笔盒中，用棉球蘸取温和清洁剂擦拭	

二、简要操作流程图

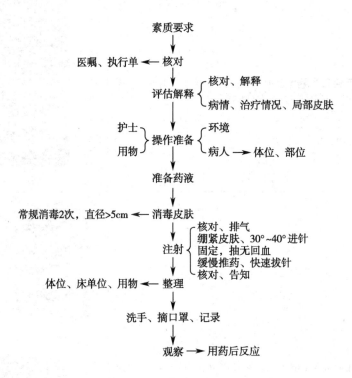

三、注意事项

1. 严格遵守注射原则。

2. 密切注意用药安全

（1）深浅度和进针角度：注意把握准确进针深度、角度（不可超过45°），防止注入肌层，也应防止注射方法不正确造成病人疼痛、血肿、硬结等发生。刺激性强的药物不宜进行皮下注射。

（2）剂量准确：保证药液剂量准确、避免药液浪费。

（3）注射部位：选择合适的注射器及注射部位，长期皮下注射者，有计划地更换注射部位。

3. 体贴关爱 加强与病人的有效沟通（告知病人药物名称及注意事项），取得病人配合。注意保护隐私、保暖及采用无痛技术。

四、健康宣教

1. 解释目的及注意事项 向病人解释药物应用的目的、作用、操作过程及可能引起的不适，配合操作要点。

2. 安全用药指导 本案例中应用的低分子肝素是用于冠状动脉造影及支架置入术后预防血栓栓塞、深静脉血栓形成、肺栓塞、末梢血管病变及血液透析时体外循环的抗凝剂。注意观察药物不良反应，观察病人有无出血情况。

【操作测评】

皮下注射操作评价标准

项目		项目总分	操作要求	标准分数	得分	备注
评估	病人情况	5	1. 核对解释正确 2. 病人(了解病情、身心状态,配合程度;药物与疾病关系,注射部位及皮下组织情况)准确	2 3		
计划	护士准备	5	1. 服装、鞋帽整洁 2. 洗手、戴口罩正确 3. 双人核对医嘱、执行单、药物准确	1 2 2		
	用物准备	2	用物准备齐全,放置合理	2		
	环境准备	2	1. 环境整洁、光线充足 2. 盘、台、车清洁,符合无菌操作要求	1 1		
	病人准备	1	知情同意,可配合	1		
实施	核对	3	再次核对	3		
	抽吸药液	10	1. 无菌盘无污染 2. 药液抽取方法正确 3. 不余、不漏、不污染	2 5 3		
	安置病人	5	1. 病人体位舒适 2. 注射部位选择正确	2 3		
	消毒	4	消毒皮肤范围、方法正确	4		
	注射	39	1. 排气方法正确,不浪费药液 2. 再次核对准确 3. 皮肤绷紧 4. 进针手法、角度、深度适宜 5. 固定针头方法正确 6. 抽回血 7. 注药速度适宜 8. 拔针手法正确,棉签按压准确 9. 核对观察,交代准确	4 3 3 9 4 3 3 4 6		
	整理	9	1. 病人体位舒适,床单位整洁 2. 用物处理恰当 3. 洗手、摘口罩准确 4. 记录方法准确	2 3 2 2		
评价	操作质量	6	1. 操作熟练、动作连贯 2. 查对到位,操作无污染	3 3		
	操作时间	3	操作时间 <7min	3		
	操作态度	3	态度严谨,认真	3		
	关爱病人	3	关爱病人,治疗性沟通有效	3		

实训 26 肌 内 注 射

【导入情景】

　　陈某,男,61岁。因头晕、乏力、纳差、心悸来院就诊。查体:T 36.5℃,P 80 次/min,R 22 次/min,BP 128/75mmHg;中度贫血貌,肝、脾无肿大。实验室检查:WBC $3.0×10^9$/L、RBC $2.0×10^{12}$/L、Hb 82g/L、PLT $80×10^9$/L,MCV 110fL。诊断:巨幼细胞性贫血。医嘱:维生素 B_{12} 0.5mg IM,qd,st。

【护理评估】

　　肌内注射(IM)是用于不易或不能口服或静脉注射的药物,且要求比皮下注射更迅速发挥药效时采用;注射剂量较大或刺激性较强的药物。本案例用药的目的是治疗病人的巨幼细胞性贫血。维生素 B_{12} 主要用于因内因子缺乏所致的巨幼细胞性贫血,也可用于亚急性联合变性神经系统病变,如神经炎的辅助治疗。肌内注射维生素 B_{12} 可能引起过敏,因此,一定要询问过敏史,加强观察。

　　1. **健康史** 评估病人病史、用药史、过敏史,病人患有巨幼细胞性贫血。

　　2. **身体状况** 病人头晕、乏力、纳差、心悸,神志清楚,相对虚弱;能自行变换体位,臀部无感染、硬结、瘢痕、出血点,适宜进行臀大肌肌内注射。

　　3. **心理社会状况** 病人神志清楚,对用药能够配合。

【主要用物】

　　治疗车上层:注射盘(内备安尔碘、棉签、砂轮)、注射器、按医嘱备维生素 B_{12} 0.5mg,执行单、医嘱单、无菌盘、免洗手消毒剂。

　　治疗车下层:医疗垃圾桶、生活垃圾桶、锐器盒。

【实施操作】

ER-5-8　抽吸药液(视频)

ER-5-9　定位、消毒(视频)

ER-5-10　肌内注射过程(视频)

一、操作流程

简要流程	操作要点	图示
护士准备	1. **素质要求**:服装鞋帽整洁,举止端庄,语言流畅,态度和蔼 2. **核对**:两人核对医嘱单和执行单,签名	
评估解释	1. **核对解释**:核对病人信息、床尾卡、腕带,说明药物应用目的、作用、操作过程及操作中可能出现的不适,取得配合 2. **评估病人**:意识状况、心理状态、对用药的认知、合作程度;用药史、过敏史及目前用药状况;皮肤情况(无感染、硬结、瘢痕、出血点)	

简要流程	操作要点	图示
操作准备	1. **护士**：洗手，戴口罩 2. **用物**：备齐用物，放置合理（图5-18） 3. **环境**：安静、清洁、光线充足 4. **病人**：知情同意，可以配合	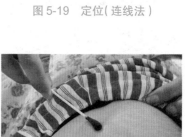 图5-18 肌内注射用物
操作过程	1. **核对**：核对病人信息、执行单和药物 2. **环境准备**：环境安静、整洁，拉床幔，以保护病人隐私 3. **准备药液** （1）**查对标签**：药名、剂量、浓度、有效期 （2）**检查质量**：注射器密封包装无破损、药液无变质、无配伍禁忌 （3）**准备药液**：查对药液，检查注射器、针头，抽吸药液，置无菌盘内 4. **安置病人** （1）**体位**：协助病人取舒适体位，肌肉放松。如侧卧位（上腿伸直，下腿弯曲）、坐位（注射侧腿伸直，肌肉放松）、俯卧位（足尖相对，足跟分开） （2）**定位**：臀大肌（图5-19）最常用（十字法、连线法）；或臀中小肌、股外侧肌及上臂三角肌 5. **消毒皮肤**：安尔碘棉签常规消毒皮肤两次，待干（图5-20） 6. **注射** （1）**进针**：取无菌干棉签，再次核对药液，排尽空气；左手拇指和示指绷紧局部皮肤，右手握笔式持注射器，中指固定针拴，与皮肤成90°进针，快速刺入针梗的1/2～2/3，左手放松（图5-21）	图5-19 定位（连线法） 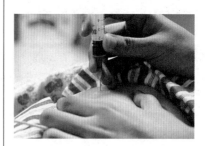 图5-20 消毒皮肤 图5-21 进针手法

续表

简要流程	操作要点	图示
操作过程	（2）抽回血、推药：右手固定针栓及注射器，左手抽动活塞无回血（图5-22），缓慢、均匀注入药液（图5-23），观察病人反应 （3）拔针：注射毕，快速拔针，用干棉签按压穿刺点2～3min，至不出血为止（图5-24） 7. 核对、观察：再次核对；观察病人反应，询问病人感受，告知注意事项，给予健康指导	图 5-22　抽回血 图 5-23　注药手法 图 5-24　拔针手法
操作后	1. 整理：协助病人穿衣裤，取舒适卧位，整理床单位 2. 用物处理：（同皮内注射） 3. 洗手、摘口罩、记录	

二、简要操作流程图

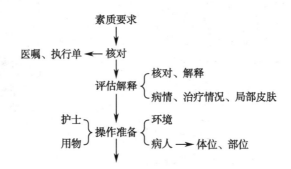

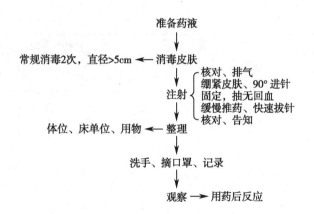

三、注意事项

1. 严格遵循注射原则。

2. 严密注意用药安全

（1）注射器型号选择合适，注射部位定位正确，避免损伤血管、神经（两岁以下婴幼儿宜选用臀中肌和臀小肌注射，不宜选用臀大肌。

（2）如需长期肌内注射者，应有计划交替使用注射部位，并选用细长针头，以避免或减少硬结发生。如因长期多次注射引起局部硬结，可给予热敷或理疗。

（3）无痛注射：告知病人注射时肌肉放松；两快一慢伴均匀；根据药物的性质，掌握推注药物的速度。

（4）进针时切勿将针梗全部刺入，以防从根部折断。

（5）同时注射多种药液时，应先注射刺激性较弱的药液，注意配伍禁忌。

3. 体现人文关怀　注意与病人的沟通，保护病人隐私、保暖。

四、健康宣教

1. 解释目的及注意事项　向病人解释药物应用的目的、作用、操作过程及可能引起的不适，配合操作要点。

2. 安全用药的指导　维生素 B_{12} 偶可引起皮疹、瘙痒、腹泻及过敏性哮喘，但发生率低，极个别有过敏性休克。注射过程前询问用药史、过敏史，注射后应严密观察病人的反应，注意用药效果及不良反应，并指导病人应对措施。

【操作测评】

肌内注射操作评价标准

项目		项目总分	操作要求	标准分数	得分	备注
评估	病人情况	5	1. 核对、解释	2		
			2. 病人（了解病情、身心状态、配合程度；药物与疾病关系，注射部位情况）	3		
计划	护士准备	5	1. 服装、鞋帽整洁	1		
			2. 洗手、戴口罩正确	2		
			3. 双人核对医嘱、执行单、药物准确	2		
	用物准备	2	用物准备齐全，放置合理	2		

续表

项目		项目总分	操作要求	标准分数	得分	备注
计划	环境准备	2	1. 环境整洁、光线充足	1		
			2. 盘、台、车清洁,符合无菌操作要求	1		
	病人准备	1	知情同意,可配合	1		
实施	核对	3	再次核对准确	3		
	抽吸药液	10	1. 无菌盘无污染	2		
			2. 药液抽取方法正确	5		
			3. 不余、不漏、不污染	3		
	安置病人	8	1. 病人体位正确、舒适	2		
			2. 注射部位选择正确(两种定位方法)	6		
	消毒皮肤	4	消毒皮肤范围、方法正确	4		
	注射	36	1. 排气方法正确,不浪费药液	4		
			2. 再次核对全面、准确	3		
			3. 皮肤绷紧	3		
			4. 进针手法、角度、深度适宜	9		
			5. 固定针头方法正确	3		
			6. 抽吸无回血	2		
			7. 注药速度适宜	3		
			8. 拔针手法正确,棉签按压准确	3		
			9. 核对观察,交代注意事项准确	6		
	整理	9	1. 病人体位舒适,床单位整洁	2		
			2. 用物处理恰当	3		
			3. 洗手、摘口罩准确	2		
			4. 记录方法准确	2		
评价	操作质量	6	1. 操作熟练、动作连贯	3		
			2. 查对到位,操作无污染	3		
	操作时间	3	操作时间 <7min	3		
	操作态度	3	态度严谨,认真	3		
	关爱病人	3	关爱病人,治疗性沟通有效	3		

实训 27　静 脉 注 射

【导入情景】

　　李某,男,57 岁,高血压、冠心病 10 年。因反复胸闷 1 个月,劳累后心前区疼痛入院,初步诊断:冠心病、心绞痛。遂行冠脉造影及支架置入术。术后,伤口位于左臂桡动脉,以弹力绷带加压包扎。半小时后病人突发迷走反射(血压低、心率慢,恶心、呕吐),立即通知医生。医嘱:阿托品 0.5mg,IV,st.。

　　许某,女,59 岁,肺癌晚期,左肺上叶切除术后。多次化疗后肺部感染,反复咳嗽半月,痰液黏稠,咳痰困难,诊断为:肺炎、肺癌术后,入院治疗。查体:神志清楚,生命体征平稳,贫血貌。医嘱:生理盐水 20ml + 盐酸氨溴索 120mg,IV,bid,st.。

【护理评估】

静脉注射（IV）是从静脉注入药液，使药物通过血液循环到达全身，达到治疗目的，是药物显效最快的给药途径。

1. **健康史**　评估病史、用药史。李某患有冠心病，本次胸闷1个多月；许某左肺上叶切除术后，多次化疗后肺部感染。

2. **身体状况**　李某冠状动脉造影术后，出现迷走神经反射；许某肺部感染，反复咳嗽半月，痰液黏稠，咳痰困难。李某目前身体能活动，右臂已有静脉留置针，管路通畅，无脱出、无断裂，局部无红、肿、热、痛等静脉炎表现，可从此处推药；许某注射部位无硬结、无瘢痕，血管显现，局部静脉充盈、有弹性可穿刺，并可用微量注射泵推注，以精确控制滴速。

3. **心理-社会支持状况**　李某神志清楚，对用药能够配合，但对突发迷走反射不理解，处于恐惧状态；许某为肿瘤晚期，能配合治疗，处于抑郁状态。

【主要用物】

治疗车上层：注射盘（内备安尔碘、无菌棉签、砂轮）、一次性注射器及针头、封管液，按医嘱备药、止血带、治疗巾、无菌盘，执行单，医嘱单、弯盘、免洗手消毒剂。根据需要准备微量注射泵、延长管、头皮针等。

治疗车下层：医疗垃圾桶、生活垃圾桶、锐器盒。

【实施操作】

ER-5-11　消毒、扎止血带（视频）

ER-5-12　静脉注射过程（视频）

ER-5-13　静脉留置针注药（视频）

ER-5-14　微量泵使用报警及处理（视频）

ER-5-15　微量泵静脉注药（视频）

一、操作流程

（一）一般静脉注射

简要流程	操作要点	图示
护士准备	1. **素质要求**：服装鞋帽整洁，举止端庄，语言流畅，态度和蔼 2. **核对**：两人核对医嘱单和执行单，签名	
评估解释	1. **核对解释**：核对病人信息、床尾卡、腕带，解释、说明注射药物的目的、作用、操作过程及操作中可能出现的不适，取得配合 2. **评估病人**：年龄、生命体征、意识状态、心理反应、心肺功能、对用药的认知和合作程度；用药史、过敏史及目前用药状况；局部皮肤无感染、硬结、瘢痕、出血点；静脉充盈度及管壁弹性好	

续表

简要流程	操作要点	图示
操作准备	**1. 护士:** 洗手,戴口罩 **2. 用物:** 用物已备齐,放置合理 **3. 环境:** 整洁、安静、温湿度适宜、光线适中 **4. 病人:** 知情同意,已排空膀胱,可配合	
操作过程	**1. 核对:** 携带用物至床旁,核对病人信息、执行单与药物 **2. 环境准备:** 环境安静、整洁 **3. 准备药液** **(1)查对标签:** 药名、剂量、浓度、有效期 **(2)检查质量:** 注射器、药液密封包装无破损、药液无变质、无配伍禁忌 **(3)抽吸药液:** 核对、检查药液,检查注射器、针头,吸取药液,置无菌盘内 **4. 安置病人** **(1)体位:** 病人卧位舒适,卷袖过肘 **(2)选择静脉、扎止血带:** 在穿刺肢体下方铺治疗巾,在穿刺点上方 6cm 处扎止血带(图 5-25),选择粗直、弹性好的血管,避开静脉瓣,松止血带 **5. 消毒皮肤:** 安尔碘棉签以注射点为中心,由内向外呈螺旋形涂擦,直径 5cm 以上。扎止血带,再次消毒,范围小于第一次,待干(图 5-26) **6. 注射** **(1)进针:** 再次查对病人及药物,取无菌干棉签,再次排气;嘱病人握拳,左手绷紧静脉下端皮肤,右手持注射器,针尖斜面向上,与皮肤成 15°~30°,自静脉上方或侧方进针(图 5-27) **(2)查回血、注药** 1)见回血(图 5-28),再向前推进少许,嘱病人松拳,松止血带,固定针栓,必要时胶布固定针头	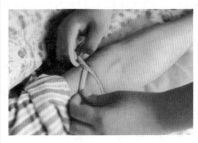 图 5-25　扎止血带 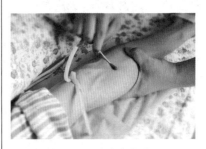 图 5-26　消毒皮肤 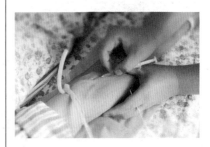 图 5-27　进针手法 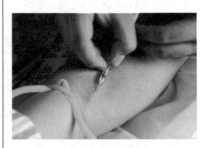 图 5-28　抽回血

简要流程	操作要点	图示
操作过程	2）左手缓慢均匀注药（图 5-29），注射中试抽回血，保证针头始终在静脉内 3）随时观察病人反应 **（3）拔针**：注射毕，迅速拔出针头，以无菌干棉签纵形按压进针点 2～3min，至不出血为止（图 5-30） **7. 核对、观察**：再次核对病人及药物；询问病人感觉，观察局部（无出血）及全身反应（无头晕、胸闷等不适），向其交代注意事项	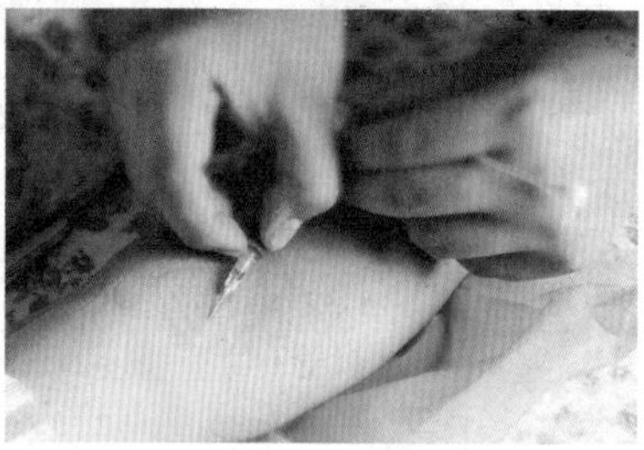 图 5-29　注药手法 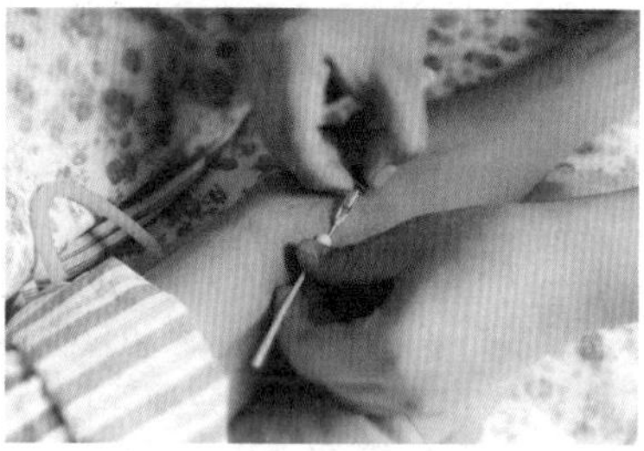 图 5-30　拔针手法
操作后	**1. 整理**：撤治疗巾、止血带，协助病人取舒适卧位，整理床单位 **2. 用物处理**：针头放入锐器盒内，注射器、治疗巾、一次性止血带弃于医疗垃圾桶内，其他置入生活垃圾桶（或按医院规定处理） **3. 洗手、摘口罩、记录**	

（二）静脉留置针内注药

简要流程	操作要点	图示
护士准备	同一般静脉注射	
评估解释	同一般静脉注射	
操作准备	用物：无需止血带，增加固定敷贴，其他同一般静脉注射	
操作过程	**1. 核对**：同一般静脉注射 **2. 环境准备**：同一般静脉注射 **3. 准备药液**：同一般静脉注射，根据需要可更换头皮针 **4. 安置病人**：病人卧位舒适，有留置针肢体平展舒适，便于操作，暴露肝素帽或套管针尾部正压接头处 **5. 消毒**：留置针下方垫治疗巾，安尔碘棉签以肝素帽或套管针尾部正压接头处为中心，由内向外呈螺旋形涂擦，消毒 2 次，待干（图 5-31）	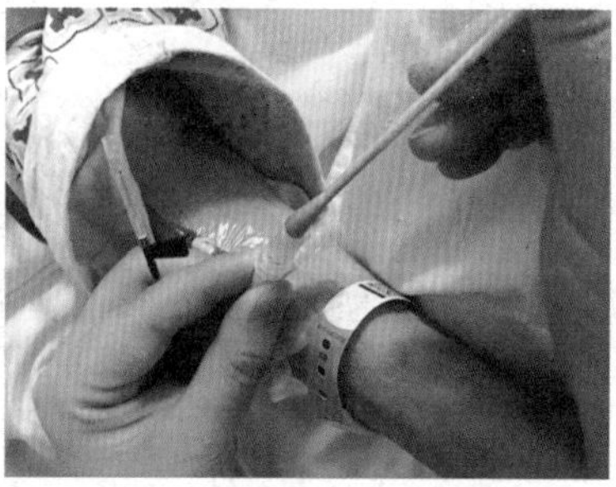 图 5-31　消毒肝素帽

续表

简要流程	操作要点	图示
操作过程	**6. 注射** （1）**进针**：再次核对病人及药物，注射器针头／头皮针刺入肝素帽或去针头后接入套管针尾部正压接头处 （2）**查回血、注药**：抽吸见回血，缓慢均匀注药（图5-32），观察病人反应 （3）**封管**：封管液接入肝素帽或正压接头脉冲式封管，注入3～5ml封管液，敷贴固定肝素帽或输液贴固定正压接头 **7. 核对、观察**：再次核对病人及药物；询问病人感觉，观察局部（无出血）及全身反应（无头晕、胸闷等不适），向其交代注意事项	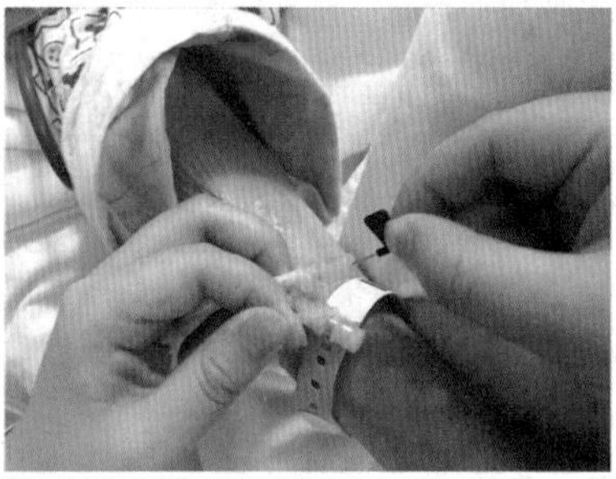 图5-32　查回血、注药
操作后	**1. 整理**：协助病人恢复体位，取舒适卧位，整理床单位 **2. 用物处理**：针头或头皮针放入锐器盒内，针筒及医用垃圾弃于医用垃圾桶内，其他置入生活垃圾桶（或按医院规定处理） **3. 洗手、摘口罩、记录**	

（三）微量泵静脉注药

简要流程	操作要点	图示
护士准备	同一般静脉注射	
评估解释	同一般静脉注射	
操作准备	**用物**：同一般静脉注射，另加延长管、头皮针、固定敷贴、微量注射泵。接通电源，检查微量泵性能正常（图5-33），电源与病室吻合	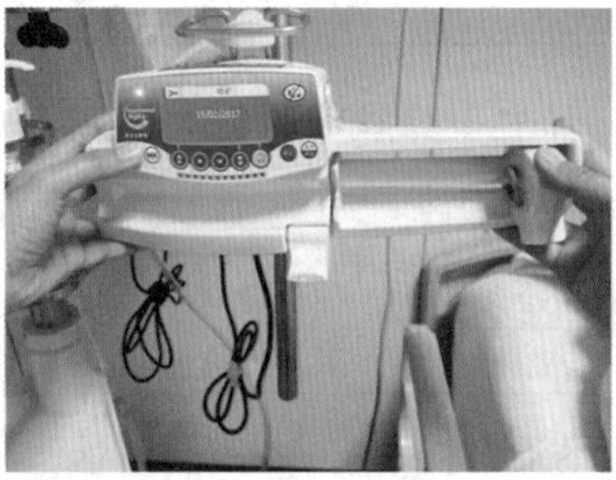 图5-33　检查微量泵
操作过程	**1. 核对**：同一般静脉注射 **2. 环境准备**：环境安静、整洁，微量泵置于床旁桌或固定于输液架上，接通电源 **3. 准备药液**：同一般静脉注射，用60ml注射器抽吸药液，连接延长管和头皮针（图5-34），排气后，检查无气泡，置于无菌盘中，输注执行单贴于注射器上（图5-35）	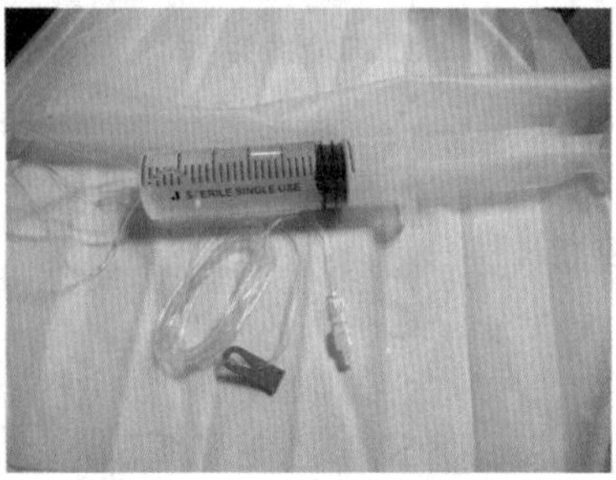 图5-34　连接延长管、头皮针

简要流程	操作要点	图示
操作过程	4. **安置病人**：同一般静脉注射 5. **消毒皮肤**：同一般静脉注射 6. **注射** （1）**进针**：同一般静脉注射 （2）**查回血、固定**：见回血，再进针少许，嘱病人松拳，松止血带，固定头皮针，妥善安置延长管 （3）**注射器置于微量泵座中调速度** 1）将注射器妥善固定于微量泵座中（图5-36） 2）根据医嘱设置注射总量和注射速度（图5-37），在微量泵上按"启动"键 3）在输液执行单上注明开始时间与速度 7. **核对、观察**：再次核对病人及药物；观察输注是否通畅及病人的反应，交代注意事项	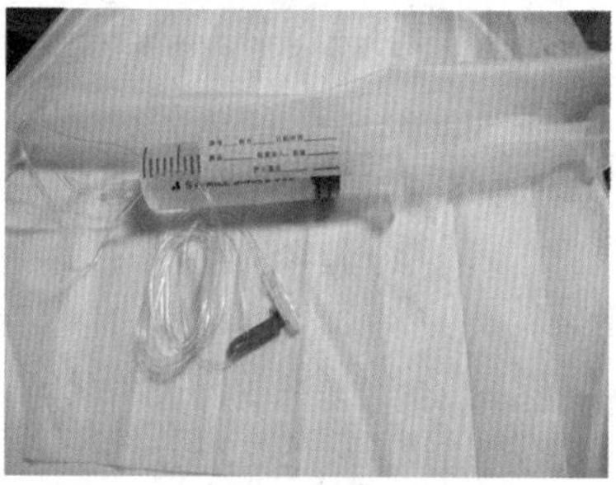 图5-35 执行单贴于注射器 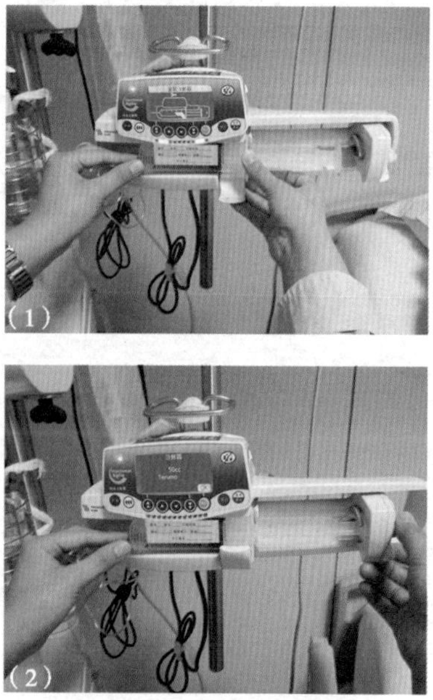 图5-36 注射器置于微量泵上 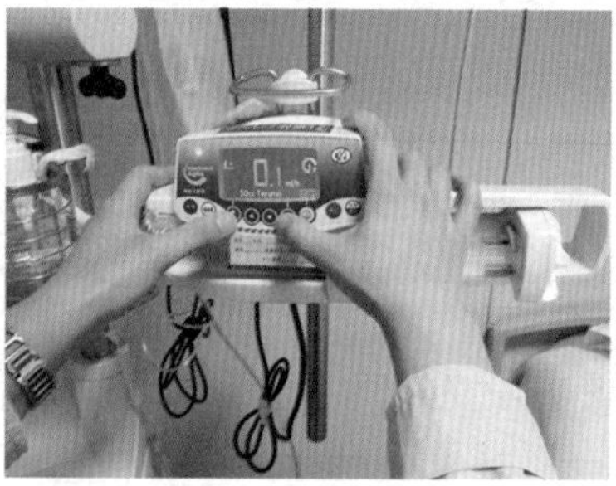 图5-37 设定输注速率
操作后	1. **整理**：协助病人取舒适卧位，整理床单位 2. **用物处理**：按医院规定处理 3. **洗手、摘口罩、记录**	

续表

简要流程	操作要点	图示
巡视观察	1. 注意观察输注速度是否正常,关心病人局部及全身情况(有无用药不良反应,症状改善情况) 2. 若出现报警声,针对原因处理后,再按启动键	
输注完毕	**1. 完毕** **(1)即将注射完毕**:"即将结束"键闪烁并报警 **(2)洗手,戴口罩** **(3)注射完毕**:机器自动停止,"完毕"键闪烁并发出连续铃声,按"静音"键,停止铃声 **2. 拔针**:取下固定敷贴,迅速拔出针头,无菌干棉球按压进针点,至不出血为止 **3. 关闭微量泵,拔下电源**	
整理	**1. 整理病人**:助病人取舒适卧位,整理床单位 **2. 用物处理**:头皮针置于锐器盒,延长管及注射器置于医用垃圾桶中(按医院规定处理);微量泵用75% 乙醇擦拭后,悬挂性能良好标识,放置妥当(必要时充电备用) **3. 洗手、摘口罩、记录输注结束时间并签名**	

二、简要操作流程图

(一)一般静脉注射

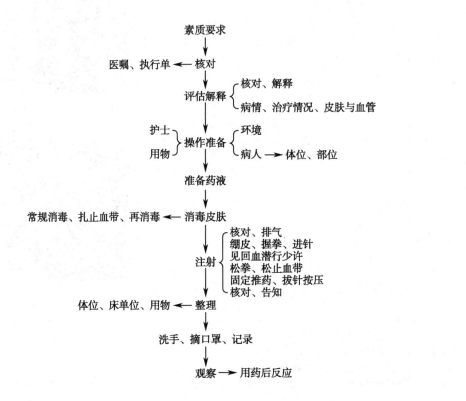

（二）静脉留置针内注药

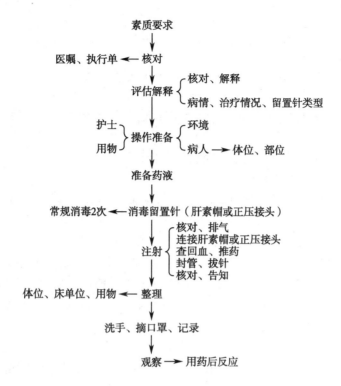

（三）微量泵静脉注药

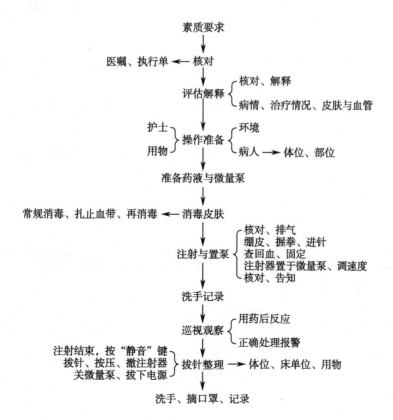

三、注意事项

1. 严格遵循注射原则。

2. 密切注意用药安全

(1) 注药速度:根据病人年龄、病情、药物性质,严格掌握注药速度。

(2) 注射安全:长期注射应有计划更换部位、保护血管;注射刺激性强的药物应确保针头在血管内,防止注射局部药液外渗引起组织坏死;预防穿刺引起的并发症:如药物外渗性损伤、血肿、静脉炎、穿刺失败;预防针刺伤及传染病的传播。

(3) 严密观察:注意倾听病人主诉,观察局部情况。

3. 静脉留置针注药的注意事项

(1) 防阻塞:保护留置针侧肢体,避免下垂,防血液回流阻塞针头。留置针侧肢体不可进行血压测量、加压包扎。发现针管有回血,应立即用封管液缓慢冲管(不可强行推注以免发生小血栓脱落),防止堵塞管腔。

(2) 防脱落及局部渗漏:局部保持干燥。控制推注速度,边推注边观察留置针是否在血管内,防止药液外渗。若局部肿胀,应立即拔出留置针,重新更换部位穿刺,局部冷敷。

4. 微量注射泵静脉注药的注意事项 微量注射泵应用的目的是精确输注药液,微量给药,流速均匀,以维持药物最佳有效浓度。

(1) 安装:注射器安装时,注射器圈边必须紧靠注射器座。

(2) 更换、报警:及时更换药液,保持药物的连续性;每次调整输注速率后,勿忘再按启动键;熟悉报警信号,能正确快速地排除。

(3) 加强巡视:密切观察生命体征、病人的反应及注射部位,及时排除异常情况。

四、健康宣教

1. 解释目的及注意事项 向病人解释药物应用的目的、作用、操作过程及可能引起的不适,配合操作要点。

2. 安全用药的指导 操作过程严密观察病人的反应、用药效果及不良反应,指导病人应对措施。

(1) 阿托品:常有口干、眩晕,严重时瞳孔散大、皮肤潮红、心率加快、兴奋、烦躁等。

(2) 盐酸氨溴索:偶见皮疹、恶心、胃部不适、腹痛、腹泻等。

【操作测评】

一、一般静脉注射操作评价标准

项目		项目总分	操作要求	标准分数	得分	备注
评估	病人情况	5	1. 核对、解释	2		
			2. 病人(了解病情、身心状态,配合程度;药物与疾病关系,注射部位情况)	3		
计划	护士准备	5	1. 服装、鞋帽整洁	1		
			2. 洗手、戴口罩正确	2		
			3. 双人核对医嘱、执行单、药物准确	2		
	用物准备	2	用物准备齐全,放置合理	2		

续表

项目		项目总分	操作要求	标准分数	得分	备注
计划	环境准备	2	1. 环境整洁、光线充足 2. 盘、台、车清洁，符合无菌操作要求	1 1		
	病人准备	1	知情同意，可配合	1		
实施	核对	3	再次核对	3		
	抽吸药液	10	1. 无菌盘无污染 2. 药液抽取方法正确 3. 不余、不漏、不污染	2 5 3		
	安置病人	8	1. 病人体位舒适 2. 选择部位，静脉直，避开关节及静脉瓣 3. 止血带扎于穿刺点上方6cm处准确	2 3 3		
	消毒皮肤	4	消毒皮肤范围、方法正确	4		
	注射	36	1. 排气方法正确，不浪费药液 2. 再次核对准确 3. 嘱握拳，皮肤绷紧 4. 进针手法、角度、深度适宜 5. 穿刺一次成功 6. 松止血带、病人松拳、固定针头正确 7. 注药速度适宜，间歇抽回血 8. 拔针手法正确，按压方法准确 9. 再次核对，交代准确 10. 观察病人反应，保健指导有针对性	4 3 3 8 3 3 2 3 6 1		
	整理	9	1. 病人体位舒适，床单位整洁 2. 用物处理恰当 3. 洗手、摘口罩准确 4. 记录方法准确	2 3 2 2		
评价	操作质量	6	1. 操作熟练、动作连贯 2. 查对到位，操作无污染	3 3		
	操作时间	3	操作时间 <7min	3		
	操作态度	3	态度严谨，认真	3		
	关爱病人	3	关爱病人，治疗性沟通有效	3		

二、静脉留置针内注药评价标准

项目		项目总分	操作要求	标准分数	得分	备注
评估	病人情况	5	1. 核对、解释 2. 病人（了解病情、身心状态，配合程度；药物与疾病关系，注射部位情况）	2 3		

续表

项目		项目总分	操作要求	标准分数	得分	备注
计划	护士准备	5	1. 服装、鞋帽整洁 2. 洗手、戴口罩正确 3. 双人核对医嘱、执行单、药物准确	1 2 2		
	用物准备	2	用物准备齐全,放置合理,备抢救物品	2		
	环境准备	2	1. 环境整洁、光线充足 2. 盘、台、车清洁,符合无菌操作要求	1 1		
	病人准备	1	知情同意,可配合	1		
实施	核对	3	再次核对	3		
	准备药液	10	1. 无菌盘无污染 2. 药液抽取方法正确 3. 不余、不漏、不污染	2 5 3		
	安置病人	2	病人体位舒适	2		
	消毒	4	两次消毒套管针尾部接头处方法正确	4		
	注射	42	1. 排气方法正确,不浪费药液 2. 再次核对准确 3. 针头刺入套管针尾部准确 4. 查回血及时 5. 注药速度适宜,间歇抽回血及时 6. 拔针手法正确 7. 再次消毒或固定正确 8. 核对,交代准确 9. 观察病人反应,保持指导有针对性	4 3 6 3 8 4 4 6 4		
	整理	9	1. 病人体位舒适,床单位整洁 2. 用物处理恰当 3. 洗手、摘口罩准确 4. 记录方法准确	2 3 2 2		
评价	操作质量	6	1. 操作熟练、动作连贯 2. 查对到位,操作无污染	3 3		
	操作时间	3	操作时间 <5min	3		
	操作态度	3	态度严谨、认真	3		
	关爱病人	3	关爱病人,治疗性沟通有效	3		

三、微量泵静脉注药操作评价标准

项目		项目总分	操作要求	标准分数	得分	备注
评估	病人情况	5	1. 核对、解释 2. 病人(了解病情、身心状态,配合程度;药物与疾病关系,注射部位情况)	2 3		

项目		项目总分	操作要求	标准分数	得分	备注
计划	护士准备	5	1. 服装、鞋帽整洁 2. 洗手、戴口罩正确 3. 双人核对医嘱、执行单、药物准确	1 2 2		
	用物准备	3	1. 用物准备齐全,放置合理 2. 微量泵置于床旁桌或固定于输液架正确	1 2		
	环境准备	1	环境整洁、光线充足,符合无菌操作要求	1		
	病人准备	1	知情同意,可配合	1		
实施	核对	3	再次核对	3		
	准备药液	9	1. 无菌盘无污染 2. 药液抽取方法正确 3. 不余、不漏、不污染	1 5 3		
	安置病人	8	1. 病人体位舒适 2. 选择部位,静脉直,避开关节及静脉瓣 3. 止血带扎于穿刺点上方6cm处准确	2 3 3		
	消毒皮肤	4	消毒皮肤范围、方法正确	4		
	注射	33	1. 排气方法正确,不浪费药液 2. 再次核对准确 3. 嘱握拳,皮肤绷紧 4. 进针手法、角度、深度适宜 5. 穿刺一次成功 6. 松止血带、病人松拳 7. 固定头皮针及延长管恰当 8. 注射器置于微量泵适宜 9. 设置微量泵上参数正确 10. 核对,交代准确 11. 观察病人反应,保健指导有针对性,处理报警声及时	4 3 2 6 3 2 2 4 2 2 3		
	整理	9	1. 病人体位舒适,床单位整洁 2. 用物处理恰当 3. 洗手、摘口罩准确 4. 记录方法准确	2 3 2 2		
	输注完毕	4	1. 输注完毕关闭微量泵正确 2. 拔针手法正确,按压方法准确	2 2		
评价	操作质量	6	1. 操作熟练、动作连贯 2. 查对到位,操作无污染	3 3		
	操作时间	3	操作时间<15min	3		
	操作态度	3	态度严谨,认真	3		
	关爱病人	3	关爱病人,治疗性沟通有效	3		

实训 28　静脉血标本采集

【导入情景】

王某,女,64 岁,2 型糖尿病 6 年。近 2 周出现不明原因发热,体温在 38～39℃之间。厌食、进食后上腹饱胀、恶心、乏力,病人自行对症处理后未见好转,遂来院就诊。查体:T 38.3℃,P 96 次/min,R 24 次/min,BP 130/76mmHg。医嘱:查血常规、血糖、肝功、血培养,st.。

【护理评估】

静脉血标本采集是为病人采集全血标本、血清标本及血培养标本。

1. 健康史　评估病史、用药史及过敏史。王某糖尿病史 6 年,发热 2 周余。

2. 身体状况　采集部位无感染、瘢痕、硬结、出血点,同侧肢体未做治疗。

3. 心理社会状况　病人神志清楚,情绪低落,能配合治疗。

【主要用物】

治疗车上层:注射盘(内备安尔碘、医用棉签、砂轮)、一次性采血针、真空采血管和血培养瓶、胶带、一次性止血带、治疗巾、无菌手套、试管架、弯盘、血标本采集条码和检验单、笔、表、免洗手消毒剂,必要时备酒精灯、火柴等

治疗车下层:医疗垃圾桶、生活垃圾桶、锐器盒

【实施操作】

ER-5-16　静脉采集
血标本过程(视频)

一、操作流程

简要流程	操作要点	图示
护士准备	1. **素质要求**:服装鞋帽整洁,举止端庄,语言流畅,态度和蔼 2. **核对**:两人核对医嘱单和检验单、采集条码,签名	
评估解释	1. **核对解释**:核对病人信息、床尾卡、腕带,说明目的、操作过程及操作中可能出现的不适、病人配合方式,取得配合 2. **评估病人**:意识、心理状态、病人空腹、对静脉血标本采集的认知和合作程度;用药史、过敏史及家族史;局部皮肤完整,静脉充盈程度、管壁弹性良好	
操作准备	1. **护士**:洗手,戴口罩,必要时戴手套 2. **用物**:用物备齐,放置合理 3. **环境**:安静、清洁、光线充足 4. **病人**:知情同意,可以配合,空腹未进餐	
操作过程	1. **核对**:携带用物至床旁,核对病人信息与检验单、采集条码 2. **环境准备**:环境安静、整洁、光线适宜 3. **安置病人** (1)**体位**:取舒适体位	

简要流程	操作要点	图示
操作过程	（2）**定位**：选择合适静脉（常见静脉：贵要静脉、肘正中静脉、头静脉、手背静脉，婴幼儿可选股静脉、头皮静脉、颈外静脉）（图5-38） 4. **消毒皮肤**：穿刺肢体下铺治疗巾，穿刺点上方6cm处扎止血带，用无菌棉签蘸取安尔碘以穿刺点为中心，由内向外呈螺旋形消毒皮肤，直径5cm以上，扎止血带，再次消毒，待干（图5-39） 5. **血标本采集** （1）**进针**：再次查对后，嘱病人轻握拳，左手拇指绷紧静脉下端皮肤，右手持一次性采血针，针头斜面向上，与皮肤成15°～30°角刺入静脉（图5-40）	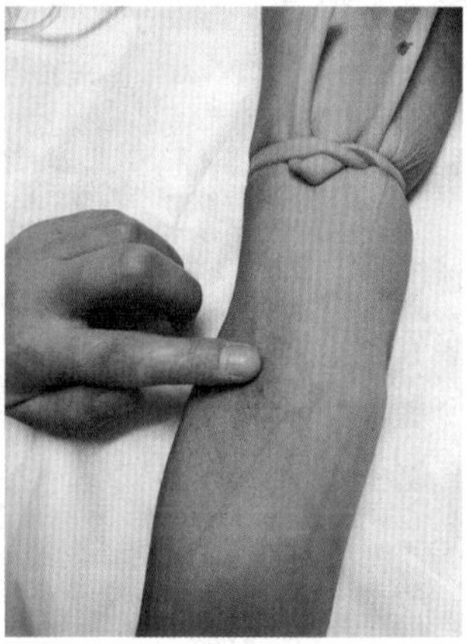 图5-38 扎止血带、选静脉 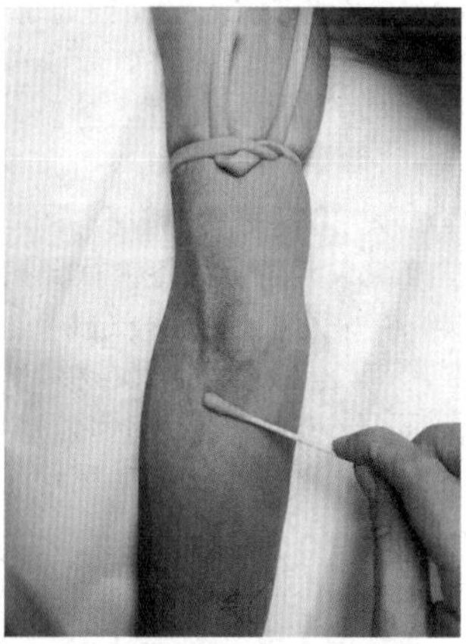 图5-39 消毒皮肤 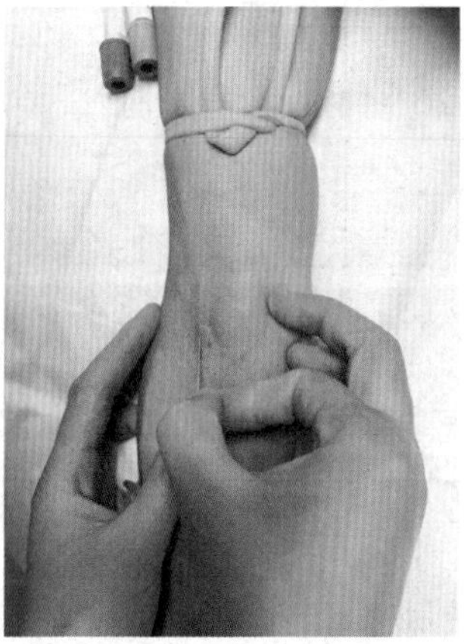 图5-40 进针

续表

简要流程	操作要点	图示
操作过程	（2）取血：穿刺成功后，迅速固定针头，左手将采血针与真空采血管正确连接，当管液面无变化时，拔下采血管，换上新的采血管，采血完毕后要迅速轻轻倒置采血管5～6次（用注射器采血，见回血，证明针头进入静脉，抽动活塞，抽血至所需血量）（图5-41） （3）拔针、按压：抽血毕，嘱病人松拳，松止血带，用无菌干棉签纵行轻按穿刺点及上方，迅速拔针，嘱病人按压3～5min，至不出血为止（图5-42） （4）留取标本、核对：根据检验单标本采集项目留取血标本（用注射器采血，按要求将血液注入标本容器内）；再次核对，向病人交代注意事项、观察病人反应	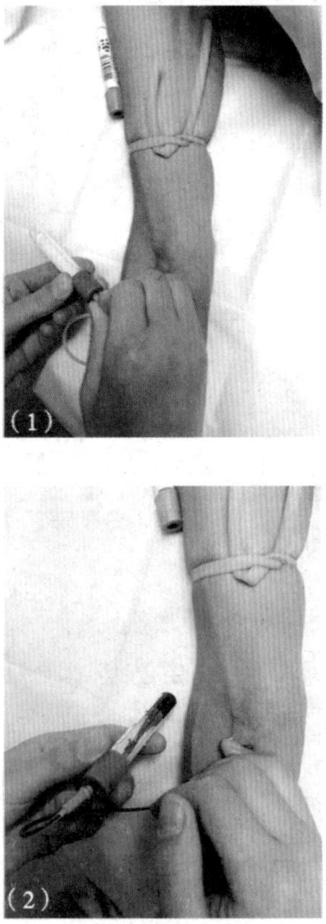 图5-41 连接采血管、取血 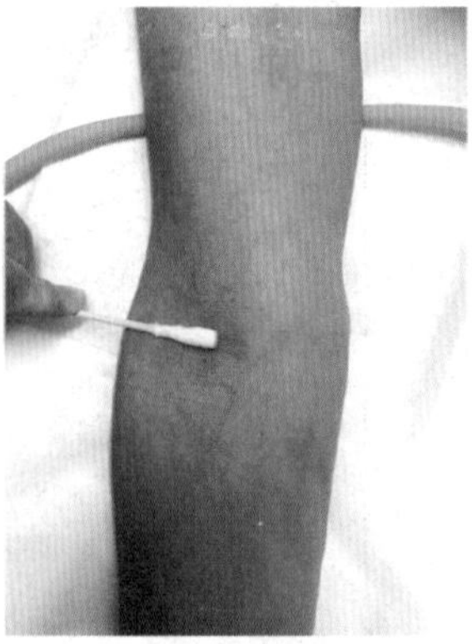 图5-42 松止血带、拔针、按压
操作后	1. 整理：协助病人取舒适卧位，整理床单位 2. 用物处理：采血针或针头放入锐器盒内，针筒、一次性止血带、治疗巾弃于医疗垃圾桶内 3. 洗手、摘口罩、记录 4. 送检：将血标本分类同检验单及时送检验室	

二、简要操作流程图

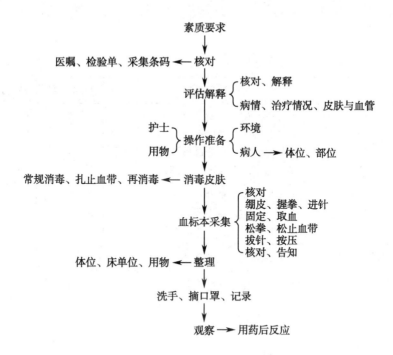

素质要求

医嘱、检验单、采集条码 ← 核对

评估解释 { 核对、解释 / 病情、治疗情况、皮肤与血管 }

护士
　　　 操作准备 { 环境 / 病人 → 体位、部位 }
用物

常规消毒、扎止血带、再消毒 ← 消毒皮肤

血标本采集 { 核对 / 绷皮、握拳、进针 / 固定、取血 / 松拳、松止血带 / 拔针、按压 / 核对、告知 }

体位、床单位、用物 ← 整理

洗手、摘口罩、记录

观察 → 用药后反应

三、注意事项

1. 严格遵循查对制度、无菌原则、标准预防原则。

2. 采集标本时应注意

（1）禁忌：禁止同时采集两位病人的血标本。

（2）不宜：若病人正在进行静脉输液、输血，不宜在同侧手臂进行采血。

（3）避免：在采血过程中，应当避免导致溶血的因素。

（4）空腹：生化检验应当在清晨空腹时采血，此时血液中的各种化学成分处于相对恒定状态，检验结果较为准确。因此，应事先通知病人，抽血前勿进食以免影响检查结果。

（5）混匀：需要抗凝的血标本，应将血液与抗凝剂混匀。

3. 插真空管的方法　静脉穿刺时，先进针，后插真空管，以防负压消失，采集血管位置应低于穿刺部位。

4. 血培养标本采集量　一般血培养采血量为 5ml，亚急性细菌性心内膜炎病人，为提高培养阳性率，采血量增至 10～15ml。

5. 多个血标本采集　如果用注射器同时抽取几个项目的血标本，一般先注入血培养瓶，其次注入抗凝管，最后注入干燥管，动作应迅速准确。

6. 注意护理安全　预防针刺伤及传染病的传播。

四、健康宣传

1. 解释目的及注意事项　向病人及家属解释静脉血标本采集的目的、作用、操作过程及可能引起的不适，与配合要求。

2. **静脉采血指导**　向病人解释空腹采血的意义,嘱其在采血前尽量空腹。采血后,纵向持续按压针眼及针眼上方 0.5cm 处 3～5min,注意只按不揉。向病人或家属说明如在采血标本前病人已使用抗生素,应向医护人员说明,以免影响检验结果。

【操作测评】

静脉血标本采集操作评价标准

项目		项目总分	操作要求	标准分数	得分	备注
评估	病人情况	5	1. 核对、解释准确 2. 病人(了解病情、身心状态、穿刺静脉情况、询问是否按照要求进行采血前准备,如空腹等)明确	2 3		
计划	护士准备	5	1. 服装、鞋帽整洁 2. 洗手、戴口罩正确 3. 双人核对医嘱、检验单准确	1 2 2		
	用物准备	2	用物准备齐全,放置合理	2		
	环境准备	2	1. 环境整洁、光线充足 2. 盘、台、车清洁,符合无菌操作要求	1 1		
	病人准备	1	知情同意,可配合,空腹	1		
实施	核对	3	再次核对	3		
	安置病人	5	1. 病人体位舒适 2. 穿刺静脉选择合适	2 3		
	消毒皮肤	4	消毒皮肤范围、方法正确	4		
	血标本采集	46	1. 再次核对准确 2. 嘱病人握拳,皮肤绷紧 3. 进针手法、角度正确 4. 固定针头方法正确 5. 真空采血管连接正确 6. 松开止血带,嘱病人松拳 7. 嘱病人按压方法正确 9. 核对观察,交代准确	3 4 10 8 8 4 3 6		
	整理	12	1. 病人体位舒适,床单位整洁 2. 用物处理恰当 3. 洗手、摘口罩准确 4. 记录方法准确,及时观察反应	2 4 2 4		
评价	操作质量	6	1. 操作熟练、动作连贯 2. 查对到位,操作无污染	3 3		
	操作时间	3	操作时间 <7min	3		
	操作态度	3	态度严谨,认真	3		
	关爱病人	3	关爱病人,治疗性沟通有效	3		

实训29　密闭式周围静脉输液

（头皮针静脉输液法、输液泵输液法、外周静脉留置针输液法）

【导入情景】

朱某，女，48岁，咽痛、发热3d。3d前受凉后出现鼻塞、畏寒、咽痛、发热，体温最高达39.5℃，伴全身乏力，肌肉酸痛。体格检查：T 39.2℃，P 110次/min，R 24次/min，BP 110/80mmHg，意识清，痛苦貌，咽部充血水肿，双侧扁桃体Ⅱ°肿大，表面有脓性分泌物。辅助检查：RBC $4.0×10^{12}$/L，Hb 140g/L；WBC $13×10^9$/L。入院诊断：急性化脓性扁桃体炎

思考问题：

医嘱：生理盐水250ml+阿奇霉素0.5g ivdrip，qd。如何为该病人实施静脉输液？

【护理评估】

静脉输液是利用液体静压的原理将一定量的无菌溶液或药液直接输入静脉，达到纠正水、电解质及酸碱失衡，改善微循环，补充营养及治疗疾病的目的。

密闭式周围静脉输液法因污染机会少，故目前临床广泛采用。头皮针静脉输液法宜用于短期或单次输注刺激性小的溶液或药物。静脉输液泵常用于需要严格控制输入液量和药量的情况，如在应用升压药、抗心律失常药物、婴幼儿静脉输液和静脉麻醉时。静脉留置针又称套管针，因外套管光滑柔软，对血管壁刺激性小，可防止因反复穿刺给病人造成痛苦和血管损伤，适用于短期输液、静脉穿刺较困难的病人。

1. 健康史　评估病人年龄、病情、过敏史、静脉治疗方案、药物性质、自理能力等。

2. 身体状况　病人有发热、咽痛、乏力、肌肉酸痛等上呼吸道感染症状，双侧扁桃体Ⅱ度肿大，表面有脓性分泌物，T、P、R、WBC明显升高，符合炎症表现。应选择粗直、管壁有弹性、充盈度好的静脉进行穿刺。

3. 心理社会状况　病人神志清楚，能理解输液目的并主动配合输液。

【主要用物】

治疗车上层：注射盘：安尔碘、无菌棉签、输液贴、药液（5%葡萄糖溶液500ml已加入阿奇霉素0.5g）、一次性输液器、止血带、治疗巾、砂轮、弯盘；输液执行单、输液巡视卡、输液瓶签、笔、表、免洗手消毒剂，必要时备抢救药品、5ml注射器、血管钳、头皮针、网套、夹板、绷带等。

治疗车下层：医疗垃圾桶、生活垃圾桶、锐器盒、剪刀。另备输液架。

输液泵：另备无菌透明敷贴、电源线。

外周静脉留置针：另备输液留置针、无菌透明敷贴、无菌透明封管用物（2～5ml注射器、封管液）。

【实施操作】

ER-5-17　初次排气
（视频）

ER-5-18　皮肤消毒
（视频）

ER-5-19　密闭式静脉
输液+输液泵（视频）

ER-5-20　静脉留置针
排气的方法（视频）

ER-5-21　静脉留置针穿刺的方法（视频）　　ER-5-22　静脉留置针封管的方法（视频）　　ER-5-23　知识链接：植入式静脉输液港（文档）

一、操作流程

简要流程	操作要点	图示
护士准备	**1. 素质要求**：服装鞋帽整洁，举止端庄，语言流畅，态度和蔼 **2. 核对**：两人核对医嘱、输液执行单、输液瓶签，签名	
评估解释	**1. 核对解释**：核对病人床号、姓名、腕带，解释输液目的、方法、注意事项，嘱排尿排便 **2. 评估病人**：评估病人年龄、病情、过敏史、治疗情况、自理能力、局部血管情况	
操作准备	**1. 护士**：洗手，戴口罩 **2. 用物**：备齐用物，放置合理（图5-43） **3. 环境**：整洁、宽敞、干燥、安全 操作台、治疗车、注射盘清洁，摆放合理 **4. 病人**：病人知情同意，配合度高，已排大小便	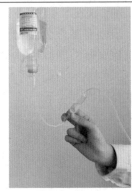 图 5-43　静脉输液用物
操作过程	***头皮针静脉输液法** **1. 核对病人**：核对输液执行单、床头卡、腕带（床号、姓名），备输液架、输液贴 **2. 初次排气**：核对输液执行单、药液，消毒瓶塞至瓶颈（或输液袋上注药口），将输液瓶挂于输液架上。检查输液器包装、有效期、质量，打开包装，将输液器粗针头插入瓶塞至针头根部，一手持头皮针和调节器，一手倒置茂菲滴管（图5-44），液体流至1/2～2/3满时，迅速倒转滴管，液体流至头皮针内即关闭调节器，检查输液管无气泡（图5-45）	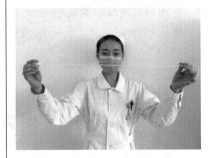 图 5-44　倒转滴管排气 图 5-45　对光检查

续表

简要流程	操作要点	图示
操作过程	**3. 安置体位**：协助病人取舒适体位,选择穿刺部位,肢体下方垫治疗巾 **4. 扎带消毒**：选择粗直、弹性好的静脉,距穿刺点上方6cm处扎止血带,开口向上;以穿刺点为中心,由内向外螺旋式涂擦消毒皮肤2遍(图5-46),直径≥5cm,待干 **5. 再次排气**：打开调节器,排气至有少量药液滴出,关闭调节器,检查无气泡,取下护针帽 **6. 静脉穿刺**：核对无误,嘱病人握拳,一手拇指绷紧静脉下端的皮肤,一手持针柄,针尖斜面向上,与皮肤成15°～30°角,自静脉上方或侧方穿刺进针(图5-47),见回血后,沿血管方向潜行进针少许,确认针头完全刺入静脉后一手拇指固定针柄 **7. 三松固定**：松开止血带,嘱病人松拳,松开调节器,待液体滴入通畅,病人无不适后用输液贴分别固定针柄、针梗和头皮针下段输液管(图5-48) **8. 调节滴速**：根据此病人的年龄、病情和药物性质调节滴速为60滴/min,操作后核对,告知注意事项 **9. 整理记录**：协助病人取舒适体位,放呼叫器于易取处,整理床单位。洗手,摘口罩,记录输液执行单、巡视卡、瓶贴并签名 **10. 巡视观察**：加强巡视,及时更换液体,观察输液是否通畅,病人有无全身及局部反应 **11. 拔针按压**：核对解释,揭输液贴,轻压穿刺点上方,关闭调节器,迅速拔针,按压至无出血,并告知注意事项 ***输液泵输液法** **1. 核对病人**：同头皮针静脉输液法 **2. 装输液泵**(5-49): (1)将输液泵固定于输液架上,接通电源	图 5-46 消毒皮肤 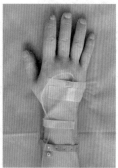 图 5-47 进针手法 图 5-48 固定方法 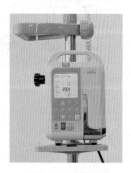 图 5-49 输液泵

续表

简要流程	操作要点	图示
操作过程	（2）按照头皮针静脉输液法准备药液，排尽空气，按电源开关开机，打开泵门，将输液管安置在管槽中，关泵门（图5-50） （3）遵医嘱设定输液速度、输液总量 **3. 安置体位**：同头皮针静脉输液法 **4. 启动输液**：选择静脉，扎止血带，皮肤消毒，再次排气，核对无误，穿刺成功后，松止血带、松拳、松调节器，确定输液泵设置参数无误后，按"开始／停止"键（START/STOP）开始输液，固定针头 **5. 整理记录**：操作后核对，协助病人取舒适体位，放呼叫器于易取处，整理床单位。洗手，摘口罩，记录输液执行单、巡视卡、瓶贴并签名 **6. 巡视观察**：观察病人反应及输液泵运行情况。叮嘱病人及家属勿自行移动及调节输液泵，输液泵报警时，及时联系 **7. 停止输液**：输液结束时，按"开始／停止"键，关调节器，打开输液泵门，自上而下取出输液管，关输液泵电源，拔针按压，停止输液 *** 静脉留置针输液法** **1. 核对病人**：同头皮针静脉输液法 **2. 初次排气**：同头皮针静脉输液法 **3. 备留置针**：检查留置针包装、型号、有效期（图5-51）后取出，将输液器头皮针插入留置针肝素帽内至针头根部，排尽留置针内空气后（图5-52），关闭调节器，检查有无气泡 **4. 安置体位**：同头皮针静脉输液法 **5. 扎带消毒**：选择粗直、弹性好的静脉，距穿刺点上方10cm处扎止血带，开口向上；以穿刺点为中心，由内向外螺旋式涂擦消毒皮肤2遍，直径≥8cm，自然待干 **6. 准备敷贴**：检查无菌敷贴（图5-53）包装、型号、有效期并打开外包装，准备胶布	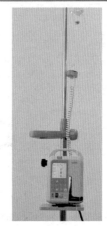 图 5-50 输液泵（已置管） 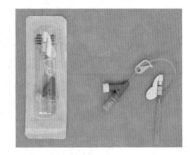 图 5-51 静脉留置针 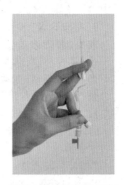 图 5-52 留置针排气 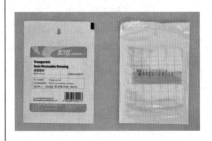 图 5-53 无菌敷帖

简要流程	操作要点	图示
操作过程	**7．再次排气**：取下留置针针套，旋转松动外套管（图 5-54），再次排气至有少量药液滴出，检查有无气泡，取下护针帽 **8．静脉穿刺**：再次核对，嘱握拳，一手绷紧皮肤，固定静脉，一手持针翼，在静脉的上方，针尖与皮肤成 15°～30°进针（图 5-55）；见回血后降低角度再沿静脉走行推进少许，边送入外套管边撤出针芯 **9．三松固定**：松开止血带，嘱病人松拳，松开调节器。待液体滴入通畅，病人无不适后用无菌透明敷贴密闭式固定针眼及周围皮肤，透明胶贴固定，注明置管日期、时间及签名，胶布固定插入肝素帽内的输液器针头及输液管（图 5-56） **10．调节滴速**：根据该病人的年龄、病情和药物性质调节滴速为 60 滴 /min，操作后核对，告知病人注意保护使用留置针的肢体，尽量避免肢体下垂姿势，以免由于重力作用造成回血堵塞导管 **11．整理记录**：同头皮针静脉输液法 **12．巡视观察**：同头皮针静脉输液法 **13．注液封管**：关闭调节器，将盛有 2～5ml 封管液的注射器连接头皮针，脉冲式冲管，推至 0.5～1ml 时边推注边退针正压封管，夹闭留置针 **14．再次输液**：常规消毒肝素帽，将排尽空气的头皮针插入肝素帽，调好滴速即可 **15．拔针按压**：核对解释，揭胶布、敷贴，轻压穿刺点上方，关闭调节器，快速拔出套管针；按压至无出血，并告知注意事项	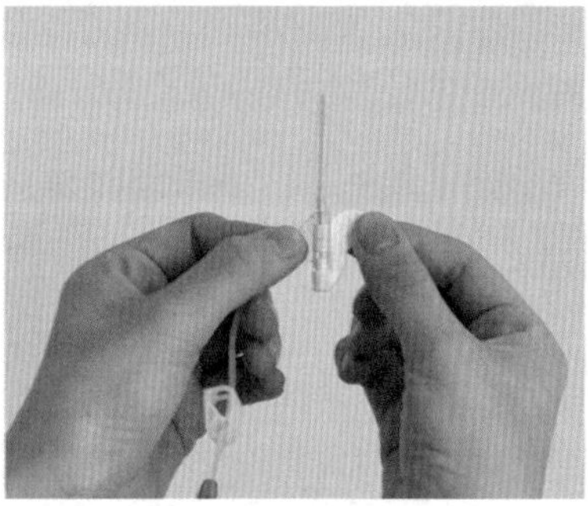 图 5-54　旋转针芯 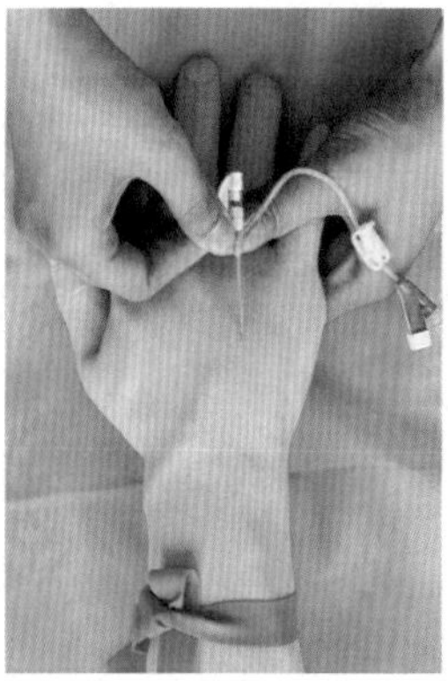 图 5-55　进针手法 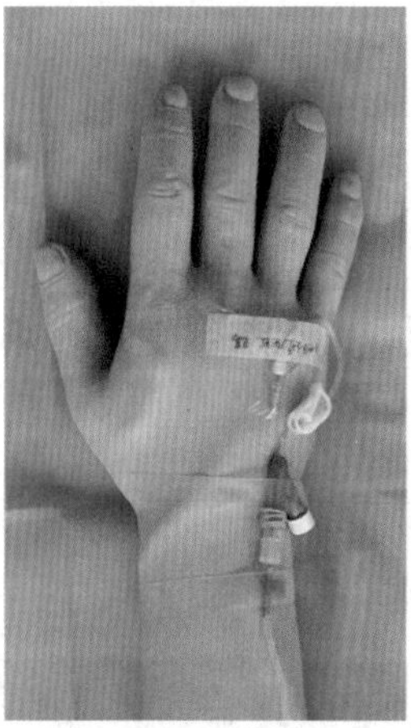 图 5-56　敷贴固定
操作后	**1．整理**：停止输液后协助病人取舒适体位，呼叫器放于易取处，整理床单位 **2．用物处理**：剪断输液管，头皮针、输液器针头置于锐器盒中，分类处理用物 **3．记录、签名**：洗手、摘口罩，记录输液停止时间、病人反应，签名	

二、简要操作流程图

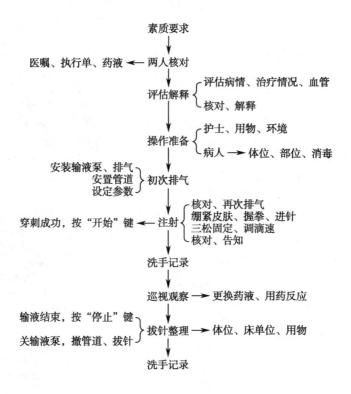

三、注意事项

1. 严格执行无菌操作及查对制度，预防感染及差错事故的发生。

2. 合理安排输液顺序，根据病情、年龄、药物性质确定输液的速度。一般成人 40～60 滴 /min，儿童 20～40 滴 /min。对年老体弱、婴幼儿、心、肺、肾功能不良者输液速度宜慢；输注刺激性较强的药物、高渗、含钾或升压药时输液速度宜慢；对严重脱水，心肺功能良好者可适当加快输液速度。

3. 对需要长期输液的病人，注意保护静脉，有计划地从远心端小静脉开始穿刺。宜选择粗、直、弹性好的静脉，避开静脉瓣和关节部位。

4. 输液前要排尽空气，输液过程中应加强巡视，及时更换输液瓶，密切观察输液情况和病人的反应。24h 连续输液者应每天更换输液器一次。

5. 输液泵使用过程中，不能随意打开输液泵门，如确实需要打开输液泵门，务必先关闭输液管调节器，严防药物快速输入引起不良反应。更换治疗作用不同的液体时应根据病情变化重新设置输液速度。

6. 严格掌握留置针保留时间，一般应 72～96h 更换一次。每次输液前后均应检查穿刺部位及静脉走行方向有无红、肿、热、痛及硬结，若局部肿胀，应立即拔针，局部冷敷，更换部位重新穿刺。输液滴注不畅可试抽回血，再用无菌生理盐水冲洗导管。如试抽无回血，冲洗有阻力，考虑导管阻塞，应拔出留置针，切不可强行推注以免造成栓塞。输液结束时，应注入 5～10ml 封管液（肝素液或生理盐水），防止发生血液凝固，堵塞输液管。

四、健康宣教

1. 向病人及家属解释输液目的、作用及注意事项,使用留置针输液应解释留置时间、费用情况等,以取得病人配合。

2. 告知病人及家属输液滴速是根据病人年龄、病情、药物性质设定的,请其输液过程中勿自行调节滴速。解释阿奇霉素用药过程病人可能会出现恶心、腹痛、腹泻等不良反应,滴注时间应不少于1h,如有任何不适,及时告知。

3. 指导病人平时注意保护留置针,保持穿刺部位干燥。有留置针的肢体只可缓慢活动,避免采取下垂姿势,以免重力作用造成回血阻塞针头。

【操作测评】

头皮针静脉输液技术操作评分标准

项目		项目总分	操作要求	标准分数	得分	备注
评估	病人情况	4	1. 核对、解释,嘱排尿排便 2. 评估病人病情、治疗情况、自理能力、局部血管情况	2 2		
计划	护士准备	5	1. 服装鞋帽整洁,举止端庄,洗手,戴口罩 2. 两人核对医嘱、输液执行单、瓶贴、签名	3 2		
	用物准备	2	用物准备齐全,放置合理	2		
	环境准备	2	1. 环境安静整洁、光线适宜 2. 台、车、盘清洁,摆放合理	1 1		
	病人准备	2	知情同意,已排大小便	2		
实施	核对	6	1. 核对输液执行单、床头卡、腕带 2. 检查药物质量 3. 备输液架、输液贴	2 2 2		
	初次排气	10	1. 消毒瓶塞、挂瓶 2. 初次排气手法正确 3. 茂菲滴管内液体适宜 4. 检查输液管无气泡	3 3 2 2		
	安置体位	6	1. 协助病人取舒适体位 2. 选择输液部位 3. 铺治疗巾	2 2 2		
	扎带消毒	8	1. 选择合适静脉 2. 消毒皮肤范围、方法正确 3. 止血带松紧、位置适宜	2 4 2		
	再次排气	6	1. 再次排气有少量药液滴出 2. 检查无气泡,取下护针帽	3 3		
	静脉穿刺	10	1. 再次核对 2. 握拳、进针手法、角度、深度适宜 3. 穿刺一次成功见回血	2 4 4		

续表

项目		项目总分	操作要求	标准分数	得分	备注
实施	三松固定	4	1. 松止血带,松拳,松调节器 2. 固定方法正确	2 2		
	调节滴速	6	1. 根据病人的年龄、病情和药物性质调速准确 2. 操作后核对 3. 告知注意事项	2 2 2		
	整理记录	6	1. 病人体位舒适,床单位整洁 2. 洗手、摘口罩正确 3. 记录输液执行单、巡视卡、输液瓶贴并签名	2 2 2		
	巡视观察	4	1. 加强巡视,及时更换 2. 观察病人反应	2 2		
	拔针按压	4	1. 核对解释 2. 拔针、按压手法、部位正确	2 2		
评价	操作质量	5	1. 操作熟练、动作连贯 2. 查对到位,操作无污染	2 3		
	操作时间	2	操作时间<15min	2		
	操作态度	5	态度严谨认真	5		
	指导病人	3	关爱病人,治疗性沟通有效	3		

静脉留置针输液技术操作评分标准

项目		项目总分	操作要求	标准分数	得分	备注
评估	病人情况	4	1. 核对、解释,嘱排尿排便 2. 评估病人病情、治疗情况、自理能力、局部血管情况	2 2		
计划	护士准备	5	1. 服装鞋帽整洁,举止端庄,洗手,戴口罩 2. 两人核对医嘱、输液执行单、瓶贴、签名	3 2		
	用物准备	2	用物准备齐全,放置合理	2		
	环境准备	2	1. 环境安静整洁、光线适宜 2. 台、车、盘清洁,摆放合理	1 1		
	病人准备	2	知情同意,已排大小便	2		
实施	核对	6	1. 核对输液执行单、床头卡、腕带 2. 检查药物质量 3. 备输液架、输液贴	2 2 2		
	初次排气	6	1. 消毒瓶塞、挂瓶 2. 初次排气手法正确	2 4		
	备留置针	4	1. 检查、取出、连接留置针方法正确 2. 检查输液管、留置针无气泡	2 2		

续表

项目		项目总分	操作要求	标准分数	得分	备注
实施	安置体位	4	1. 协助病人取舒适体位 2. 选择输液部位 3. 铺治疗巾	2 1 1		
	扎带消毒	8	1. 选择合适静脉 2. 消毒皮肤范围、方法正确 3. 止血带松紧、位置适宜	2 4 2		
	准备敷贴	2	1. 检查、打开敷贴方法正确 2. 准备胶布	1 1		
	再次排气	4	1. 松动外套管方法正确 2. 再次排气方法正确	2 2		
	静脉穿刺	8	1. 再次核对 2. 握拳、进针手法、角度、深度适宜 3. 穿刺一次成功见回血 4. 送套管撤针芯方法正确	2 2 2 2		
	三松固定	6	1. 松止血带,松拳,松调节器 2. 固定方法正确 3. 标注内容齐全	2 2 2		
	调节滴速	4	1. 根据病人的年龄、病情和药物性质调速准确 2. 操作后核对、告知注意事项	2 2		
	整理记录	6	1. 病人体位舒适,床单位整洁 2. 用物处理恰当 3. 洗手、摘口罩正确 4. 记录输液执行单、巡视卡、输液瓶贴并签名	2 1 1 2		
	巡视观察	2	1. 加强巡视, 及时更换 2. 观察病人反应	1 1		
	注液封管	4	1. 注射器与头皮针连接正确 2. 封管方法正确	2 2		
	再次输液	4	1. 消毒肝素帽方法正确 2. 输液头皮针插入肝素帽无污染	2 2		
	拔针按压	2	1. 揭胶布、敷贴动作轻柔 2. 拔针、按压手法、部位正确	1 1		
评价	操作质量	5	1. 操作熟练, 动作连贯 2. 查对到位, 操作无污染	2 3		
	操作时间	2	操作时间<15min	2		
	操作态度	5	态度严谨, 认真	5		
	指导病人	3	关爱病人,治疗性沟通有效	3		

实训 30　密闭式间接静脉输血

【导入情景】

郝先生,45 岁,因大量呕血 4h 入院。4h 前突发恶心、呕吐,呕出物为咖啡色胃内容物,量约 300ml,2h 前再次呕吐,呕出暗红色血状物约 1000ml。既往有乙肝病史 15 年,间歇性乏力、纳差 8 年。体格检查:T 37.5℃,P 118 次 /min,R 20 次 /min,BP 80/45mmHg,意识模糊,面色灰暗,巩膜黄染,颈部可见蜘蛛痣,心肺无异常,肝肋下未及,脾肋下 4cm,腹部可见腹壁浅静脉曲张,移动性浊音阳性。肝掌明显,双下肢凹陷性水肿。辅助检查:RBC $2.9×10^{12}$/L,Hb 60g/L,WBC $3.9×10^{9}$/L。入院诊断:上消化道大出血、肝硬化失代偿期。

思考问题:

医嘱:悬浮红细胞 4u ivdrip,st。如何为该病人实施静脉输血?

【护理评估】

静脉输血是将全血或成分血通过静脉输入体内,达到补充血容量、补充血红蛋白、补充血小板和凝血因子、补充白蛋白、补充抗体和补体的方法。

1. 健康史　评估病人病情、血型、输血史、不良反应史、治疗情况、自理能力等。

2. 身体状况　病人呕血 1300ml,有低血量休克、巩膜黄染、蜘蛛痣、腹壁浅静脉曲张、腹水、双下肢凹陷性水肿。既往有 15 年乙肝病史,乏力、纳差 8 年,血常规低于正常值。应选择粗直、管壁有弹性、充盈度好的静脉进行穿刺。

3. 心理社会状况　病人意识模糊,配合度低。

【主要用物】

同密闭式周围静脉输液法用物,将输液器改为一次性输血器(图 5-57),无菌生理盐水,血液制品(根据医嘱准备)、无菌手套

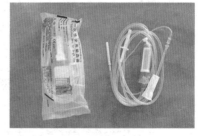

图 5-57　一次性输血器

【实施操作】

一、操作流程

简要流程	操作要点	图示
自身准备	1. **素质要求**:服装鞋帽整洁,举止端庄,语言流畅,态度和蔼 2. **两人核对**:医嘱、交叉配血报告单	
评估解释	1. **核对解释**:核对病人床号、姓名、腕带;解释输血目的、方法、注意事项,询问是否需要排尿排便,以取得配合 2. **评估病人**:评估病情、血型、输血史、不良反应史、自理能力、局部血管等情况	

简要流程	操作要点	图示
操作准备	1. **护士**：洗手，戴口罩 2. **用物**：备齐用物，两人核对交叉配血报告单、血袋标签（图5-58）：病人床号、姓名、性别、年龄、住院号、病区、血型、血袋号、血制品种类、剂量、交叉配血结果，共同查看血制品有效期、血液质量及输血装置是否完好，并签名 3. **环境**：整洁、宽敞、干燥、安全 4. **病人**：病人意识模糊，配合度低	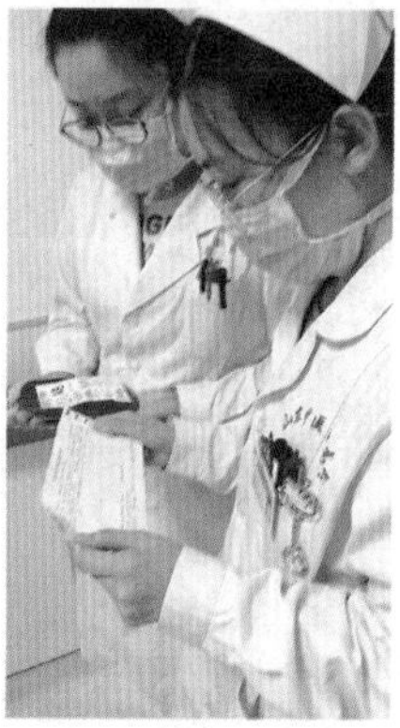 图 5-58　两人核对
操作过程	1. **核对病人**：两名护士携病历再次床旁"三查八对"，核对病人床号、姓名、性别、年龄、病案号、病区、血型等，确认与配血报告相符，再次检查血液质量，备输液架、输液贴 2. **输入盐水**：检查无菌生理盐水、输血器，按头皮针静脉输液法建立静脉通道，输入少量生理盐水 3. **输入血液**：戴手套，打开血袋封口，取出血袋，轻轻摇匀血袋内血液。常规消毒开口处塑料管（图5-59），将输血器插瓶针头从生理盐水瓶上拔出，刺入血袋塑料管内（图5-60），将血袋倒挂于输液架上 4. **调节滴速**：操作后核对，最初15min，滴速<20滴/min，告知病人注意事项。病人无不良反应，15min后根据年龄、病情滴速调节为50滴/min 5. **整理记录**：协助病人取舒适体位，放呼叫器于易取处，整理床单位。脱手套，洗手，摘口罩，记录输血开始时间、滴速、病人反应，签名 6. **巡视观察**：输血过程中加强巡视，观察病人生命体征及有无输血反应 7. **冲管拔针**：输血完毕，消毒无菌生理盐水瓶口，继续输入少量生理盐水，将输血器内的血液全部输入体内，拔针按压至无出血	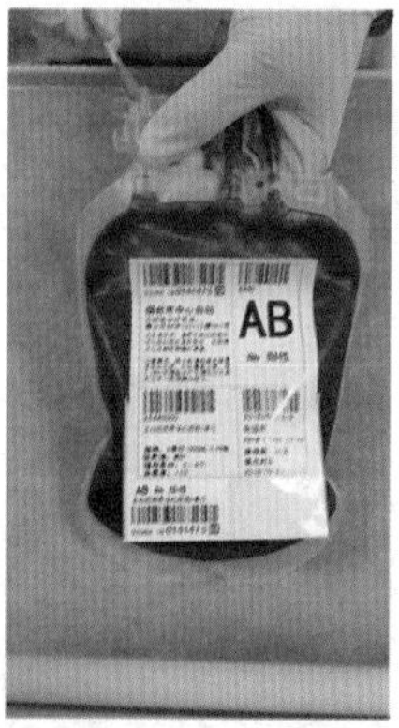 图 5-59　消毒塑料管 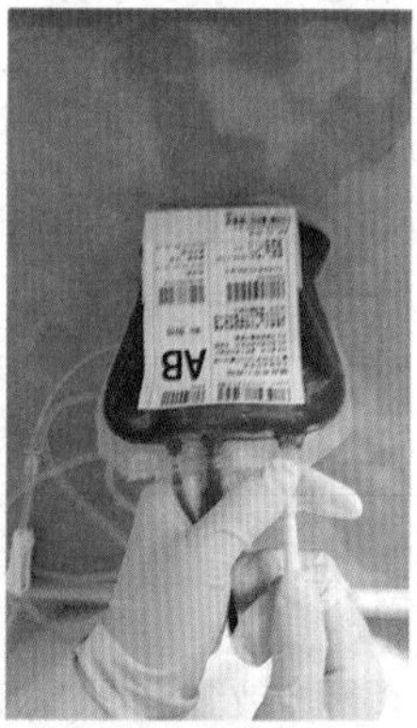 图 5-60　插入针头
操作后	1. **整理**：协助病人取舒适体位，呼叫器放于易取处，整理床单位 2. **用物处理**：剪断输血管，头皮针及输血器针头置于锐器盒中，分类处理用物，空血袋低温保存24h 3. **记录签名**：洗手、摘口罩，在输血记录单记录（输血时间、种类、血量、血型、血袋号、生命体征、有无输血反应）、签名，夹至病历	

二、简要操作流程图

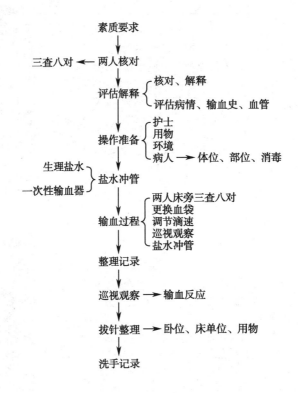

三、操作注意事项

1. 护士根据医嘱填写输血申请单，抽取静脉血标本 2ml，与输血申请单一起送血库，作血型鉴定和交叉配血试验。一次只为一位病人采集血标本，禁止同时采集两位及以上病人血标本，以免出现差错。静脉输全血、红细胞、血细胞、血小板必须做血型鉴定和交叉配血试验；输入血浆前只须做血型鉴定。

2. 严格遵循查对制度、无菌原则、标准预防原则，输血前应两人核对输血信息（三查八对）、检查血液质量，无误后才可输注。

3. 血制品中禁止加入任何药物，包括钙剂、高渗或低渗溶液，酸性或碱性药物。

4. 血制品不应加热，从血库取出后室温下放置 15～30min 再输入，放置时间不超过 30min，以防污染。

5. 输血起始速度宜慢，15min 内滴速应小于 20 滴/min，观察无不适后再根据病人病情、年龄及输注血制品的成分调节滴速。成人 40～60 滴/min，儿童酌减。

6. 输血前后及输入不同供血者的血液之间，应输入无菌生理盐水冲洗输血管道，以免发生不良反应。

7. 输血过程中应加强对病人生命体征的监测，如出现异常情况，应立即停止输血并保留剩余的血液及输血器具。

8. 1 个单位的全血或成分血应在 4h 内输完。用于输注全血、成分血或生物制剂的输血器宜 4h 更换一次。

四、健康宣教

1. 针对病人消耗性体质大量呕血后引起出现乏力、贫血等表现，护士应耐心解释输血的必要性、作用、方法，以取得病人的配合。同时加强巡视，采用多陪伴、分散注意力等方式缓解其紧张焦虑情绪反应。

2. 输血前护士应了解病人是否知道自己血型、有无输血史及输血不良反应，解释输血前后用生理盐水冲管的意义，告知输血开始 15min 内，滴速应小于 20 滴 /min 的目的，叮嘱病人及家属切勿自行调节滴速，告知病人输血时可能出现的不良反应，如有不适及时通知医护人员。

【操作测评】

密闭式间接静脉输血操作评分标准

项目		项目总分	操作要求	标准分数	得分	备注
评估	病人准备	2	1. 核对、解释，嘱排尿排便	1		
			2. 评估病人病情、血型、输血史、过敏史、局部血管情况	1		
计划	护士准备	3	1. 服装鞋帽整洁，举止端庄，洗手，戴口罩	2		
			2. 两人核对医嘱、交叉配血报告单	1		
	用物准备	6	1. 用物准备齐全，放置合理	2		
			2. 两人核对交叉配血报告单及血袋上标签（三查八对），检查血袋有效期、血液质量、输血装置是否完好，并签名	4		
	环境准备	2	1. 环境安静整洁、光线适宜	1		
			2. 盘、台、车清洁，摆放合理	1		
	病人准备	2	意识模糊，配合度低	2		
实施	核对	5	1. 床旁两人三查八对，确定病人、血型、血液质量无误	3		
			2. 备输液架、输液贴	2		
	输入盐水	15	1. 病人体位舒适、正确	2		
			2. 排气方法正确，不浪费药液	2		
			3. 消毒、扎止血带方法正确	4		
			4. 按头皮针输液法穿刺成功	4		
			5. 输入少量生理盐水冲洗管路	3		
	输入血液	15	1. 轻轻摇匀血液	2		
			2. 戴手套方法正确	5		
			3. 常规消毒开口处胶管	4		
			4. 拔出输血器的粗针头，刺入已消毒塑料管中点，无污染	2		
			5. 将血袋倒挂于输液架	2		

续表

项目		项目总分	操作要求	标准分数	得分	备注
实施	调节滴速	10	1. 操作后核对 2. 调节滴速,开始<20滴/min 3. 告知注意事项 4. 病人无不适,15min后滴速调至50滴/min(口述)	2 3 2 3		
	整理记录	10	1. 病人体位舒适,床单位整洁 2. 用物处理恰当 3. 脱手套方法正确 4. 洗手,摘口罩 5. 记录方法正确	2 2 2 2 2		
	巡视观察	5	1. 加强巡视,及时更换 2. 输血过程严密监测	3 2		
	冲管拔针	10	1. 消毒瓶塞方法正确 2. 输血完毕再输入生理盐水方法正确 3. 拔针按压手法正确,无出血 4. 记录方法准确(记录输血时间、种类、剂量、血型、血袋号、生命体征、有无输血反应),签名 5. 空血袋低温保存24h(口述)	2 2 2 2 2		
评价	操作质量	5	1. 操作熟练、正确、动作连贯 2. 查对到位,操作无污染	2 3		
	操作时间	2	操作时间<15min	2		
	操作态度	5	态度严谨,认真	5		
	指导病人	3	关爱病人,治疗性沟通有效	3		

实训31 雾 化 吸 入

【导入情景】

李某,男,60岁。冠心病行冠脉搭桥手术后第3d,神志清,痰多黏稠,不易咳出,半流质饮食。查体:T 37.6℃,P 85次/min,R 20次/min,BP 110/70mmHg。肺部听诊可闻及湿啰音,胸骨角两侧有明显痰鸣音。胸部X线示肺纹理增粗、紊乱。初步诊断:肺炎。医嘱:生理盐水10ml+硫酸特布他林5mg+布地奈德混悬液2ml,超声雾化吸入,bid。

【护理评估】

雾化吸入法是采用雾化装置将药液以气雾状喷出,由呼吸道吸入,可治疗呼吸道感染,解除支气管痉挛,稀释痰液,减轻呼吸道黏膜水肿。

1. **健康史** 病人有冠心病史、既往无肺部疾病史。

2. **身体状况** 李某冠脉搭桥术后3d,痰液黏稠、不易咳出,肺部湿啰音

3. **心理社会状况** 李某神志清楚,病人及家属对雾化吸入理解并愿意配合。

【主要用物】

治疗车、药液、注射器、免洗手消毒剂、生活垃圾桶和医疗垃圾桶。超声雾化吸入用物另备超声雾化吸入器、无菌方盘、治疗巾、冷蒸馏水；氧气雾化吸入用物另备氧气雾化吸入器、氧气装置一套。

【实施操作】

ER-5-24　超声雾化
吸入（视频）

一、操作流程

（1）超声雾化吸入

简要流程	操作要点	图示
护士准备	1. **素质要求**：服装鞋帽整洁，举止端庄，语言流畅，态度和蔼 2. **核对**：双人核对医嘱和执行单	
评估解释	1. **核对解释**：核对病人床号、姓名、腕带；解释操作目的、方法、注意事项，以取得配合 2. **评估病人**：意识状态、自理能力、认知合作程度；呼吸道通畅情况（有无感染、痉挛、痰液、黏膜水肿）	
操作准备	1. **护士**：工作服整洁，洗手，戴口罩 2. **用物** （1）**检查**：雾化吸入器主机及附件，保证性能良好（图5-61） （2）**加水**：水槽内加冷蒸馏水至水位线，浸没雾化罐底部的透声膜 （3）**加药**：按医嘱加药液（图5-62） （4）**连接**：正确连接螺纹管、口含嘴或面罩 3. **环境**：干净整洁、温湿度适宜 4. **病人**：取舒适卧位	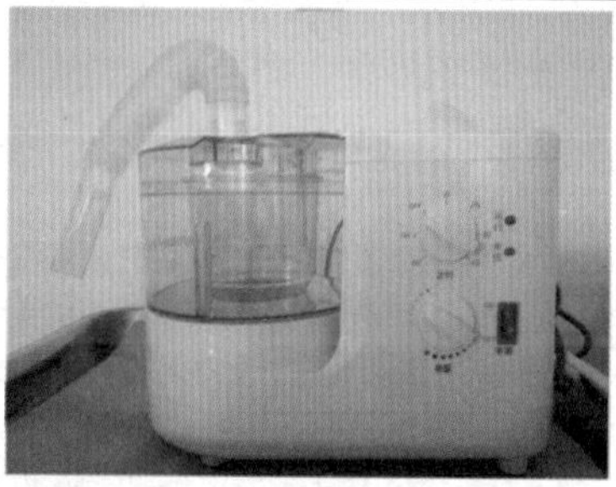 图5-61　超声雾化机 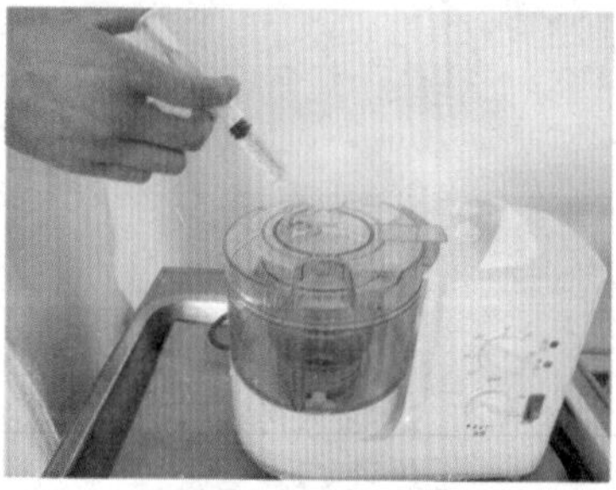 图5-62　加药液
操作过程	1. **核对**：床号、姓名、腕带 2. **通电**：先接通电源，再打开雾化开关 3. **定时**：调节定时开关15～20min 4. **调节雾量**：根据病人情况调节雾量开关 5. **吸入**：将口含嘴（图5-63）放病人口中（或面罩），嘱病人闭口做深呼吸。 6. **观察**：吸入药液后病人反应及效果 7. **取下口含嘴**（或面罩）	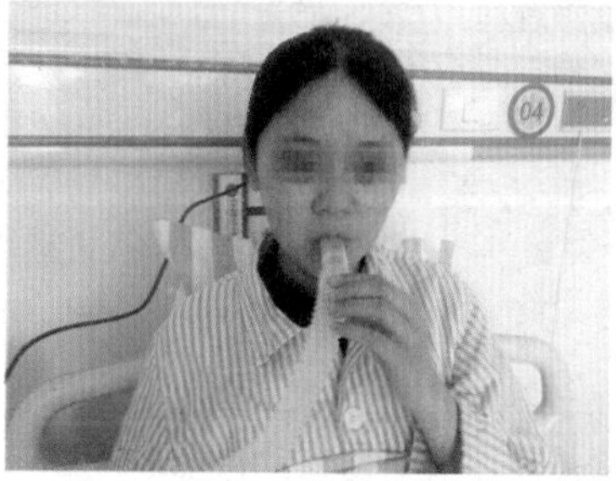 图5-63　吸入方法

简要流程	操作要点	图示
操作过程	**8. 先关闭雾化开关,再关电源开关** **9. 安置病人**:协助病人漱口、擦净面部,取舒适体位,协助排痰,观察雾化效果,向其交代注意事项	
操作后	**1. 用物处理** (1)雾化器:放出水槽内余水并擦干 (2)口含嘴、雾化罐、螺纹管浸泡消毒 1h,洗净晾干,备用 **2. 洗手、摘口罩、记录**	

（2）氧气雾化吸入

简要流程	操作要点	图示
护士准备	同超声雾化吸入	
评估解释	同超声雾化吸入	
操作准备	**1. 护士**:工作服整洁,洗手,戴口罩 **2. 用物**:备齐用物、药液(图 5-64) **3. 环境**:干净整洁、用氧安全、无明火、高温及易燃品 **4. 病人**:体位舒适,协助病人漱口	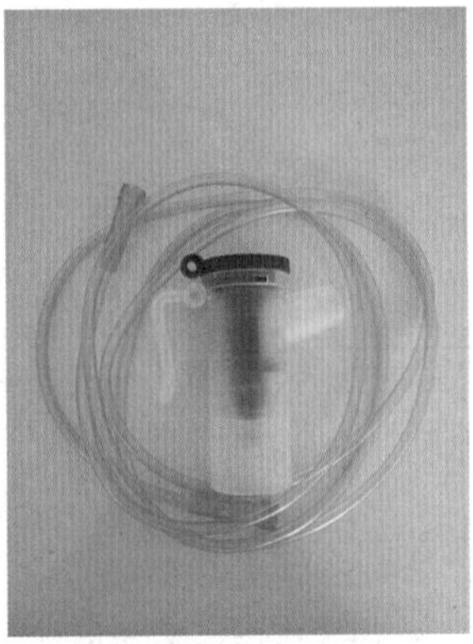 图 5-64　氧气雾化器
操作过程	**1. 核对**:床号、姓名、腕带 **2. 注入药液**:将配制好的药液注入氧气雾化器内,旋紧 **3. 连接氧气**:连接氧气,调节氧流量 6～8L/min(图 5-65) **4. 吸入、观察**:方法同超声雾化吸入 **5. 关闭氧气**:治疗毕,先撤雾化器,再关闭氧气 **6. 安置病人**:协助病人漱口、擦净面部,安置舒适体位,协助排痰,观察雾化效果,向其交代注意事项	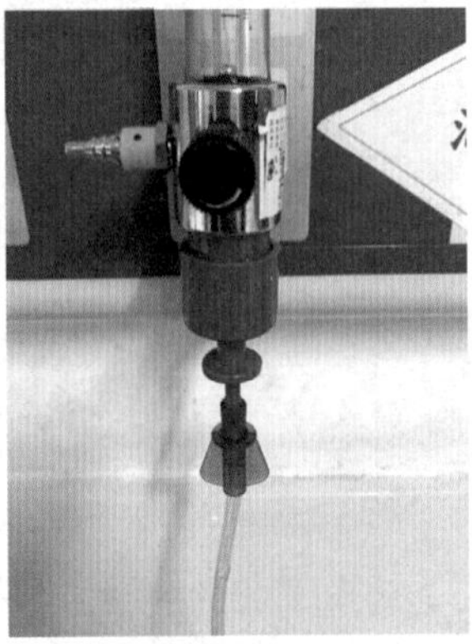 图 5-65　连接氧气
操作后	**1. 用物处理**:消毒清洁后放入备用袋,专人专用 **2. 洗手、摘口罩、记录**	

二、简要操作流程图

（1）超声雾化吸入

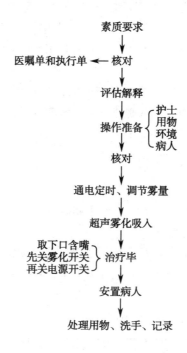

素质要求

医嘱单和执行单 ◄— 核对

评估解释

操作准备 { 护士 用物 环境 病人 }

核对

通电定时、调节雾量

超声雾化吸入

取下口含嘴
先关雾化开关 } 治疗毕
再关电源开关

安置病人

处理用物、洗手、记录

（2）氧气雾化吸入

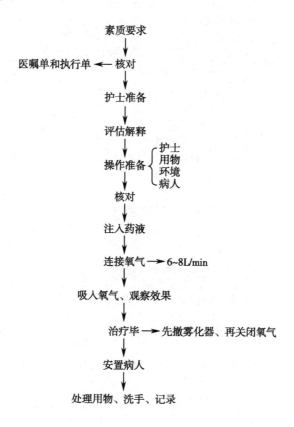

素质要求

医嘱单和执行单 ◄— 核对

护士准备

评估解释

操作准备 { 护士 用物 环境 病人 }

核对

注入药液

连接氧气 —► 6~8L/min

吸入氧气、观察效果

治疗毕 —► 先撤雾化器、再关闭氧气

安置病人

处理用物、洗手、记录

三、注意事项

1. 严格执行查对制度,严格遵循安全用氧原则。

2. 示范并指导病人紧闭口唇,用嘴深吸气、用鼻深呼气,使药液充分达到支气管和肺内。

3. 氧气雾化时湿化瓶内勿加水,以免液体进入雾化器内使药液稀释。

4. 雾化结束后雾化器、口含嘴、螺纹管等一人一用,不交叉使用。

5. 超声雾化吸入机性能良好:

(1) 操作轻稳,防止晶体换能器和透声膜损坏。

(2) 水槽和雾化罐内切忌加温水或热水,水温超过50℃时应关机换蒸馏水。

(3) 水槽内保证足够的水量,无水不可开机。

(4) 超声雾化机连续使用时,应间歇 30min。

四、健康宣教

1. 解释操作目的及注意事项　向病人及家属解释雾化吸入可以稀释痰液,利于痰液的咳出,有效的缓解肺部疾病的症状。

2. 雾化吸入知识指导　向病人及家属讲解有效的雾化呼吸方法,指导病人紧闭口唇,用嘴深吸气、用鼻深呼气,利于药液充分达到支气管和肺内。

【操作测评】

(一)超声雾化吸入技术操作评分标准

项目		项目总分	操作要求	标准分数	得分	备注
评估	病人准备	5	1. 核对信息正确,解释并指导有效呼吸的方法	2		
			2. 评估病情、意识状态、自理能力、认知合作程度;呼吸道通畅情况	3		
计划	护士准备	2	着装整洁、洗手、戴口罩	2		
	用物准备	4	1. 雾化吸入器主机及附件性能良好,连接正确	1		
			2. 水槽内水量、水温正确	1		
			3. 正确配制药液并放于雾化罐中	1		
			4. 正确连接口含嘴、螺纹管或面罩	1		
	环境准备	2	干净整洁、温湿度适宜	2		
	病人准备	2	取舒适卧位	2		
实施	超声雾化	55	1. 核对信息准确	5		
			2. 通电前关闭所有开关	5		
			3. 定时准确	5		
			4. 雾量调节准确	5		
			5. 雾化时口含嘴(面罩)放置正确	5		
			6. 病人配合治疗、吸入有效	10		
			7. 取下口含嘴	5		
			8. 关机步骤正确(先关雾化开关、后关电源开关)	5		
			9. 安置病人:擦净面部、协助漱口、排痰	5		
			10. 协助病人取舒适体位、整理床单位	5		

续表

项目		项目总分	操作要求	标准分数	得分	备注
实施	操作后	15	1. 整理用物、雾化装置,消毒 - 清洁 - 晾干备用	5		
			2. 洗手、摘口罩	5		
			3. 记录雾化时间、效果准确	5		
评价	操作质量	6	1. 动作轻巧、操作熟练准确	3		
			2. 雾化吸入效果好、病人感觉舒适、不疲劳、无不良反应	3		
	操作时间	3	操作时间<20min	3		
	操作态度	2	态度严谨,认真	2		
	指导病人	4	护患沟通良好,能对病人进行正确指导,关爱病人	4		

(二)氧气雾化吸入技术操作评分标准

项目		项目总分	操作要求	标准分数	得分	备注
评估	病人准备	5	1. 核对信息正确,解释并指导深呼吸的方法	2		
			2. 评估病情、意识状态、自理能力、认知合作程度;呼吸道通畅情况	3		
计划	护士准备	2	着装整洁、洗手、戴口罩	2		
	用物准备	4	1. 正确配制药液,向药杯内注入配好的药液	2		
			2. 用物准备齐全	2		
	环境准备	2	干净整洁、用氧安全、无明火、高温及易燃品	2		
	病人准备	2	取舒适卧位、协助病人漱口	2		
实施	氧气雾化	55	1. 核对信息准确	5		
			2. 注入药液	5		
			3. 连接氧气:雾化器的接气口连接氧气,调节氧流量6～8L/min	10		
			4. 病人配合治疗,吸入有效	10		
			5. 吸入完毕,先取出雾化器,再关闭氧气开关	10		
			6. 安置病人:擦净面部、协助漱口、排痰	10		
			7. 协助病人取舒适体位、整理床单位	5		
	操作后	15	1. 整理用物,雾化器消毒 - 清洁 - 晾干备用	5		
			2. 洗手、摘口罩	5		
			3. 记录准确	5		
评价	操作质量	6	1. 动作轻巧、操作熟练准确	3		
			2. 雾化吸入效果好、病人感觉舒适、不疲劳、无不良反应	3		
	操作时间	3	操作时间<15min	3		
	操作态度	2	态度严谨,认真	2		
	指导病人	4	护患沟通良好,能对病人进行正确指导,关爱病人	4		

实训 32　青霉素皮试液的配制

【导入情景】

李某,30 岁,因发热、咳嗽、咽喉肿痛 2d 于夜间来急诊科就诊。医生诊断为"上呼吸道感染",医嘱:0.9% 氯化钠注射液 250ml+ 氟氯西林钠 2g,ivgtt,bid;青霉素皮试,st。

【护理评估】

青霉素过敏者任何给药途径(如注射、口服、外用等)、任何剂量、任何类型的制剂均可发生过敏反应,故在使用各种类型的青霉素制剂前均须做过敏试验。

1. 健康史　李某既往无青霉素用药史、过敏史、家族史。

2. 身体状况　李某发热就诊,已就餐,前臂皮肤完好。

3. 心理社会状况　李某神志清楚,对青霉素皮试能理解并配合。

【主要用物】

治疗车上层:治疗盘、注射用青霉素钠(80 万单位)、10ml 注射用生理盐水、无菌注射器(1ml、5ml)、1ml 无菌针头、0.1% 盐酸肾上腺素 1 支备用、75% 乙醇、棉签、砂轮、弯盘、免洗手消毒剂;治疗车下层:医疗垃圾桶、生活垃圾桶、锐器盒。

【实施操作】

ER-5-25　青霉素皮试液的配制(视频)　　ER-5-26　青霉素皮试液的配制 1(视频)　　ER-5-27　青霉素皮试液的配制 2(视频)

一、操作流程

简要流程	操作要点	图示
护士准备	1. **素质要求**:服装鞋帽整洁 2. **核对**:两人核对医嘱和执行单,签名	
评估解释	1. **核对解释**:核对病人床号、姓名、腕带;解释操作目的、方法、注意事项,以取得配合 2. **评估病人**:评估病人用药史、过敏史、家族史、进食情况及注射部位皮肤情况	
操作准备	1. **护士**:工作服整洁,洗手,戴口罩 2. **用物**:备齐用物,放置合理(图 5-66) 3. **环境**:环境整洁,符合无菌操作要求,光线适中 4. **病人**:体位舒适	图 5-66　用物

简要流程	操作要点	图示
操作过程	**1. 核对、检查药物**：核对并检查青霉素钠、生理盐水、无菌注射器的包装、质量、有效期（图5-67） **2. 消毒密封瓶** **3. 溶解药液**：用5ml无菌注射器吸取生理盐水4ml，注入青霉素钠（80万U）密封瓶中摇匀（每毫升溶液含青霉素20万U）（图5-68） **4. 稀释药液**：用1ml注射器配皮试液 （1）取上液0.1ml+生理盐水0.9ml，摇匀（每毫升溶液含青霉素钠2万U）（图5-69） （2）推剩上液0.1ml+生理盐水0.9ml，摇匀（每毫升溶液含青霉素钠2000U）（图5-70） （3）推剩上液0.1~0.25ml+生理盐水0.9~0.75ml，摇匀（每毫升溶液含青霉素钠200~500U） **5. 标识备用**：更换1ml针头，标注名称、配制日期、时间，放于无菌盘内备用	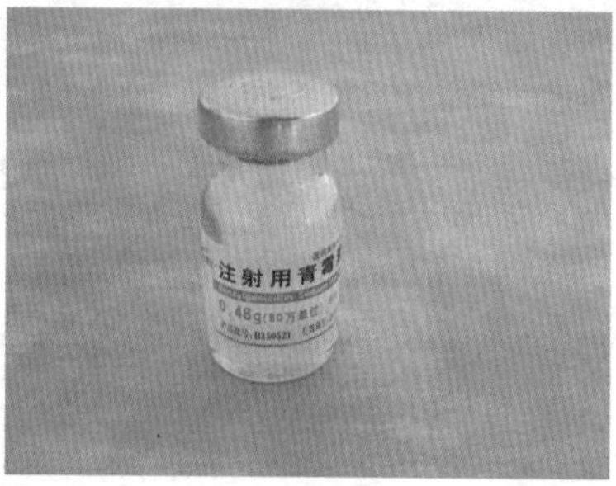 图5-67　青霉素 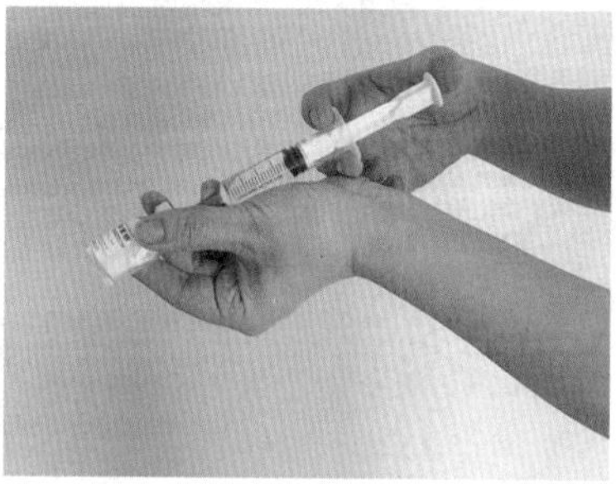 图5-68　溶解青霉素 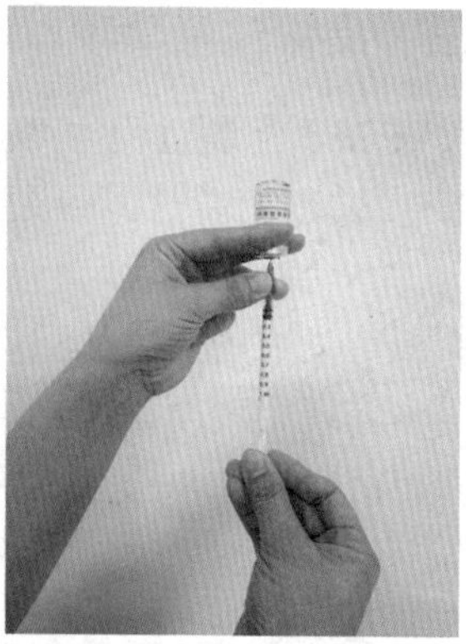 图5-69　抽取青霉素 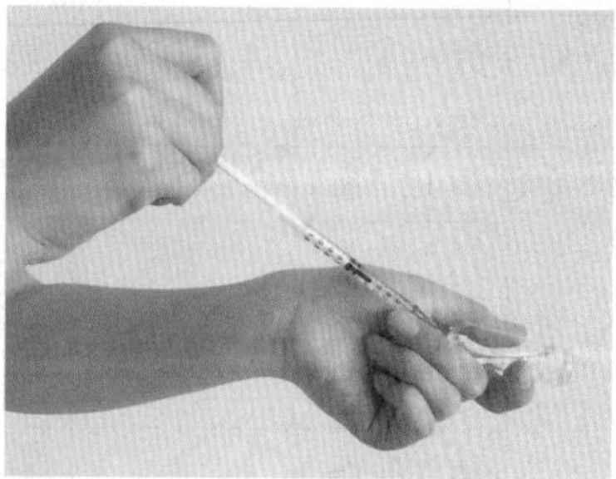 图5-70　稀释青霉素
操作后	**1. 用物处理**：整理用物、垃圾分类处理 **2. 洗手、摘口罩**	

二、简要操作流程图

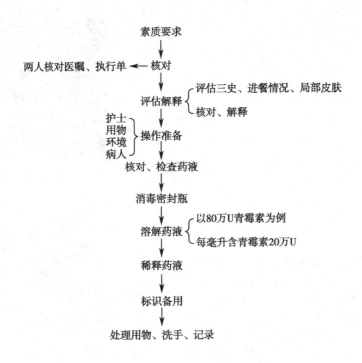

素质要求

两人核对医嘱、执行单 ← 核对

评估解释 { 评估三史、进餐情况、局部皮肤

核对、解释

护士
用物
环境   操作准备
病人

核对、检查药液

消毒密封瓶

溶解药液 { 以80万U青霉素为例

每毫升含青霉素20万U

稀释药液

标识备用

处理用物、洗手、记录

三、操作注意事项

1. 皮试液配制过程中严格执行查对制度、遵循无菌技术原则。

2. 皮试液配制时,抽吸药液量准确,每次抽吸后应充分混匀,以确保试验液浓度的准确性。

3. 配制好的皮试液极不稳定,放置过久可引起效价降低,分解产生致敏物质,因此,使用青霉素应现用现配。配制试验液或溶解青霉素的生理盐水应专用。

【操作测评】

青霉素皮试液的配制操作评分标准

项目		项目总分	操作要求	标准分数	得分	备注
评估	病人情况	7	1. 评估病人三史、进食情况正确 2. 评估病人注射部位皮肤情况 3. 核对解释	3 2 2		
计划	护士准备	2	洗手、戴口罩正确	2		
	用物准备	2	准备齐全、放置合理	2		
	环境准备	2	环境整洁,符合无菌操作要求,光线适中	2		
	病人准备	2	体位舒适	2		
实施	配皮试液	60	1. 核对、检查药物全面、正确 2. 消毒密封瓶方法正确;选择注射器、针头正确	10 10		

续表

项目		项目总分	操作要求	标准分数	得分	备注
实施	配皮试液	60	3. 溶解药液：抽吸药液、摇匀药液方法正确	10		
			4. 稀释药液：稀释药液步骤、方法正确，排气方法正确			
			（1）取上液 0.1ml+ 生理盐水 0.9ml，摇匀	10		
			（2）推剩上液 0.1ml+ 生理盐水 0.9ml，摇匀	10		
			（3）推剩上液 0.1~0.25ml+ 生理盐水 0.9~0.75ml，摇匀	10		
	标识备用	10	1. 更换 1ml 针头	5		
			2. 标注溶液名称、配制日期、时间，放无菌盘内备用	5		
评价	操作质量	7	1. 操作熟练、正确、动作连贯	3		
			2. 无菌原则强、操作无污染	4		
	操作时间	5	操作时间<5min	5		
	操作态度	3	态度严谨、认真	3		

情景考核一

钱某，女，38 岁，初中文化，农民。2 周前做农活时，生锈铁钉扎破足底，未就医，自行拔除铁钉，简单消毒后包扎。3d 前晚饭时感觉下颌关节不利，疑似下颌关节脱臼，不以为意。1d 前因全身肌肉抽搐、疼痛，腰背部明显，夜间出现呼吸困难、张口困难，颈项强直，紧急入院。急诊给予头胸腹 CT 检查及多科会诊后，初步诊断：破伤风。入院查体：T 36℃，P 102 次 /min，R28 次 /min，BP 130/80mmHg，平卧位，表情痛苦，言语不利，急性病容，意识模糊，查体不合作，呼吸急促，瞳孔等大等圆，对光反射灵敏。医嘱：破伤风抗毒素注射液 1500IU，IM，st；氯丙嗪 50mg，IM，q6h；3% 过氧化氢溶液冲洗伤口，保持引流通畅。

ER-5-28　情景考核一
（文档）

1. 目前病人存在的主要护理诊断 / 问题有哪些？
2. 结合病人首优护理问题，提出相应的护理措施。
3. 考核项目：皮内注射、肌内注射。

情景考核二

白某，男，18 岁。收到大学录取通知书后和同学庆祝，饮用大量啤酒后又淋雨受寒，后感浑身无力，头痛，发冷，痰中带血，来院就诊。经血常规、X 线片、痰涂片检查显示大叶性肺炎。遵医嘱用青霉素治疗。皮试结果为阴性，第 1d 用药也无反应。第 2d 用药后 3min，突然出现胸闷气急、面色苍白、出冷汗，P 120 次 /min，BP 48/30mmHg，病人恐惧异常、有濒死感、神志清楚。医嘱：0.1% 盐酸肾上腺素 0.5ml，IH，st；地塞米松 10mg，IV，st。

ER-5-29　情景考核二
（文档）

1. 目前病人存在的主要护理诊断/问题有哪些?

2. 结合病人首优护理问题,提出相应的护理措施。

3. 考核项目:皮下注射、静脉注射。

情景考核三

刘先生,58岁,机关干部。与人发生争吵后突发头痛、眩晕、呕吐、心悸、视物模糊入院。既往有高血压病史5年,平时血压约180/105mmHg。体格检查:T 37℃,P 110次/min,R 28次/min,BP 250/140mmHg,意识模糊、烦躁不安,两肺无异常,心界向左下移位,心尖搏动在左锁骨中线外1.5cm第6肋间,心尖区可闻及3/6级收缩期杂音。辅助检查:颅脑CT未见明显出血及梗死灶。临床诊断:高血压危象。医嘱:5% GS 250ml+ 硝普钠50mg输液泵滴入,测血压10min一次。

ER-5-30 情景考核三
(文档)

1. 目前病人存在的主要护理诊断/问题有哪些?

2. 结合病人首优护理问题,提出相应的护理措施。

3. 考核项目:输液泵静脉输液技术。

情景考核四

张先生,39岁,以寒战、高热、咳嗽、胸痛3d入院。3d前淋雨后突发寒战、高热伴头痛。次日出现咳嗽、咳痰,深呼吸和咳嗽时右上胸部刺痛,在社区诊所治疗未见好转。昨日咳嗽、胸痛加剧,咳出铁锈色痰液。体格检查:T 39.8℃,P 110次/min,R 30次/min,BP 120/80mmHg。急性病容,右上肺触诊语颤增强,叩诊呈浊音,听诊可闻及支气管呼吸音和少量湿啰音。心率110次/min,律齐,未闻及杂音。腹软,无压痛,双下肢无水肿。辅助检查:X线胸片显示右上肺野大片致密阴影,呈肺叶分布。血常规:WBC $18.0×10^9$/L,中性粒细胞88%。临床诊断:大叶性肺炎。医嘱:生理盐水100ml+注射用头孢唑肟2.0g,ivdrip q12h,请为该病人实施头皮针静脉输液。

ER-5-31 情景考核四
(文档)

1. 目前病人存在的主要护理诊断/问题有哪些?

2. 结合病人首优护理问题,提出相应的护理措施。

3. 考核项目:皮试液配制、皮内注射、头皮针静脉输液技术。

情景考核五

刘某,68岁,患慢性支气管炎10年,1周前受凉后,咳嗽咳痰加重,痰液黏稠、不易咳出,稍活动后即感到胸闷、气喘、乏力。查体:T 39.2℃,P 88次/min,R 26次/min,BP 128/90mmHg. 病人焦虑。医嘱:0.9% 氯化钠250ml+青霉素160万 U/ivgtt,bid;0.9%氯化钠30ml+ 盐酸溴环己胺醇30mg/雾化吸入,bid;青霉素皮试,st。

ER-5-32 情景考核五
(文档)

1. 目前病人存在的主要护理诊断/问题有哪些?

2. 结合病人首优护理问题,提出相应的护理措施。

3. 考核项目:皮内注射、密闭式静脉输液、雾化吸入、青霉素皮试液的配制。

情景考核六

谢某，70岁，咳嗽、咳脓痰一周，诊断为"肺部感染"入院。查体：T 39.5℃，P 115次/min，R 24次/min。医嘱：0.9%氯化钠100ml+青霉素320万U，ivgtt，q12h；0.9%氯化钠10ml+庆大霉素8万U+α-糜蛋白酶1支，雾化吸入，bid；青霉素皮试，st。皮试5min后，病人出现胸闷、气急并伴有濒死感，皮肤瘙痒，面色苍白，出冷汗，脉搏细速，血压：65/45mmHg，烦躁不安、恐惧。遵医嘱给予0.1%盐酸肾上腺素1ml，IH，st。

ER-5-33　情景考核六
（文档）

1. 目前病人存在的主要护理诊断/问题有哪些？

2. 结合病人首优护理问题，提出相应的护理措施。

3. 考核项目：皮内注射、皮下注射、密闭式静脉输液、雾化吸入、青霉素皮试液的配制。

第六章
外科常用护理技能

ER-6-1　外科常用
护理技能（课件）

实训33　外科手消毒

【导入情景】

于某，男，30岁。因转移性右下腹痛8h来院。病人神志清楚，痛苦面容，右下腹压痛。查体：T 38.2℃，P 90次/min，R 18次/min，BP 110/70mmHg。神志清，心肺无异常。右下腹麦氏点压痛，无反跳痛。肝脾肋下未扪及。移动性浊音（－）。血常规示：白细胞计数15.0×10⁹/L，中性粒细胞计数5.0×10⁹/L。诊断为急性阑尾炎，拟行急症手术，手术室护士在上台手术前应怎样进行外科手消毒？

【操作目的】

去除手及手臂皮肤上的细菌，为上台手术做好准备。

【主要用物】

无菌软毛刷、无菌小毛巾、刷手液（消毒肥皂水等），消毒液（灭菌王、0.5%碘伏等）、洗手设备、污物袋等。

【实施操作】

ER-6-2　外科手消毒
（视频）

一、操作流程

简要流程	操作要点	图示
护士准备	**素质要求：**服装鞋帽整洁，认真严谨，干练敏捷	

续表

简要流程	操作要点	图示
评估解释	**评估:** 刷手池的类型及使用方法,毛刷、小毛巾是否经消毒灭菌处理、放置是否合理,手臂清洁液、消毒液是否充足,水温是否适宜	
操作准备	**1. 护士:** 着装整洁,戴圆帽,戴口罩,摘下首饰、手表,修剪指甲,戴好口罩、帽子,卷袖过肘 15cm 以上(图6-1) **2. 用物:** 备齐用物(无菌软毛刷、无菌小毛巾、刷手液、消毒液、洗手设备、污物袋等)放置合理 **3. 环境:** 刷手间、手术室用物摆放整齐,符合要求,水温、室温适宜,光线充足	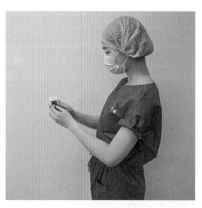 图 6-1 着装整齐
操作过程	**1. 清洁** **(1)刷手法:** 无菌毛刷蘸肥皂水,交替刷洗双手至肘上 10cm,时间为 3min。顺序为指尖、指腹、手心、手背、指缝、关节、手臂。流水冲静(图6-2) **(2)揉搓法:** 专用洗手液 3-5ml,揉搓清洗双手至肘上 10cm,时间为 3min。顺序同刷手法。流水冲静(图6-3)	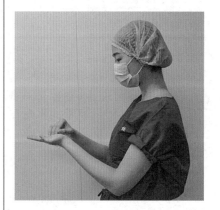 图 6-2 刷手法 图 6-3 揉搓法

简要流程	操作要点	图示
操作过程	**2. 擦干** （1）取两条无菌小毛巾,擦干双手（图 6-4） （2）分别擦干手腕至肘上 10cm **3. 消毒** 取消毒液 3～5ml 仔细揉擦,方法同洗手,时间为 3min（图 6-5）	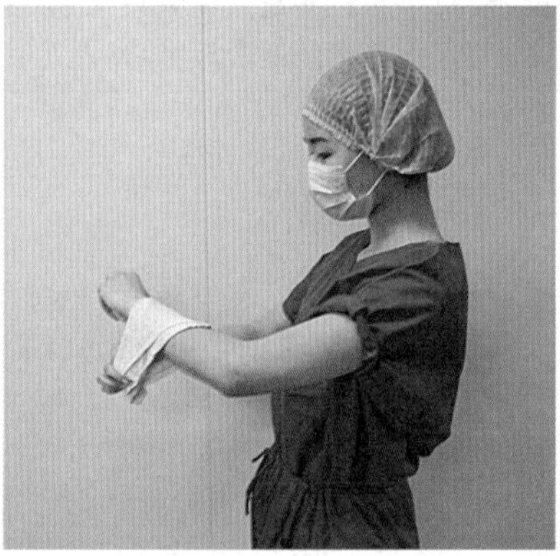 图 6-4　擦干 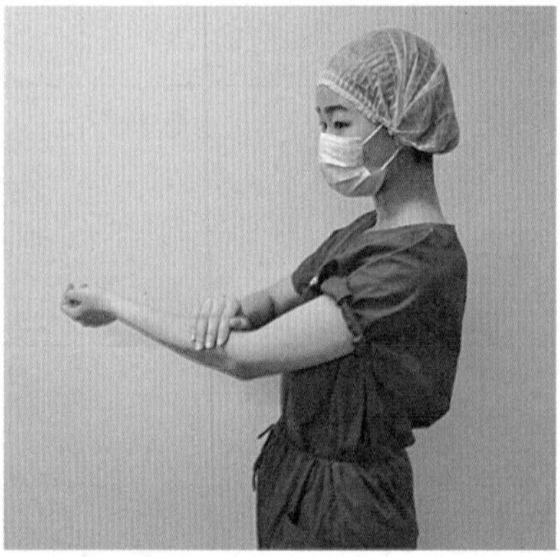 图 6-5　消毒
操作后	**1.** 双手呈拱手姿势,不得随意触碰别处（图 6-6） **2.** 进入限制区手术间,进行下一步操作	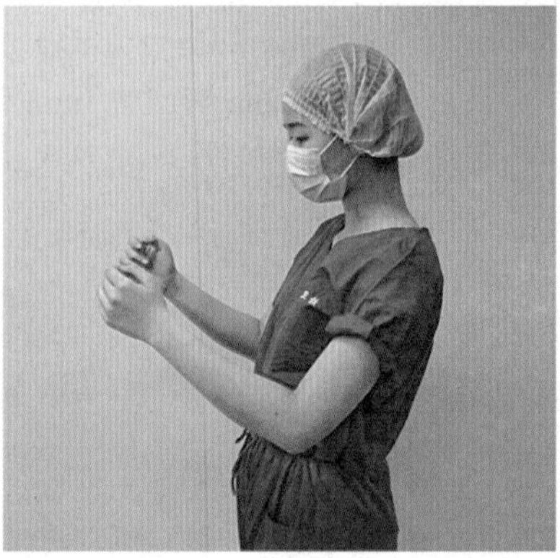 图 6-6　拱手姿势

二、简要操作流程图

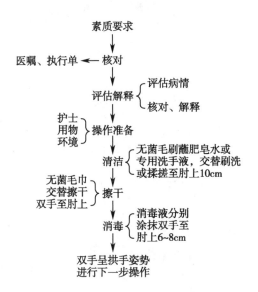

素质要求
↓
医嘱、执行单 ← 核对
↓
评估解释 ⎰ 评估病情
　　　　　 ⎱ 核对、解释
↓
护士
用物 ⎱ 操作准备
环境
↓
清洁 ⎰ 无菌毛刷蘸肥皂水或
　　　 ⎨ 专用洗手液，交替刷洗
　　　 ⎩ 或揉搓至肘上10cm
↓
无菌毛巾
交替擦干 ⎱ 擦干
双手至肘上
↓
消毒 ⎰ 消毒液分别
　　　 ⎨ 涂抹双手至
　　　 ⎩ 肘上6~8cm
↓
双手呈拱手姿势
进行下一步操作

三、注意事项

1. 洗手时衣袖挽至上臂中部以上、衣摆扎入裤腰内，自身衣服不得外露；裤管平脚踝并用束带扎紧，口罩系带跨过耳朵上下扎于枕后，不可挂耳上。

2. 刷手范围由指尖至肘上10cm，刷手方向由指尖至肘，不可来回刷，两手臂同一部位交替向上，不可刷完一侧再刷另一侧。流水冲洗时，污水应从肘部流下，注意保持洗手衣裤干燥。

3. 擦干手臂时，小毛巾的每一面只擦手臂的一个部位；折成三角形后，齐边向上，螺旋向上擦干手臂且不可触及洗手衣，擦至肘部的毛巾不可返回至手，有条件时最好用烘干机烘干手臂。

四、健康宣教

1. 告知护士严格落实手消毒的制度。
2. 告知护士认真执行手消毒操作流程。

【操作测评】

外科手消毒操作评分标准

项目		项目总分	操作要求	标准分数	得分	备注
评估	环境准备	5	1. 环境是否清洁 2. 评估刷手池的类型及使用方法，毛刷、小毛巾是否经消毒灭菌处理、放置是否合理，手臂清洁液、消毒液是否充足，水温是否适宜	1 4		

续表

项目		项目总分	操作要求	标准分数	得分	备注
计划	护士准备	3	着装符合要求(着装整洁,戴圆帽,戴口罩,摘下首饰、手表,修剪指甲,戴好口罩、帽子,卷袖过肘 15cm 以上)	3		
	用物准备	5	1. 用物准备齐全 2. 放置合理	3 2		
	环境准备	2	操作区域整洁、宽敞、温度适宜、安全	2		
实施	清洁	40	1. 取无菌毛刷蘸肥皂水方法正确 2. 交替刷洗双手至肘 10cm,顺序为指尖、指腹、手心、手背、指缝、关节、手臂。无遗漏,方法顺序正确 3. 时间达到 3min 4. 流动清水冲洗肥皂泡沫干净,未打湿刷手服	5 20 5 10		
	擦干	10	1. 取两无菌小毛巾方法正确,擦干双手无误 2. 分别擦干手腕至肘上 10cm,方法正确	5 5		
	消毒	20	1. 取消毒液 3~5ml 恰当 2. 涂抹方法、顺序正确,无遗漏	5 15		
评价	操作质量	5	1. 操作熟练、正确、动作连贯 2. 无菌概念清晰、操作无污染	3 2		
	操作时间	5	操作时间符合要求	5		
	操作态度	5	态度严谨,认真	5		

实训 34 穿无菌手术衣、戴无菌手套

【导入情景】

王某,女,36 岁。因转移性右下腹痛 5h 来院。病人神志清楚,右下腹压痛。查体:T 37.6℃,P 82 次/min,R 16 次/min,BP 130/85mmHg。神志清。右下腹麦氏点压痛,无反跳痛。肝脾肋下未扪及。移动性浊音(-)。血常规示:白细胞计数 18.0×10⁹/L,中性粒细胞计数 8.0×10⁹/L。诊断为急性阑尾炎,拟行急症手术。手术室器械护士在上台手术前应怎样穿无菌手术衣、戴无菌手套?

【操作目的】

穿无菌手术衣、戴无菌手套的目的是创造无菌环境,保持术者周边无菌,预防感染。

【主要用物】

无菌手术衣、无菌手套。

【实施操作】

ER-6-3 无菌手套内　　　ER-6-4 穿包背式　　　ER-6-5 穿包背式　　　ER-6-6 穿无菌手术衣、
戴法（视频）　　　　手术衣（视频01）　　　手术衣（视频02）　　　戴无菌手套（视频）

一、操作流程

简要流程	操作要点	图示
护士准备	1. **素质要求**：服装鞋帽整洁，认真严谨，干练敏捷 2. **自身要求**：按规定刷手消毒完毕	
评估解释	1. 评估台上人员体型选择合适型号无菌手术衣及无菌手套 2. 评估无菌手术衣、无菌手套的完整性	
操作准备	1. **护士**：服装鞋帽整洁，戴圆帽，戴口罩，刷手消毒完毕 2. **用物**：备齐用物（无菌手术衣、无菌手套） 3. **环境**：层流手术间，合理控制人员流动	
操作过程	**1. 穿无菌手术衣** **（1）远侧抖开**：器械护士无菌手术衣，面向无菌手术台远隔半米左右，双手提起衣领两端，抖开手术衣（检查手术衣有无破损，有立即更换）（图6-7） **（2）抛衣伸袖**：将手术衣向空中轻抛，两手伸入衣袖内，两臂平举胸前，不可高举过肩，也不可向两侧展开（图6-8抛衣进袖）	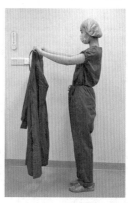 图6-7 远侧抖开 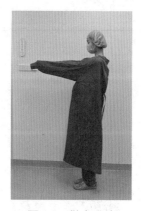 图6-8 抛衣进袖

续表

简要流程	操作要点	图示
操作过程	**（3）协助穿衣：**巡回护士协助穿手术衣，不能触碰操作护士手臂，系好颈部系带（图6-9） **（4）系好腰带：穿对开衣式手术衣：**器械护士双手交叉，身体略向前倾，手指夹起腰带递向后方，巡回护士在背后接住并系好。穿全覆盖式**手术衣：**器械护士戴好手套后，将腰带提起，巡回护士用无菌持物钳加持腰带，绕穿衣者一周后由其自己系好（图6-10） **2. 戴无菌手套** **（1）打开手套包装：**巡回护士打开手套外包装，递给器械护士（图6-11） **（2）戴好手套：** **外戴法：**捏紧手套翻折，取出手套，分清左、右侧，显露右侧手套口，将右手插入手套内，戴好手套（未戴手套的手不可接触手套外面）。右手指插入左手手套翻折内面，帮助左手插入手套并戴好（图6-12）	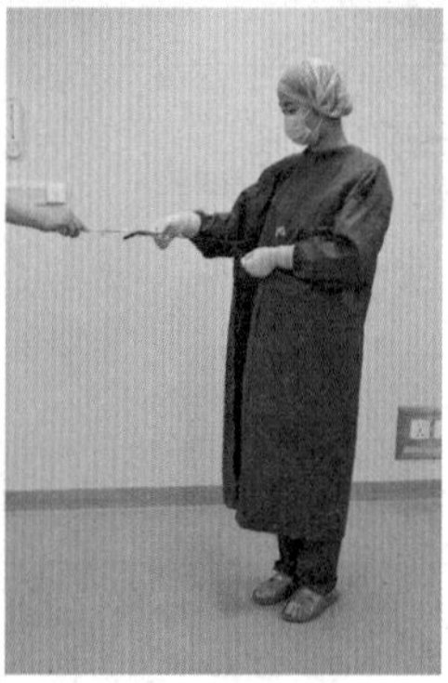 图 6-9　协助穿衣 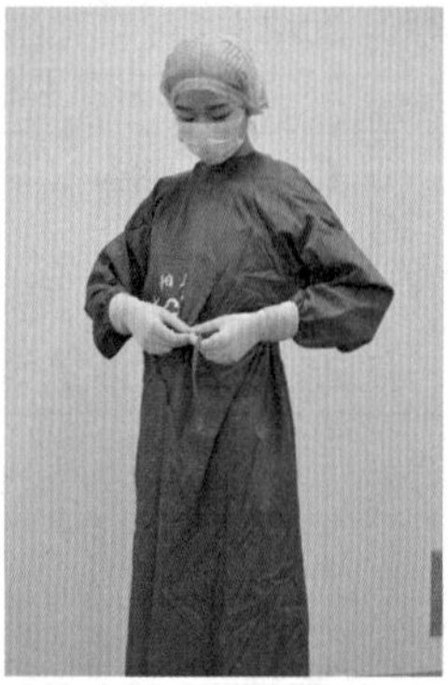 图 6-10　系好腰带 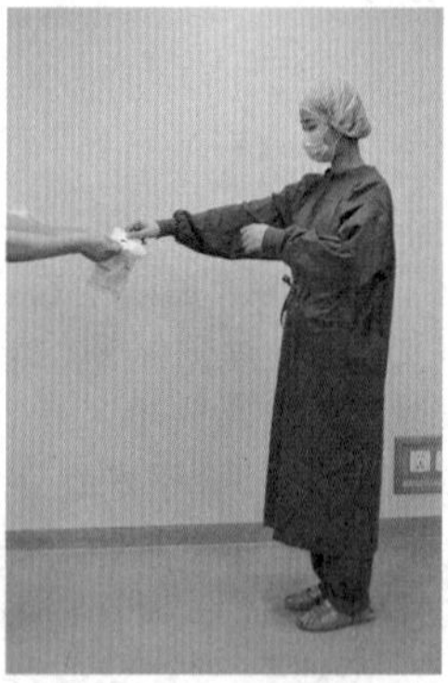 图 6-11　取无菌手套 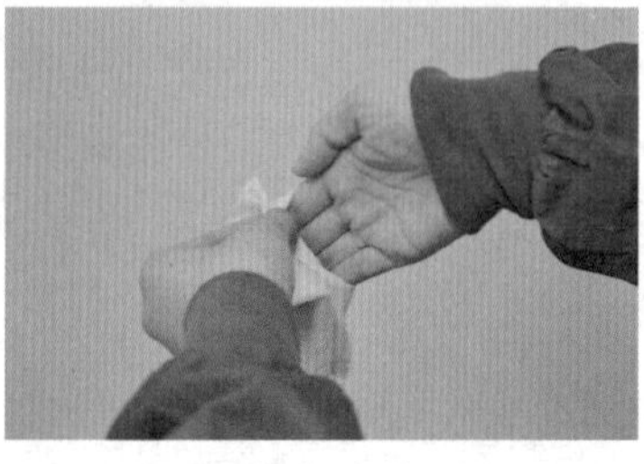 图 6-12　外戴法

续表

简要流程	操作要点	图示
操作过程	**内戴法**：穿无菌手术衣后双手不出袖口，隔着衣袖取无菌手套放于另一只手的袖口处，手套的手指向下，与各手指相对，放上手套的手隔着衣袖将手套的一侧翻折面抓住，另一只手隔着衣袖捏住另一侧翻折边，将手套翻于袖口上，手迅速伸入手套内。用已戴手套的手同法戴另一只手套（图6-13） **（3）整理衣袖**：将左、右手套翻折部翻回，盖住手术衣袖口	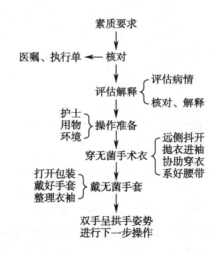 图6-13 内戴法
操作后	双手呈拱手姿势，不得触碰有菌区域（图6-14）	图6-14 拱手姿势

二、简要操作流程图

素质要求

核对 → 医嘱、执行单

评估解释 ┤ 评估病情 核对、解释

护士 用物 ├ 操作准备 环境

穿无菌手术衣 ┤ 远侧抖开 抛衣进袖 协助穿衣 系好腰带

打开包装 戴好手套 ├ 戴无菌手套 整理衣袖

双手呈拱手姿势 进行下一步操作

三、注意事项

1. 根据台上人员体型选择合适型号无菌手术衣及无菌手套。

2. 穿手术衣必须在手术间进行，四周要有足够空间，穿衣者面向无菌区。

3. 穿好手术衣、戴好无菌手套后，双手呈拱手姿势，肩以上、腰以下、背部为无菌区，不可触碰非无菌区。

4. 凡接台手术,必须更换手术衣和手套。若前一台手术为清洁手术,不需重新刷手,脱手套、规范消毒手和手臂 2 遍即可;若为感染手术,则需重新刷手。

【操作测评】

穿无菌手术衣、戴无菌手套操作评分标准

	项目	项目总分	操作要求	标准分数	得分	备注
评估	物品准备	5	1. 评估台上人员身高、胖瘦、选择合适型号无菌手术衣及无菌手套 2. 评估无菌手术衣、无菌手套完整性	3 2		
计划	护士准备	3	服装鞋帽整洁,戴圆帽,戴口罩,刷手消毒完毕	3		
	用物准备	5	1. 用物准备齐全,置合理 2. 无菌手术衣、手套合适包装完好	3 2		
	环境准备	2	整洁、宽敞、干燥、安全	2		
实施	穿无菌手术衣	30	1. 取无菌手术衣方式合理,抖开手术衣方法正确。检查手术衣无破损 2. 将手术衣向空中轻抛,两手伸入衣袖内,两臂平举胸前,未高举过肩,未向两侧展开 3. 穿手术衣时,未触碰巡回手臂,系好系带	10 15 5		
	戴无菌手套	30	1. 手套取出方法正确 2. 操作方式正确(内戴法、外戴法) 3. 将左、右手套翻折部翻回,盖住手术衣袖口方式正确	5 20 5		
	操作后	10	1. 拱手姿势正确 2. 未碰触有菌区	5 5		
评价	操作质量	5	1. 操作熟练、正确、动作连贯 2. 无菌观念清晰,操作无污染	3 2		
	操作时间	5	操作时间<5min	5		
	操作态度	5	态度严谨,认真	5		

实训 35　术 区 备 皮

【导入情景】

张某,男,30 岁。因上腹痛 4h 来院。病人神志清楚,痛苦面容,中上腹压痛。查体:T 38.3℃,P 90 次/min,R 18 次/min,BP 110/70mmHg。神志清,痛苦貌,心肺无异常。上腹压痛,反跳痛,腹肌强直。X 线检查示:膈下游离气体,疑为胃肠穿孔。诊断为:胃溃疡穿孔。拟行急症手术,护士为该病人实施术区备皮。

【护理评估】

术区备皮的目的是彻底清洁皮肤,去除手术区毛发,避免切口周围毛发影响手术操作,预防术后切口感染。

1. 健康史　病人病情、意识状态、手术部位及对术区备皮的认知程度。

2. 身体状况

(1) 全身：神志清楚，出现了胃溃疡穿孔的症状。

(2) 局部：中上腹压痛，但手术区皮肤完好，有毛发附着。

3. 心理社会支持状况　病人神志清楚，对手术及术区备皮理解、配合。

【主要用物】

治疗车上层：治疗盘、安全剃刀、弯盘、治疗碗内盛 20% 肥皂水或滑石粉、软毛刷、棉签、75% 乙醇、手电筒、治疗巾、松节油；治疗车下层：医疗废物桶、生活垃圾桶；另备：温水、脸盆、毛巾。

【实施操作】

一、操作流程

简要流程	操作要点	图示
护士准备	1. **素质要求**：服装整洁，举止端庄，语言流畅，态度和蔼 2. **核对**：医嘱和执行单	
评估解释	1. **评估**：病情、意识状态、心理状况及对术区备皮的认知合作程度 2. **解释**：核对病人床号、姓名、腕带；解释操作目的、方法、注意事项，以取得配合	
操作准备	1. **护士**：工作服整洁，洗手，戴口罩 2. **用物**：备齐用物，放置合理 3. **环境**：整洁、宽敞、干燥、安全 4. **病人**：了解术区备皮目的、过程、注意事项及配合要点	
操作过程	（1）**摆体位**：协助病人取舒适卧位，注意保暖，保护隐私，备皮区域下垫防污垫后充分暴露（图6-15） （2）**清洁备皮区**：戴好手套，用软毛刷蘸肥皂液或滑石粉涂擦备皮区域（图6-16）	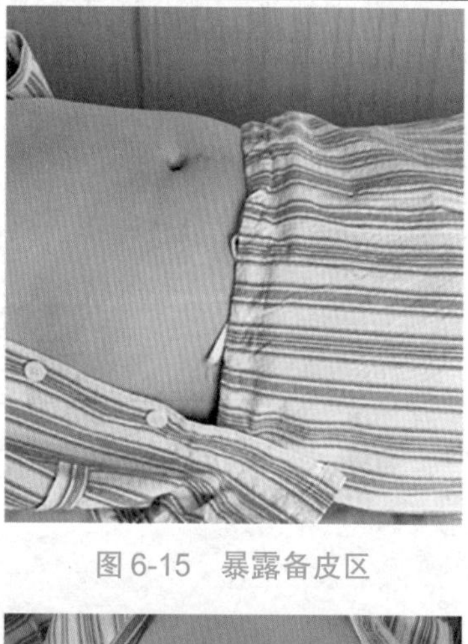 图 6-15　暴露备皮区 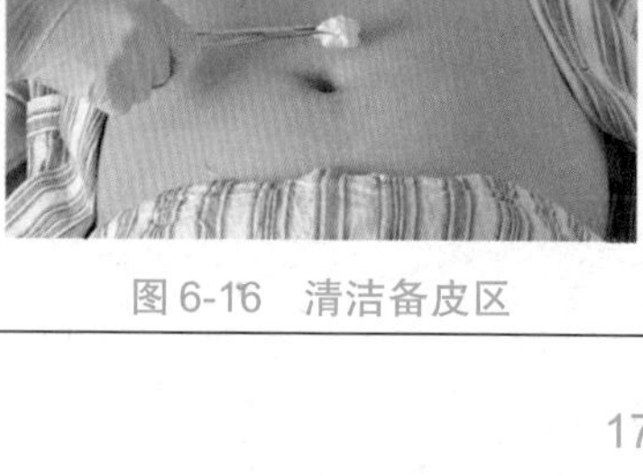 图 6-16　清洁备皮区

续表

简要流程	操作要点	图示
操作过程	**（3）剃净备皮区毛发**：一手持纱布绷紧备皮区域皮肤、另一手持剃毛刀，保持备皮刀与该部皮肤成45°顺毛发方向剃净毛发（图6-17） **（4）检查备皮效果**：温水擦净备皮区域，手电筒斜照局部，检查毛发是否剃净，有无刮破皮肤（图6-18） **（5）整理记录**：协助患者穿衣，整理用物	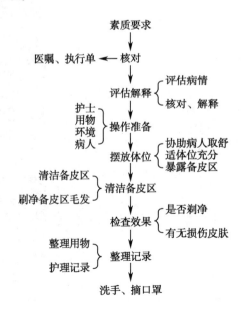 图 6-17　剃除毛发 图 6-18　检查备皮区
操作后	1. 按规定处理用物 2. 洗手、摘口罩、医嘱及执行单签字	

二、简要操作流程图

素质要求
↓
医嘱、执行单 ← 核对
↓
评估解释 { 评估病情 / 核对、解释
↓
护士 用物 环境 病人 — 操作准备
↓
摆放体位 { 协助病人取舒适体位充分暴露备皮区
↓
清洁备皮区 刷净备皮区毛发 — 清洁备皮区
↓
检查效果 { 是否剃净 / 有无损伤皮肤
↓
整理用物 护理记录 — 整理记录
↓
洗手、摘口罩

三、注意事项

1. 注意保暖及保护病人隐私。
2. 备皮范围应超出切口范围至少15cm。
3. 备皮应在手术当天进行。
4. 动作宜轻柔,不可逆行刮剃,避免损伤皮肤凸起处、皱褶处及瘢痕处。
5. 清洁脐部、腋窝等处动作宜轻柔,勿用力,避免损伤皮肤,引起感染而延迟手术。

四、健康宣教

1. 向病人及家属解释术区备皮的目的及注意事项,告知其备皮后可以洗澡,或局部清洗擦拭。
2. 提醒病人洗澡、清洁皮肤时注意安全,防止跌倒,预防感冒。

【操作测评】

术区备皮操作评分标准

项目		项目总分	操作要求	标准分数	得分	备注
评估	病人情况	5	1. 评估病人病情、局部皮肤 2. 核对病人信息,做好解释	3 2		
计划	护士准备	2	工作服整洁,洗手,戴口罩	2		
	用物准备	4	1. 用物准备齐全 2. 放置合理	2 2		
	环境准备	2	整洁、宽敞、干燥、安全	2		
	病人准备	2	了解术区备皮目的、过程、注意事项及配合要点	2		
实施	具体操作	65	1. 体位安置合理(协助病人取舒适卧位,注意保暖,保护隐私,备皮区域下垫防污垫后充分暴露) 2. 备皮区准备妥当(用软毛刷蘸肥皂液或滑石粉涂擦备皮区域) 3. 剃除毛发手法正确、操作熟练(左手持纱布绷紧备皮区域皮肤,右手持备皮刀,保持备皮刀与该部皮肤成45°,顺毛发走向,将其剃净) 4. 检查方法正确(温水擦净备皮区域,手电筒斜照局部,检查毛发是否剃净,有无刮破皮肤) 5. 协助病人穿衣,整理用物, 6. 记录备皮时间	10 10 25 10 5 5		
	整理	5	1. 用物处理恰当 2. 洗手、摘口罩方法正确	3 2		
评价	操作质量	6	1. 操作熟练、正确、动作连贯 2. 操作无污染	3 3		
	操作时间	2	操作时间<10min	2		
	操作态度	2	态度严谨,认真	2		
	指导病人	5	护患沟通良好,能对病人进行正确指导	5		

实训 36　换　药　术

【导入情景】

李某,男,56 岁。3d 前因"弹性纤维瘤(左肩胛下)"入院,2d 前在局部麻醉下行"弹性纤维瘤切除术"。目前病情稳定。查体:T 36.9℃,P 80 次/min,R 18 次/min,BP 100/80mmHg,神志清,心肺无异常。腹软,无压痛、反跳痛。手术切口敷料干燥,无渗出。请为该病人实施换药术。

【护理评估】

换药术包括检查伤口、去除脓液和分泌物、清洁伤口及覆盖敷料,是预防和控制创面感染,促进伤口愈合的一项重要外科操作技术。

1. 健康史　病人病情、意识状态、手术后天数,用药情况及过敏史及对换药的认知程度。

2. 身体状况

(1)全身:神志清楚,病情稳定,治疗配合。

(2)局部:手术切口敷料干燥。

3. 心理社会支持状况　病人神志清楚,对手术切口换药能理解、配合。

【主要用物】

治疗车、换药包(内有 2 个治疗盘,2 把镊子,碘伏棉球若干,无菌干纱布若干)棉签、生理盐水、无菌棉球、油纱、无菌敷料贴、胶布、绷带。3% 双氧水、一次性非无菌手套、医用黄色垃圾袋。

【实施操作】

一、操作流程(清洁伤口)

简要流程	操作要点	图示
护士准备	**1. 素质要求**:服装整洁,举止端庄,语言流畅,态度和蔼 **2. 核对**:医嘱和执行单	
评估解释	**1. 评估**:身体状况、意识状态、心理反应、合作程度、局部伤口情况,如部位、面积、深度、颜色、渗出、气味等 **2. 解释**:核对病人床号、姓名、腕带;解释操作目的、方法、注意事项,以取得配合	
操作准备	**1. 护士**:工作服整洁,洗手,剪指甲,戴口罩 **2. 用物**:备齐用物(治疗车、换药包、无菌棉球、油纱、一次性非无菌手套、生理盐水、3% 双氧水、无菌敷料贴、胶布),医用黄色垃圾袋,放置合理 **3. 环境**:安静整洁,换药操作前 30min 通风换气后关好门窗,房间保暖。光线充足、无过多人员走动,保护病人隐私 **4. 病人**:了解换药术目的、过程、注意事项及配合要点	

续表

简要流程	操作要点	图示
操作过程	1. **安置体位**：协助病人取舒适体位，情绪稳定，愿意合作或家属配合，充分暴露伤口，注意遮挡病人、保暖（图6-19） 2. **物品准备**：纵向撕开一次性换药包的外包装，直接挤出至治疗车，用手小心取出一把镊子，夹取棉球若干个放于弯盘内，倒适量生理盐水，戴一次性无菌或非无菌手套 3. **揭除敷料**：先揭去外层敷料（图6-20），将污染面向上放于弯盘上，用无菌镊取下伤口内层敷料（图6-21），观察伤口愈合情况，有无分泌物及肿胀疼痛，必要时留取标本左手持镊传递无菌物品至右手镊子，消毒及清洗伤口 4. **消毒切口**：用碘伏棉球涂擦3遍伤口，方向是缝合伤口自上而下消毒，然后开始螺旋向外消毒周围皮肤。范围距伤口不小于5cm（图6-22） 5. **更换敷料**：用无菌干纱布擦干伤口内的液体，再用另一块无菌纱布擦干伤口周围皮肤，伤口内放置所需填充的内敷料。根据伤口类型选择合适敷料，外敷料边缘大于伤口2～5cm，自粘敷料需要用双手敷贴2～3min，非自粘性敷料需要胶布或绷带固定，胶布粘贴方向要与身体纵轴垂直。协助病人取舒适体位（图6-23） 6. **观察告知**：再次核对，观察病人反应，协助其取舒适体位，告知其伤口情况，下次换药时间及注意事项，进行健康指导 7. **整理记录**：整理用物，垃圾分类处理；洗手，脱口罩，记录换药时间、伤口情况、签名	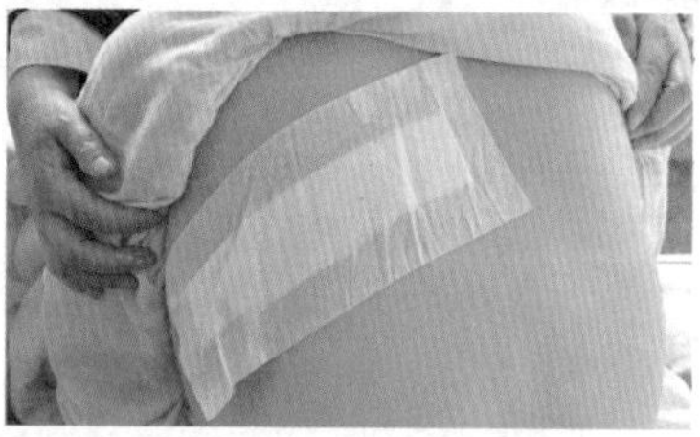 图6-19 暴露伤口 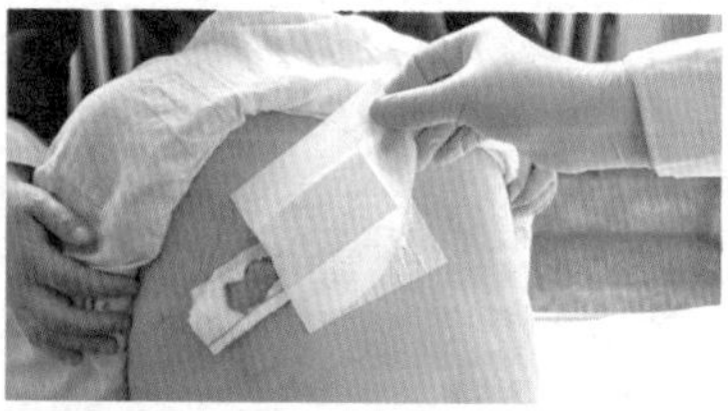 图6-20 用手揭外层敷料 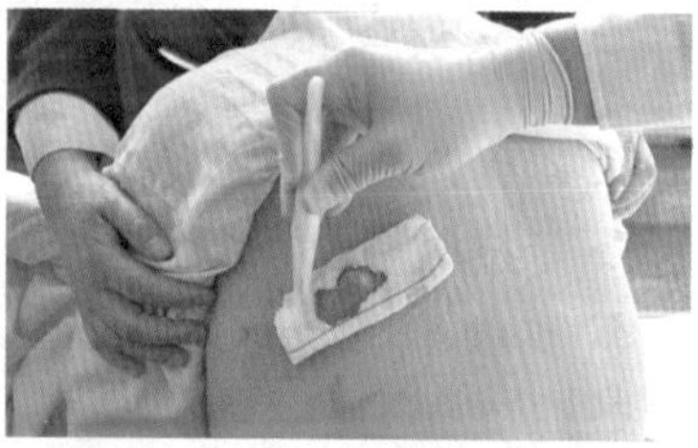 图6-21 镊子揭内层敷料 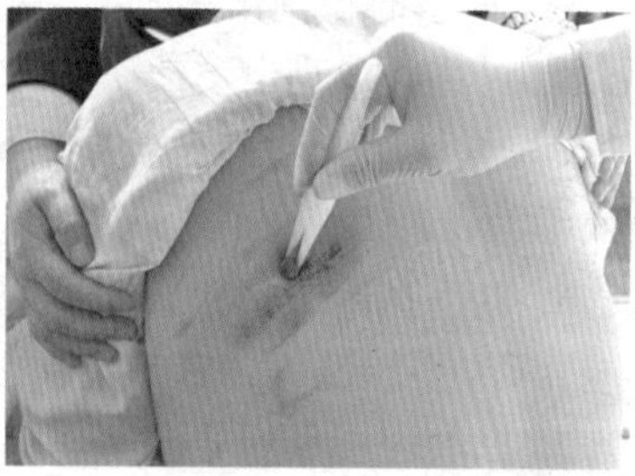 图6-22 消毒切口 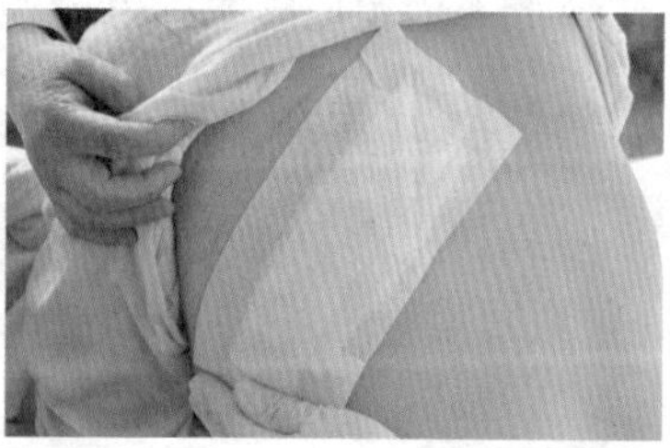 图6-23 更换敷料
操作后	1. **整理**：协助病人取舒适体位 2. **用物处理**：按规定分类处理用物 3. **洗手、摘口罩**	

二、简要操作流程图

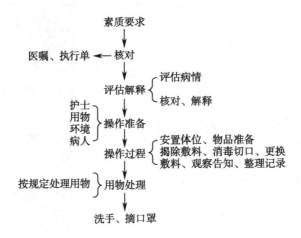

三、注意事项

1. 准确评估伤口，选择适当敷料。减少伤口的暴露时间。

2. 严格遵守无菌操作和消毒隔离原则，严格执行查对制度。

3. 换药顺序：清洁伤口→污染伤口→感染伤口；简单伤口→复杂伤口；一般感染伤口→特殊感染伤口。

4. 污染伤口清理时用过氧化氢溶液（双氧水）、用碘伏消毒创面，生理盐水棉球由外向内清洗，必要时做细菌培养。

5. 对特殊感染伤口的病人，应采取单人或分组隔离，工作人员必须穿隔离衣，器械双泡双蒸，一次性医疗物品及敷料应放入黄色垃圾袋内，按规定处理，换药完毕摘去手套，需洗手或手消毒。

6. 双手执笔式拿镊，左手持镊从无菌弯盘中夹取无菌物品传递到右手的镊子上，双镊不能相碰，不能倒置。右手持镊接触伤口，操作过程中双手不能跨越伤口及无菌弯盘。

7. 揭取内层敷料方向与伤口纵行方向平行，以减轻疼痛。敷料与伤口粘连时应用生理盐水棉球浸湿后取下，不可撕拽，以免引起创面出血。

8. 胶布固定应顺躯体横轴固定，与躯体肌肉运动呈相反方向。

四、健康宣教

1. 向病人宣教伤口愈合的注意事项和相关知识。如：告知间隔几天换药；伤口不能沾水；敷料脱落随时更换；伤口出血、渗出多、红肿等病情发生变化，随时到医院就诊。

2. 告知病人及家属保持伤口敷料及周围皮肤清洁的方法。

3. 指导病人活动或者咳嗽、沐浴时保护伤口的方法，告知其伤口出现疼痛加剧、烧灼、渗出等不适或体温升高及时告知医护人员。

【操作测评】

换药术操作评分标准

	项目	项目总分	操作要求	标准分数	得分	备注
评估	病人情况	5	1. 评估病人病情、局部伤口情况 2. 核对解释	3 2		
计划	护士准备	2	工作服整洁,洗手,戴口罩	2		
	用物准备	4	1. 用物准备齐全 2. 放置合理	2 2		
	环境准备	2	整洁、宽敞、干燥、安全	2		
	病人准备	2	了解换药术的目的、过程、注意事项及配合要点	2		
实施	具体操作	65	1. 协助病人取舒适安全卧位,暴露换药部位,能注意保护病人隐私	10		
			2. 依次取下伤口敷料方法正确(先揭去外层敷料,持镊子揭去内层敷料,如有分泌物干结用 0.9% 氯化钠充分湿润后再揭下)	10		
			3. 能根据伤口类型采取相应的换药方法,能选择合适的伤口清洗剂清洁伤口,去除异物、坏死组织等,用碘伏棉球涂擦。遍伤口方式正确	10		
			4. 能根据伤口类型选择合适敷料(外敷料边缘大于伤口 2～5cm)用胶布或绷带固定,能协助病人取舒适体位	20		
			5. 能够观察病人反应,协助其取舒适体位,告知其伤口情况及注意事项,进行健康指导	10		
			6. 整理用物,垃圾分类正确洗手并准确填写护理记录	10		
	整理	5	1. 用物处理恰当 2. 洗手、摘口罩方法正确	3 2		
评价	操作质量	6	1. 操作熟练、正确、动作连贯 2. 隔离概念清晰、操作无污染	3 3		
	操作时间	2	操作时间<20min	2		
	操作态度	2	态度严谨,认真	2		
	指导病人	5	护患沟通良好,能对病人进行正确指导	5		

实训 37　胃肠减压护理

【导入情景】

宋某,男,46 岁。3d 前因"腹痛 1d"来院。当时病人痛苦面容,呕吐胃内容物 1 次,腹痛渐加重,诊断为:肠梗阻。入院后予以胃肠减压、对症支持治疗,目前病人恢复良好,查体:T 37.2℃,P 92 次/min,R 18 次/min,BP 110/80mmHg。神志清,心肺无异常。左上腹压痛,无反跳痛。肝脾肋下未扪及,移动浊音(−)。请为该病人实施胃肠减压护理。

【护理评估】

胃肠减压技术是利用负压吸引和虹吸原理,将胃管自鼻腔插入,通过胃管将积聚于胃肠道内的气体及液体吸出,可降低肠梗阻病人胃肠道内的压力和膨胀程度,防止对胃肠道穿孔病人胃内容物经破口漏入腹腔,有利于胃肠吻合术后吻合口的愈合。

1. 健康史　病人病情、意识状态、对胃肠减压术的认知程度。

2. 身体状况

(1) 全身:神志清楚,表现为肠梗阻的典型症状。

(2) 引流情况:一次性负压吸引瓶有无漏气、负压效果;胃管是否通畅,引流液的量、颜色、性质;胃管置入时间、上次更换一次性负压瓶时间;胃管固定情况,有无脱出。

3. 心理社会支持状况　病人神志清楚,对胃肠减压不理解,但能配合。

【主要用物】

1. 治疗车上层　治疗盘、治疗巾、纱布 2 块、10ml 注射器、液状石蜡、胶布、一次性负压瓶、弯盘、棉签、安尔碘、薄膜手套。

2. 治疗车下层　医疗垃圾桶、生活垃圾桶。

【实施操作】

一、操作流程

简要流程	操作要点	图示
护士准备	**1. 素质要求:**服装鞋帽整洁,举止端庄,语言流畅,态度和蔼 **2. 核对:**医嘱和执行单	
评估解释	**1. 评估:**病情、意识状态、心理状况及对操作的认知合作程度;一次性负压吸引瓶有无漏气、负压效果;胃管是否通畅,引流液的量、颜色、性质;胃管置入时间、上次更换一次性负压瓶时间;胃管固定情况,长度标记位置,有无脱出 **2. 解释:**核对病人床号、姓名、腕带;解释操作目的、方法、注意事项,以取得配合	
操作准备	**1. 护士:**工作服整洁,洗手,戴口罩 **2. 用物:**备齐用物(治疗车,治疗盘及盘内用物等),放置合理	

简要流程	操作要点	图示
操作准备	**3. 环境:** 安静、整洁、光线充分、温度适宜 **4. 病人:** 了解胃肠减压护理目的、过程、注意事项及配合要点	
操作过程	**1. 安置体位:** 协助病人取半坐卧位,铺治疗巾于病人颌下或胸前,置弯盘(图6-24) **2. 验证固定:** 证实胃管在胃内并确认胃管通畅的方法: (1)注射器连接胃管末端抽吸,有胃内容物或消化液吸出 (2)胃管末端置于水面下,无气泡逸出 (3)注射器向胃管内注入10ml空气,用听诊器在胃部听到气过水声 胃管无移位或脱出,妥善固定胃管(图6-25) **3. 备负压瓶:** 打开包装袋取出一次性负压瓶,关紧负压瓶长管上的调节夹、打开排气孔盖压缩瓶身,使其内呈负压状态,再盖紧排气孔盖帽,确认一次性负压吸引瓶无漏气,注明开启日期(图6-26) **4. 接负压瓶:** 反折胃管末端,打开胃管盖帽,将长管末端与胃管末端相连,用别针固定负压瓶于枕边床单上;打开长管上调节夹开始引流(图6-27) **5. 观察指导:** 观察引流是否通畅、持续有效,观察胃肠引流液的颜色、性质、量。指导病人及家属负压瓶的简单护理方法及活动时管道的自我护理	图6-24　安置病人 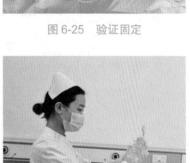 图6-25　验证固定 图6-26　检查负压瓶 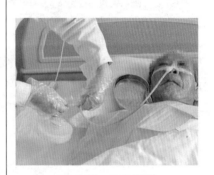 图6-27　接负压瓶

续表

简要流程	操作要点	图示
操作过程	**6. 整理记录**：撤治疗巾和弯盘，整理病人及床单位，清理用物，脱手套，洗手，脱口罩，记录、签名（图6-28）	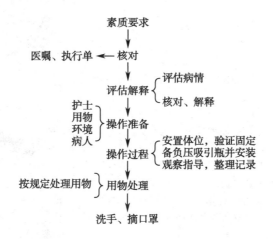 图6-28　操作记录
操作后	**1. 用物处理**：按规定处理用物 **2. 洗手、摘口罩**	

二、简要操作流程图

素质要求

医嘱、执行单 ← 核对

评估解释 { 评估病情 / 核对、解释

护士
用物
环境
病人 } 操作准备

操作过程 { 安置体位，验证固定 / 备负压吸引瓶并安装 / 观察指导，整理记录

按规定处理用物 } 用物处理

洗手、摘口罩

三、注意事项

1. 更换一次性负压瓶时，应先关闭调节夹、折叠胃管，再分离管道，避免大量气体进入胃肠道，影响减压效果。

2. 病人离床活动时，胃管和一次性负压吸引瓶应固定安置妥当，防止胃管移位或脱出。

3. 胃肠减压期间禁食、禁饮，停用口服药物；如需从胃管内给药时，应夹管暂停减压1h。加强口腔护理，注意鼻黏膜保护，每天用滴管向插有胃管的鼻腔滴入数滴液状石蜡。

4. 每天用0.9%氯化钠30~40ml冲洗胃管1次，观察引流效果、调整瓶内负压，记录引流量及引流液性质，如有阻塞随时冲洗。

四、健康宣教

1. 告知病人留置胃肠减压管期间禁饮食，保持口腔清洁。

2. 告知病人预防胃管脱出的方法。

【操作测评】

胃肠减压护理操作评分标准

项目		项目总分	操作要求	标准分数	得分	备注
评估	病人情况	5	1. 评估病人病情,鼻腔情况 2. 核对解释	3 2		
计划	护士准备	2	工作服整洁,洗手,戴口罩	2		
	用物准备	4	1. 用物准备齐全(治疗车,治疗盘及盘内用物等) 2. 放置合理	2 2		
	环境准备	2	关闭门窗、室温适宜、窗帘遮挡	2		
	病人准备	2	了解护理操作目的、过程、注意事项及配合要点	2		
实施	安置体位	10	病人体位适宜,铺治疗巾、置弯盘正确	10		
	验证固定备负压瓶	20	1. 验证固定方法得当 2. 备负压瓶方法正确(打开包装袋取出一次性负压瓶,关紧负压瓶长管上的调节夹、打开排气孔盖压缩瓶身,使其内呈负压状态,再盖紧排气孔盖帽,确认一次性负压吸引瓶无漏气)	10 10		
	接负压瓶	10	接负压瓶方式无误,动作熟练(反折胃管末端,打开胃管盖帽,将长管末端与胃管末端相连,用别针固定负压瓶于枕边床单上,打开长管上调节夹开始引流)	10		
	观察指导	10	观察引流得当,指导病人及家属自我护理方法恰当	10		
	操作记录	10	整理有序,记录准确(撤治疗巾和弯盘,整理病人及床单位,清理用物,脱手套,洗手,脱口罩,记录、签名)	10		
	整理	10	1. 用物处理恰当 2. 洗手、摘口罩方法正确	5 5		
评价	操作质量	6	1. 操作熟练、正确、动作连贯 2. 无菌概念清晰、操作无污染	3 3		
	操作时间	2	操作时间<15min	2		
	操作态度	2	态度严谨,认真	2		
	指导病人	5	护患沟通良好,能对病人进行正确指导	5		

实训38　胸膜腔闭式引流护理

【导入情景】

刘某,男,38岁。3d前因自发性气胸来院,入院后行胸腔闭式引流术,目前病情稳定。查体:T 36.2℃,P 90次/min,R 18次/min,BP 100/70mmHg,胸腔闭式引流口周围皮肤无疼痛、红肿,腹软,无压痛、反跳痛。手术切口敷料干燥。请为该病人实施胸膜腔闭式引流护理。

【护理评估】

胸腔闭式引流是将引流管的一端放入胸腔内,而另一端接入比其位置更低的水封瓶,以便排出气体或者收集胸腔内的液体,使得肺组织重新张开而恢复功能。胸腔闭式引流作为一种治疗手段广泛地应用于血胸、气胸、脓胸的引流及开胸术后,对于疾病的治疗起着十分重要的作用。

1. 健康史　病人病情、意识状态、对胸腔闭式引流的认知程度。

2. 身体状况

(1) 全身:神志清楚,目前病情稳定。

(2) 局部:胸腔闭式引流口周围无红、肿、疼痛。

3. 心理社会支持状况　病人神志清楚,对胸腔闭式引流术不理解,但能配合。

【主要用物】

大血管钳2把、一次性胸腔闭式引流瓶、无菌生理盐水500ml、胶布、手套。

【实施操作】

一、操作流程

简要流程	操作要点	图示
护士准备	1. **素质要求**:服装鞋帽整洁,举止端庄,语言流畅,态度和蔼 2. **核对**:医嘱和执行单	
评估解释	1. **评估**:病情、意识状态、心理状况及对操作的认知合作程度;胸腔闭式引流瓶包装有无破损、漏气、是否在有效期;各部接口是否紧密、牢固 2. **解释**:核对病人床号、姓名、腕带;解释操作目的、方法、注意事项,以取得配合	
操作准备	1. **护士**:工作服整洁,洗手,戴口罩 2. **用物**:备齐用物,放置合理 3. **环境**:安静、整洁、光线充分、温度适宜 4. **病人**:了解胸膜腔闭式引流护理目的、过程、注意事项及配合要点	
操作过程	1. **安置体位**:协助病人取半坐卧位,充分暴露引流管,注意保暖	

简要流程	操作要点	图示
操作过程	**2. 备引流瓶** **（1）检查：**再次检查引流瓶，按无菌原则打开引流瓶，检查瓶身无裂损（图 6-29） **（2）加生理盐水：**装入无菌生理盐水 500ml，标记水位线，确保引流瓶盖、延长管与引流瓶长管连接正确、紧密、牢固（图 6-30） **3. 换引流瓶** **（1）夹闭引流管：**安置引流管的身体下铺治疗巾，戴手套，置弯盘于引流管接头下；观察旧引流瓶内引流液量、颜色及性质，长管内水柱波动情况（图 6-31），双钳相反方向夹闭胸腔引流管（图 6-32） **（2）取下旧引流瓶：**右手折叠连接管末端接头，左手反折胸腔引流管，轻轻左右旋转扭动、使之分离，左手继续保持胸腔引流管末端折叠，右手将换下的污引流瓶放入医疗废物桶内	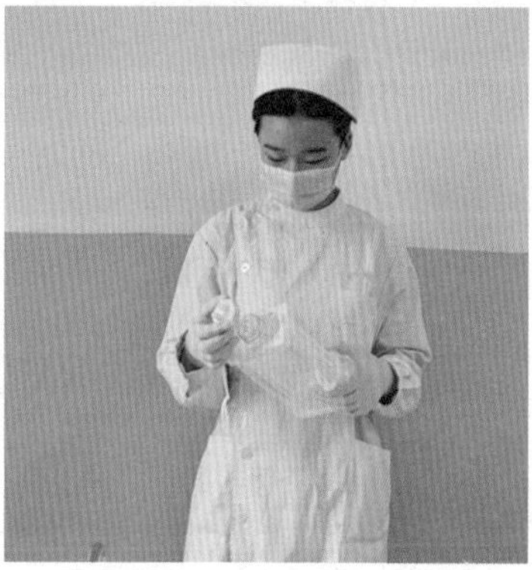 图 6-29　检查引流瓶 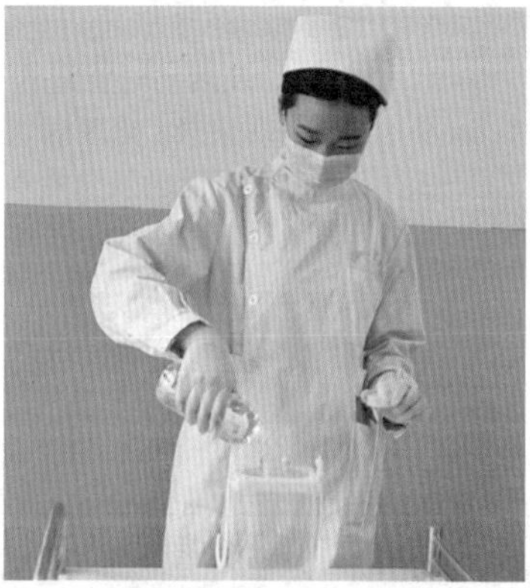 图 6-30　加生理盐水 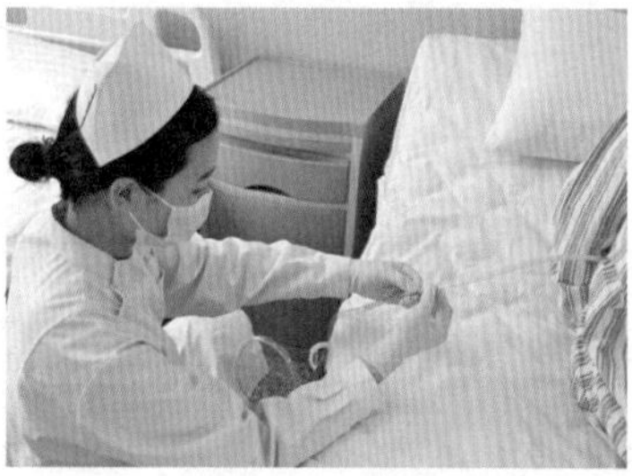 图 6-31　检查旧引流装置 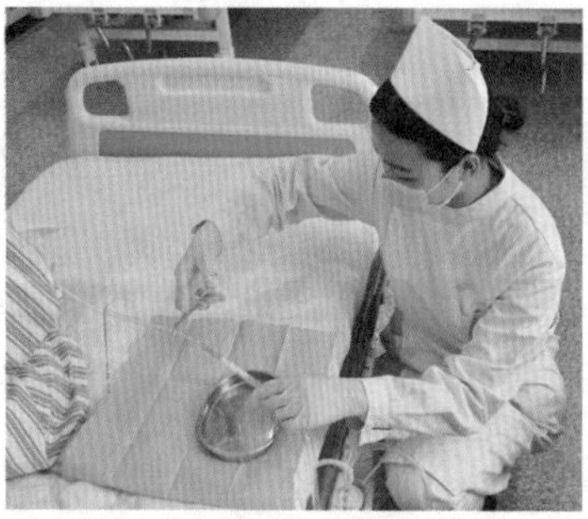 图 6-32　夹闭引流管

续表

简要流程	操作要点	图示
操作过程	**（3）安装新瓶：**消毒胸腔管末端 2cm 长的外侧壁及外口 2 遍，取备好的新引流瓶，将引流管接头与胸腔管连接，确保连接紧密牢靠（图 6-33），将引流瓶稳妥挂于床沿合适位置（图 6-34） **4. 观察指导** **（1）观察：**松开双钳，嘱病人咳嗽，观察水柱波动情况，判断引流管是否通畅、有效，由近端向远端挤压引流管，观察有无气泡逸出 **（2）指导：**指导病人及家属胸腔闭式引流的简单护理方法及活动时管道的自我护理 **5. 整理记录：**整理病人及床单位，清理用物，脱手套，洗手，记录引流量及颜色性质、引流瓶上标注置管日期及更换引流瓶日期，签名	图 6-33　连接新引流瓶 图 6-34　安装新引流瓶
操作后	**1. 用物处理：**按隔离规定处理用物 **2. 洗手、摘口罩**	

二、简要操作流程图

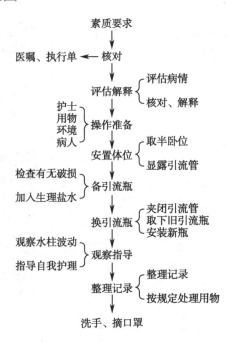

素质要求

医嘱、执行单 ← 核对

评估解释 ─┬ 评估病情
　　　　　└ 核对、解释

护士
用物　操作准备
环境
病人

安置体位 ─┬ 取半卧位
　　　　　└ 显露引流管

检查有无破损
加入生理盐水 ─ 备引流瓶

换引流瓶 ─┬ 夹闭引流管
　　　　　├ 取下旧引流瓶
　　　　　└ 安装新瓶

观察水柱波动
指导自我护理 ─ 观察指导

整理记录 ─┬ 整理记录
　　　　　└ 按规定处理用物

洗手、摘口罩

三、注意事项

1. 严格遵循无菌操作原则。

2. 确保引流管道密封及管道连接正确。引流装置长管必须没入水面下 3～4cm,与胸腔引流管连接;短管与外界相通,调节瓶内压力。引流瓶固定妥当,低于引流管出口平面 60cm,管长 100cm,不可过长过短,防止牵拉脱出;一旦引流管不慎脱出,应立即用手捏住引流管出口处皮肤,再进一步处理。更换引流瓶时,必须用双钳反向夹闭胸腔引流管,防止空气进入。如遇患者胸腔积气比较严重,不可长时间夹管,以免出现皮下气肿。

3. 定时观察引流液的量、颜色、性状和引流气体情况。保持引流通畅有效,引流初期,长管内水柱随呼吸上下波动 4～6cm。

四、健康宣教

1. 指导病人尽量采取半卧位,活动时防止牵拉、扭曲管道,以免引起疼痛,指导其管道脱落时立即封闭插管处。

2. 告知病人活动时引流瓶必须位于引流口 60～100cm 以下,以免引流液反流胸腔。

3. 协助病人有效咳嗽、排痰,利于引流液的排出,促进肺的复张。指导病人上肢适当功能锻炼。

4. 告知病人一旦出现胸闷、憋气等不适,立即呼叫医护人员。

【操作测评】

胸膜腔闭式引流护理评分标准

项目		项目总分	操作要求	标准分数	得分	备注
评估	病人情况	5	1. 评估病人病情、局部伤口情况 2. 核对解释	3 2		
计划	护士准备	2	工作服整洁,洗手,戴口罩	2		
	用物准备	4	1. 用物准备齐全 2. 放置合理	2 2		
	环境准备	2	安静、整洁、光线充分、温度适宜	2		
	病人准备	2	了解护理目的、过程、注意事项及配合要点	2		
实施	安置体位	5	病人体位舒适,充分暴露引流管	5		
	备引流瓶	15	1. 检查准确(检查引流瓶,按无菌原则打开引流瓶,检查瓶身无裂损) 2. 加生理盐水方法正确,手法熟练(装入无菌生理盐水 500ml,标记水位线,确保引流瓶盖、延长管与引流瓶长管连接正确、紧密、牢靠)	5 10		

续表

项目		项目总分	操作要求	标准分数	得分	备注
实施	换引流瓶	30	1. 夹闭引流管方法得当	10		
			2. 取下旧引流瓶方式正确（右手折叠连接管末端接头，左手反折胸腔引流管，轻轻左右旋转扭动，使之分离，左手继续保持胸腔引流管末端折叠，右手将换下的污引流瓶放入医疗废物桶内）	10		
			3. 安装新瓶方法正确，操作熟练（消毒胸腔管末端 2cm 长的外侧壁及外口 2 遍，取备好的新引流瓶，将引流管接头与胸腔管连接，确保连接紧密牢固，将引流瓶稳妥挂于床沿合适位置）	10		
	观察指导	15	1. 观察准确（嘱病人咳嗽，观察水柱波动情况，判断引流管是否通畅、有效，由近端向远端挤压引流管，观察有无气泡逸出）	10		
			2. 指导恰当（指导病人及家属胸腔闭式引流的简单护理方法及活动时管道的自我护理）	5		
	整理	5	1. 用物处理恰当	3		
			2. 洗手、摘口罩方法正确	2		
评价	操作质量	6	1. 操作熟练、正确、动作连贯	3		
			2. 无菌概念清晰、操作无污染	3		
	操作时间	2	操作时间<15min	2		
	操作态度	2	态度严谨，认真	2		
	指导病人	5	护患沟通良好，能对病人进行正确指导	5		

实训 39　T 管引流护理

【导入情景】

　　吕某，男，66 岁。7d 前因"胆囊炎、胆总管结石"来院，5d 前在全身麻醉下行"胆囊切除+胆总管切开取石+T 管引流术"。目前病情平稳，T 管引流口周围皮肤无红、肿，无渗出。病人恢复良好。查体：T 36.8℃，P 80 次/min，R 17 次/min，BP 100/80mmHg，神志清，心肺无异常。腹无压痛、反跳痛，手术切口敷料干燥、无渗出。请为该病人实施 T 管引流护理。

【护理评估】

　　T 管引流术是胆总管切开取石或检查后将 T 管置入胆总管内，以引流胆汁和减压、支撑胆道、观察病情、造影及胆道镜取石的一种外科引流方法。

　　1. 健康史　患者病情、意识状态、患者及家属对 T 管引流术的认知程度。

2. 身体状况

（1）全身：患者术后病情稳定。

（2）局部：T 管引流口周围皮肤无红、肿，渗出。

3. 心理社会支持状况　　患者神志清楚，对手术能理解配合。

【主要用物】

治疗盘、20ml 注射器、胶布、别针、引流袋、一次性护理垫、手消剂、引流量记录单、乳胶手套、污物桶（套黄色垃圾袋）。

【实施操作】

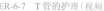

ER-6-7　T 管的护理（视频）

ER-6-8　知识拓展：T 管引流（文档）

一、操作流程

简要流程	操作要点	图示
自身准备	1. **素质要求**：着装整洁，举止端庄，语言流畅，态度和蔼 2. **核对**：医嘱单和执行单	
评估解释	1. **评估**：病情、意识状态、心理状况及对 T 管引流操作的认知配合程度；患者引流基本情况及引流管周围皮肤情况，有无腹痛、黄疸、高热等 2. **核对**：病人床号、姓名、腕带，反问式询问患者姓名 3. **解释**：自我介绍，向患者及家属说明操作目的、方法、注意事项，以取得配合	
操作准备	1. **护士**：工作服整洁，洗手，戴口罩 2. **用物**：备齐用物（胶布、别针、引流袋、手套等），放置合理 3. **环境**：整洁、宽敞、安静 4. **病人**：了解 T 管引流护理目的、过程、注意事项及配合要点	
操作过程	1. **保持引流通畅** （1）妥善固定引流管，用别针固定，防止牵拉，引流袋应低于切口 30cm 以上（图 6-35）	图 6-35　妥善固定 T 管

简要流程	操作要点	图示
操作过程	（2）避免引流管折叠、受压、扭曲，避免操作时管道脱出（图6-36） （3）将引流管由近端向远端挤压，若为残余结石或血块等堵塞管道时，用空针向外抽吸，保持引流管通畅 **2. 保持无菌：**T管引流装置必须衔接紧密，避免胆汁渗漏 **3. 观察** （1）观察并记录T管引流胆汁的颜色、性质和量。正常胆汁颜色呈深黄色澄明色液体，24h引流液500～1000ml，如有异常及时联系医生（图6-37） （2）观察及保护管口周围皮肤 （3）观察患者生命体征及腹部体征的变化 **4. 拔管** （1）拔管前先试行夹管实验，开始每日夹闭2～3h，无不适逐渐延长时间至全日夹管。患者全身状况平稳，无腹痛，发热，黄疸等不良反应。遵医嘱行T管造影，造影显示胆道通畅，持续开放T管24h后拔管 （2）拔管后残留窦道用凡士林纱布填塞，如果有少量胆汁漏出，2～3d可自愈，继续观察患者腹痛、发热、黄疸及大便颜色的变化（图6-38）	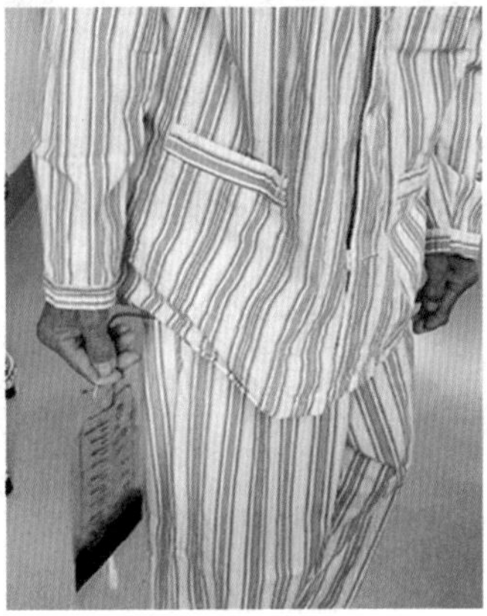 图6-36　保持通畅 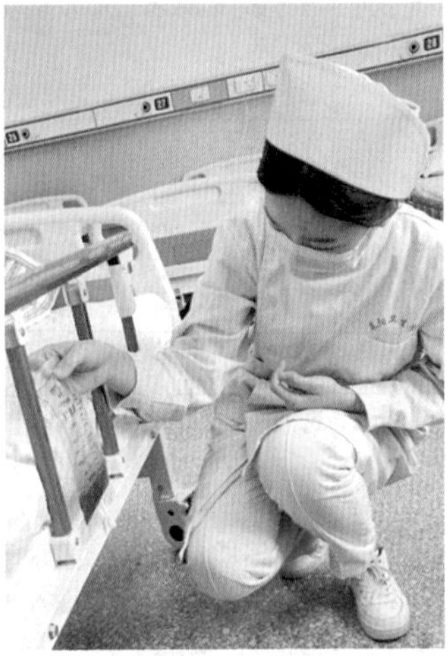 图6-37　观察引流物情况 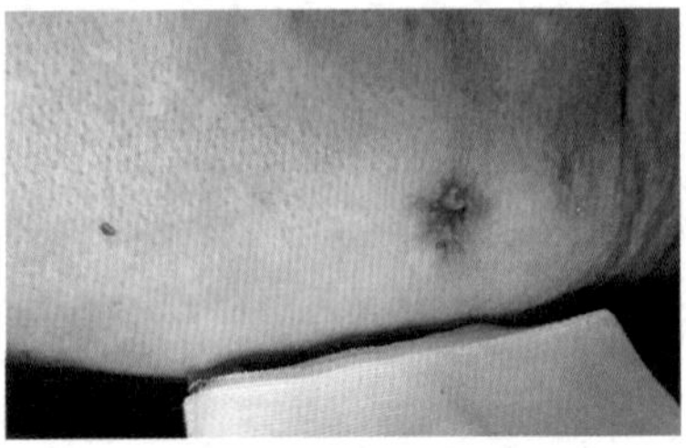 图6-38　T管拔除后
操作后	**1. 整理处理：**按规定处理用物 **2. 洗手、摘口罩**	

二、简要操作流程图

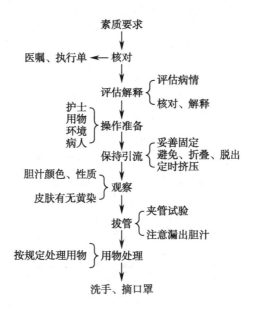

三、注意事项

1. 注意无菌操作及标准预防，患者平卧时引流袋应低于腋中线，站立或活动时管道应低于引流口平面，防止胆汁逆流引起感染。

2. 注意保护 T 管周围皮肤，必要时涂抹氧化锌软膏。

3. 拔管后若有短期局部渗液，应及时更换敷料。

四、健康宣教

1. 告知患者及家属留置 T 管的重要性，不可自行拔出管道。

2. 告知患者避免剧烈活动，以防 T 管脱出或胆汁逆流。

3. 指导患者进食低脂肪、高蛋白、高维生素易消化的食物，注意少量多餐，避免过饱。

【操作测评】

T 管引流护理操作评分标准

项目		项目总分	操作要求	标准分数	得分	备注
评估	患者准备	5	1. 评估患者病情、隔离种类、隔离措施等情况 2. 核对解释	3 2		
计划	护士准备	2	着装整洁、洗手、戴口罩	2		
	用物准备	4	1. 用物准备齐全 2. 放置合理	2 2		
	环境准备	2	整洁、宽敞、安静	2		
	病人准备	2	能护理目的、过程、注意事项及配合要点	2		

续表

项目		项目总分	操作要求	标准分数	得分	备注
实施	保持引流	20	1. 能妥善固定引流管 2. 能避免引流管折叠、扭曲,护理操作时避免脱出 3. 将引流管由近端向远端挤压(若为残余结石或血块等所堵塞时,用空针向外抽吸,使引流管通畅)方法正确	5 5 10		
	观察	20	1. 观察并记录 T 管引流出胆汁的颜色、性质和量准确 2. 观察患者皮肤、巩膜有无黄染准确	10 10		
	拔管	20	1. 拔管指征掌握准确(拔管前试行夹管 1 或 2 日,患者全身状况平稳,无腹痛、发热、黄疸等不良反应,遵医嘱行 T 管造影,造影显示胆道通畅,开放 T 管 24h 后拔管) 2. 拔管后告知患者注意事项(可能有少量胆汁漏出,2～3d 可自愈)	15 5		
	整理	10	1. 用物处理恰当 2. 洗手、摘口罩方法正确	5 5		
评价	操作质量	6	1. 操作熟练、正确、动作连贯 2. 隔离概念清晰、操作无污染	3 3		
	操作时间	2	操作时间<5min	2		
	操作态度	2	态度严谨,认真	2		
	指导病人	5	护患沟通良好,能对病人进行正确指导	5		

实训 40　皮牵引的护理

【导入情景】

刘某,男,86 岁。6h 前外伤股骨干骨折来院,现神志清楚,痛苦面容。查体:T 36.2℃,P 90 次/min,R 18 次/min,BP 100/70mmHg。心肺无异常,腹软,无压痛、反跳痛,左股畸形,压痛,活动障碍。右下肢无异常。X 线检查示:左股骨干骨折。请为该病人实施皮牵引固定术。

【护理评估】

皮牵引是使用胶布或皮套等包裹患侧肢体进行牵引,达到维持骨折的复位、稳定和止痛的目的。一般用于 12 岁以下儿童及老弱患者的骨折固定、手术前后的辅助固定治疗或关节炎症时矫正与固定等。

1. 健康史　病人病情、意识状态、受伤部位及对隔离措施的认知程度。

2. 身体状况

（1）全身：神志清楚，出现了破伤风杆菌感染的症状。

（2）局部：伤口开口小、较深，伤口周围红、肿、热、痛。

3. 心理社会支持状况　病人神志清楚，对皮牵引术能理解、配合。

【主要用物】

牵引套一副（根据肢体周径选择大小型号，包括牵引套、扩张板、牵引绳 1m）牵引架（包括滑轮、重锤等）内衬、护理记录单等。

【实施操作】

一、操作流程

ER-6-9　知识拓展：骨牵引（文档）

简要流程	操作要点	图示
护士准备	1. **素质要求**：着装整洁，举止端庄，语言流畅，态度和蔼 2. **核对**：医嘱和执行单	
评估解释	1. **评估**：病情、意识状态、心理状况及对操作的认知合作程度；患肢皮肤有无破损、炎症，患肢肌肉力量 2. **解释**：核对病人床号、姓名、腕带；解释操作目的、方法、注意事项，以取得配合	
操作准备	1. **护士**：着装整洁，戴圆帽，戴口罩 2. **用物**：备齐用物（牵引套、牵引架等），放置合理 3. **环境**：整洁、宽敞、安全 4. **病人**：清洗患肢皮肤，保持清洁干燥	
操作过程	1. **摆放体位**：病人取平卧位，撤去被子，暴露患肢 2. **安装牵引装置** （1）**摆好体位**：病人平卧牵引床上，将需要牵拉固定的患肢充分暴露用 2 条棉质大毛巾包裹患肢 （2）**安装牵引套**：将骨突出部位用棉垫或棉花包绕、垫好（图 6-39），皮牵引套调节好长度，包裹牵引的患肢（上下包裹范围小于毛巾的范围），轻轻放下，系好皮牵引套上的搭扣（图 6-40）	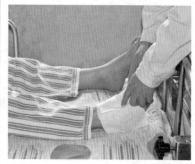 图 6-39　安装内衬 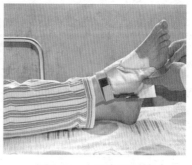 图 6-40　安装牵引器套

续表

简要流程	操作要点	图示
操作过程	（3）**安装牵引架**：安装牵引架，系好牵引绳，挂上重锤，悬离地面，保证牵引的有效性（图6-41） **3. 检查整理** （1）**检查**：全面检查牵引情况，包括牵引架的位置、角度、高度及牵引绳有无阻力等，确保牵引符合要求，有效（图6-42） （2）**整理**：整理床单位，患肢处于功能位，观察患肢皮牵引位置、患肢末梢血运情况，做好护理记录	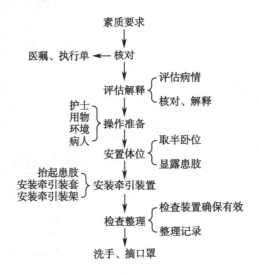 图6-41 安装牵引器架 图6-42 安装完成
操作后	洗手、摘口罩整理用物	

二、简要操作流程

```
                素质要求
                   ↓
医嘱、执行单 ←—— 核对
                   ↓                ┌ 评估病情
                 评估解释 ───────────┤
                   ↓                └ 核对、解释
 护士 ┐
 用物 ├── 操作准备
 环境 │              ↓
 病人 ┘                           ┌ 取半卧位
                 安置体位 ─────────┤
                   ↓              └ 显露患肢
抬起患肢 ┐
安装牵引装套├── 安装牵引装置
安装牵引装架┘     ↓              ┌ 检查装置确保有效
                 检查整理 ────────┤
                   ↓             └ 整理记录
               洗手、摘口罩
```

三、注意事项

1. 牵引松紧度以能够伸进2指为宜，牵引重量一般不超过5kg，一般维持3～4周。

2．牵引期间应每班检查牵引装置及效果，保证有效牵引。

3．注意保持患肢清洁，定时检查皮肤完整性。

四、健康宣教

1．告知病人及家属不能擅自改变牵引体位，不能随意增减牵引重量。

2．指导病人进行功能锻炼，防止伤肢肌肉萎缩、关节僵硬等因长期卧床而致的各种并发症。

3．告知病人及家属牵引时注意观察皮肤有无红肿、摩擦伤等早期压疮症状，以便早发现早处理。

4．告知患者有疼痛、麻木等异常情况时及时告知医护人员。

【操作测评】

皮牵引的护理操作评分标准

项目		项目总分	操作要求	标准分数	得分	备注
评估	病人情况	5	1．评估病人患肢皮肤有无破损、炎症，患肢肌肉力量	1		
			2．评估患肢血液循环情况，包括有无肿胀、皮肤温度、感觉、动脉搏动情况等	1		
			3．评估患肢的活动情况、有无功能障碍	1		
			4．评估患者对皮肤牵引的认识	1		
			5．核对病人信息，做好解释	1		
计划	护士准备	2	着装整洁，洗手，戴口罩	2		
	用物准备	4	1．用物准备齐全（牵引套、牵引架等）	2		
			2．放置合理	2		
	环境准备	2	整洁、宽敞、安全	2		
	病人准备	2	患肢皮肤清洁、干燥	2		
实施	摆放体位	5	病人取平卧位，撤去被子，暴露患肢	5		
	安装装置	40	1．操作中安置病人体位、患肢暴露摆放方式得当	10		
			2．牵引套安装方式正确（将骨突出部位用棉垫或棉花包绕、垫好，皮牵引套调节好长度，包裹牵引的患肢，轻轻放下，系好皮牵引套上的搭扣）	20		
			3．牵引架、牵引绳、重锤安装正确	10		
	检查记录	20	1．全面检查牵引情况方法正确（包括牵引架的位置、角度、高度及牵引绳有无阻力等，确保牵引符合要求，有效）	10		
			2．整理床单位，观察患肢皮牵引位置、患肢末梢血运情况方式正确，护理记录完整	10		
	整理	5	1．用物处理恰当	3		
			2．洗手、摘口罩方法正确	2		

续表

	项目	项目总分	操作要求	标准分数	得分	备注
评价	操作质量	6	1. 操作熟练、正确、动作连贯 2. 人文关怀体现良好、操作无损伤	3 3		
	操作时间	2	操作时间<20min	2		
	操作态度	2	态度严谨,认真	2		
	指导病人	5	护患沟通良好,能对病人进行 正确指导	5		

情景考核一

李某,男,51 岁。6 个月前开始,无明显诱因出现粪便表面带血及脓液,伴大便次数增多,大便变细,体重明显下降,3d 前来院就诊。查体:T 37.8℃,P 90 次 /min,R 20 次 /min,BP 120/80mmHg。腹部触诊无压痛、反跳痛,肝脾肋下未扪及。移动性浊音(−)。直肠指检:膝胸位 5 点距肛门 4cm,扪及质硬包块约 3cm×2cm×2cm,边界不清,与周围组织粘连。诊断为:直肠癌。医嘱:限期手术治疗。

ER-6-10　情景考核一
(文档)

1. 目前病人存在的主要护理诊断 / 问题有哪些?
2. 结合病人首优护理问题,提出相应的护理措施。
3. 考核项目:术区备皮、外科手消毒、穿无菌手术衣、戴无菌手套。

情景考核二

马某,男,60 岁。因"右上腹疼痛伴寒战高热"来院,经检查诊断为:急性胆囊炎伴胆总管结石。2d 前行手术治疗。目前病情稳定,查体:T 37.5℃,P 90 次 /min,R 20 次 /min,BP 118/85mmHg。胃管引流通畅,24h 引流出约 300ml 墨绿色胃内容物。腹腔引流通畅,24h 引流出淡红色液体约 50ml。尿管通畅,24h 尿量约 2000ml。腹无压痛、反跳痛,肝脾肋下未扪及,移动浊音(−)。手术切口与敷料干燥,无渗出。医嘱:持续胃肠减压,留置导尿,持续 T 管引流。

ER-6-11　情景考核二
(文档)

1. 目前病人存在的主要护理诊断 / 问题有哪些?
2. 结合病人首优护理问题,提出相应的护理措施。
3. 考核项目:胃肠减压护理、换药术、T 管引流护理。

情景考核三

刘某,女,80 岁。因车祸伤来院,当时右侧开放性气胸伴有股骨骨折。经抢救治疗后目前病情稳定,查体:T 37.1℃,P 88 次 /min,R 20 次 /min,BP 110/85mmHg。神志清,痛苦貌。右胸部敷料、胸带包扎。胸廓挤压试验(+),右股畸形,活动障碍。胸部 CT 示:右侧液气胸,肺体积压缩约 90%。X 线示:右股骨干骨折。医嘱:胸腔闭式引流,持续右下肢皮牵引。

ER-6-12　情景考核三
(文档)

1. 目前病人存在的主要护理诊断 / 问题有哪些?
2. 结合病人首优护理问题,提出相应的护理措施。
3. 考核项目:胸膜腔闭式引流护理、皮牵引的护理。

第七章
急救护理技能

ER-7-1 急救护理技能（课件）

> 学习目标

　　1. 熟练掌握急救护理工作所需要的常用救护技能如单人心肺复苏术、电除颤、吸痰法、基本止血与包扎、氧气吸入、洗胃法等。
　　2. 熟悉操作相关注意事项及健康宣教要点。
　　3. 具有强烈的急救意识、严谨的思维方法，严格遵守急危重症的护理原则；具有观察、分析、判断和应变能力以及团队合作精神。

实训 41　单人心肺复苏术

【导入情景】

　　王某，男，50岁，半小时前因进食过饱，突发胸闷气促，胸骨后疼痛不适，且疼痛向胸部及后背部放射，伴憋闷、大汗，以急性心肌梗死收入我院。查体：体温不升，P 50 次/min，R 22 次/min，BP 135/100mmHg，心电图检查发现病理性 Q 波；患者入院后 20min 突然意识丧失，颈动脉搏动消失，皮肤青紫，瞳孔散大、对光反射消失，当即判断为心脏呼吸骤停，医嘱立即给予心肺复苏术。

【护理评估】

　　心肺复苏是针对心搏、呼吸停止所采取的抢救措施，指应用胸外按压或其他方法形成的暂时的人工循环并恢复心脏自主搏动和血液循环，用人工呼吸代替自主呼吸并恢复自主呼吸，达到恢复苏醒和挽救生命的目的。

　　1. **健康史**　向家属询问病人起病时间、主要症状及既往患病情况、检查、治疗经过。

　　2. **身体状况**　首先判断病人是否突发意识丧失、颈动脉搏动消失、呼吸停止、皮肤黏膜有无发绀等。

　　3. **心理社会情况**　评估病人是否有家属陪护。

【主要用物】

　　模拟人、纱布2块、弯盘、血压计、听诊器、手电筒、免洗手消毒剂、记录单；必要时备：

心脏按压板、脚踏凳、呼吸气囊、除颤仪、氧气装置。

【实施操作】

一、操作流程

ER-7-2　单人心肺复苏（视频）

简要流程	操作要点	图示
护士准备	**素质要求：**仪表端正，服装整洁，无长指甲，（手）无饰品 **核对：**双人核对医嘱，可口头	
评估	1. 现场环境 2. 病人病情	
操作准备	**1. 护士：**反应迅速、敏捷 **2. 用物：**备齐用物，放置合理 **3. 环境：**安静、宽敞、安全、必要时屏风遮挡 **4. 病人：**是否躺在硬板床或地面	
操作过程	**1. 判断呼救** （1）判断病人意识：呼叫病人，轻拍病人肩部，确认意识丧失 （2）触摸颈动脉搏动（5～10s）判断、触摸同时进行，触摸位置：用示指或中指指腹触及患者气管正中，相当于喉结部位，旁开两指，至胸锁乳突肌前缘凹陷处（图7-1） （3）观察患者呼吸（5～10s）：通过看（胸廓有无起伏）、听（有无呼吸音）、感觉（有无气流逸出）三步骤来完成 （4）立即呼救，寻求他人帮助，记录抢救时间 **2. 摆放复苏体位** （1）将病人去枕，平卧于硬板床或地面上（如是卧于软床上的患者，其肩背下需垫心脏按压板），头、颈、躯干在一条直线上，双手置于身体两侧 （2）立即松解病人衣领、腰带，暴露胸部 **3. 胸外心脏按压** （1）抢救者站在或跪在病人一侧（必要时使用脚踏凳） （2）确定按压部位：胸骨正中两乳头连线水平（胸骨中下1/3交界处）（图7-2）或者以中指沿一侧肋弓下缘向内上滑行到双侧肋弓的汇合点，中指定位于此处，示指紧贴 （3）按压手法：另一只手的掌根部贴于第一只手的示指并平放，定位之手放在另一只手的手背上，双手掌根重叠，十指相扣，掌心翘起，手指离开胸壁，只以掌根部接触按压部位（图7-3）	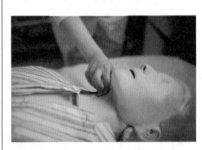 图7-1　触摸颈动脉搏动 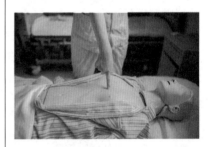 图7-2　确定按压部位 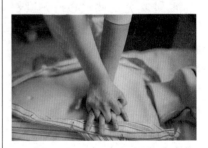 图7-3　按压手法

简要流程	操作要点	图示
操作过程	（4）按压幅度：抢救者上半身前倾，腕、肘、肩关节伸直，以髋关节为轴，手臂与胸骨水平垂直，利用上身重量和肩臂部肌肉力量垂直向下按压，成人使胸骨下陷至少 5cm，然后迅速放松使胸骨复原，反复进行，手掌根部不能离开胸壁定位点 （5）按压与放松比例是 1∶1，按压频率 100～120 次 /min； （6）胸外按压与人工呼吸之比是 30∶2 （7）在按压过程中始终观察病人的面色，按压一个循环后，开放气道 **4. 开放气道** （1）头偏向一侧，清除口、鼻腔分泌物，检查并取下义齿（图 7-4） （2）用仰头提颏法开放病人的气道，抢救者用一手的小鱼际（手掌外侧缘）部位置于病人的前额用力后推，另一手示指、中指置于下颏将下颌骨上提，使下颌角与耳垂的连线和地面垂直（图 7-5） **5. 人工呼吸** （1）用抢救者放在患者前额手的拇指和示指捏紧患者鼻翼两侧，另一手拇指将扒开病人下唇，术者吸一口气，双唇紧贴包严患者的口部，缓慢继续向患者口内吹气，使胸部隆起，吹气有效，每次吹气时间至少 1s，通气量为 500～600ml；必要时可使用简易呼吸器进行人工辅助呼吸（图 7-6） （2）吹气完毕，抢救者松开捏鼻翼的手，侧头吸入新鲜空气并观察胸廓有无下降，听、感觉患者呼吸情况，准备进行下次吹气 **6. 判断复苏效果** （1）操作 5 个循环以人工呼吸结束后再次判断颈动脉搏动及人工呼吸 5～10s，观察病人瞳孔、面色、口唇、甲床、测量血压，如已恢复，记录复苏成功时间 （2）如无颈动脉搏动或自主呼吸未恢复，继续上述 5 个循环后再次判断，直至高级生命支持人员及仪器设备到达，补记抢救记录	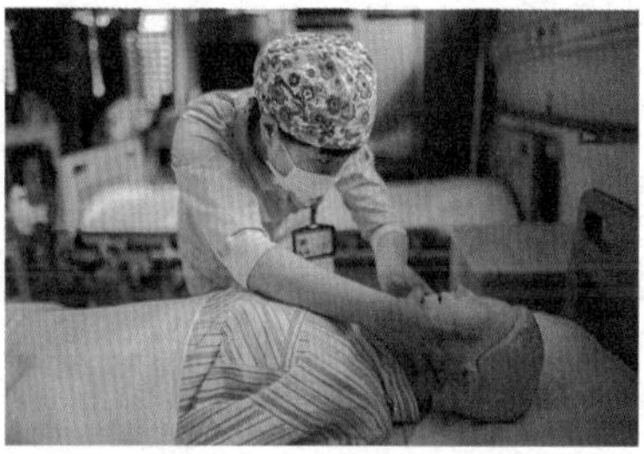 图 7-4　检查口腔 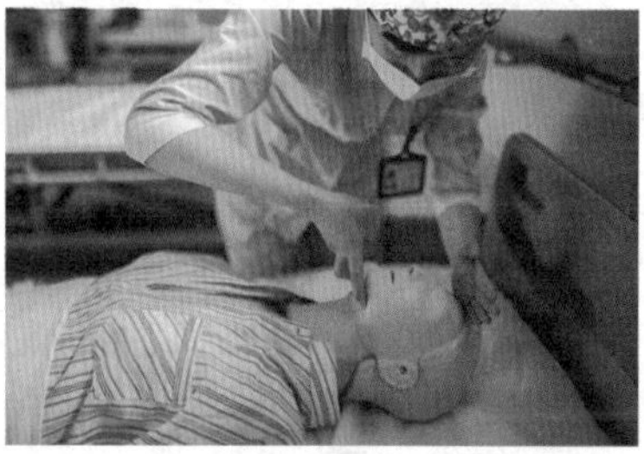 图 7-5　仰面提颏法 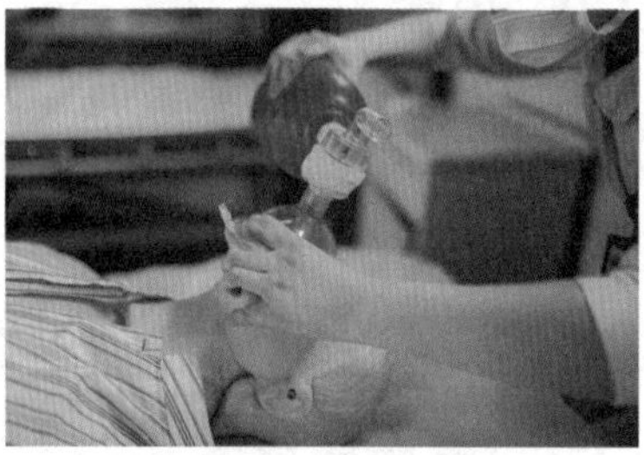 图 7-6　E-C 手法
安置整理	1. 安置病人平卧位，头偏向一侧，整理床单位 2. 继续密切观察病人生命体征，安慰病人 3. 分类处置用物 4. 洗手、记录	

二、简要操作流程图

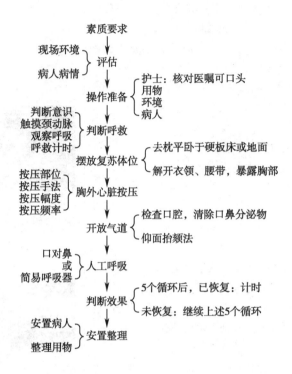

素质要求

现场环境
病人病情 } 评估

操作准备 ⎰ 护士：核对医嘱可口头
用物
环境
病人

判断意识
触摸颈动脉
观察呼吸
呼救计时 } 判断呼救

摆放复苏体位 ⎰ 去枕平卧于硬板床或地面
解开衣领、腰带，暴露胸部

按压部位
按压手法
按压幅度
按压频率 } 胸外心脏按压

开放气道 ⎰ 检查口腔，清除口鼻分泌物
仰面抬颏法

口对鼻
或
简易呼吸器 } 人工呼吸

判断效果 ⎰ 5个循环后，已恢复：计时
未恢复：继续上述5个循环

安置病人
整理用物 } 安置整理

三、操作注意事项

1. 胸外按压时要确保足够的频率及深度，尽可能不中断胸外按压，每次胸外按压后要让胸廓充分的回弹，以保证心脏得到充分的血液回流。如需使用人工气道或除颤，中断不超过10s。

2. 胸外按压时肩、肘、腕在一条直线上，并与患者身体长轴垂直。按压时，手掌掌根不能离开胸壁，按压力度不宜过大，以免引起骨折造成血气胸。

3. 吹气不宜过大，以免引起胃部胀气。

四、健康宣教

1. 增强患者的安全意识和劳动保护，防止意外事故发生。

2. 积极治疗心脑血管等疾病，定时到医院检查，在医生的指导下规范治疗，如有不适及时就诊。

【操作测评】

单人心肺复苏术评分标准

项目		项目总分	操作要求	标准分数	得分	备注
评估	病人情况	4	评估病人病情，询问家属病人起病时间、主要症状；既往患病情况、检查、治疗情况	4		

续表

项目		项目总分	操作要求	标准分数	得分	备注
计划	护士准备	4	1. 仪表端正,服装整洁,反应迅速、敏捷 2. 双人核对医嘱,可口头	2 2		
	用物准备	3	1. 备齐用物 2. 放置合理	2 1		
	环境准备	2	安静、宽敞、安全、必要时屏风遮挡	2		
	病人准备	2	病人体位:是否躺在硬板床或地面	2		
实施	判断呼救	12	1. 判断意识正确 2. 判断颈动脉搏动正确 3. 判断呼吸正确 4. 呼救及时 5. 计时准确	2 4 2 2 2		
	摆放复苏体位	5	1. 病人体位安置正确 2. 暴露胸部正确	3 2		
	胸外心脏按压	15	1. 按压部位正确 2. 按压方法正确,力度、幅度合适 3. 按压频率正确	5 5 5		
	开放气道	10	1. 清除口腔分泌物方法正确 2. 开放气道方法正确	5 5		
	人工呼吸	10	1. 吹气方法正确 2. 每次通气时间、通气量正确 3. 胸外按压与人工呼吸比为30:2 4. 连续进行5个循环	2 3 3 2		
	判断复苏效果	10	1. 5个循环后,判断颈动脉搏动及呼吸、瞳孔、面色、口唇、皮肤、血压等恢复情况 2. 如已恢复,计时;如未恢复,继续上述操作,5个循环再做判断	8 2		
	安置整理	8	1. 安置病人平卧位,头偏向一侧,整理床单位 2. 继续密切观察病人生命体征,安慰病人 3. 分类处置用物 4. 洗手、记录	2 2 2 2		
评价	操作质量	7	1. 操作熟练、正确、动作连贯 2. 急救意识强	4 3		
	操作时间	4	操作时间4min	4		
	人文素养	4	1. 态度严谨、认真 2. 沟通有效,关爱病人	2 2		

实训 42　电　除　颤

【导入情景】

　　王某,女,55 岁,病人发作性晕厥 3 年,加重两天,门诊以心律失常、阵发性房颤,完全性右束支阻滞收入院,在 CCU 接诊病人过程中,病人突然出现意识丧失,四肢抽搐,接心电监护示:室颤,频率约 220 次 /min,立即给予胸外心脏按压并 200J 电除颤一次后,心电监护示:波形转复为窦性心律。

【护理评估】

　　电除颤是利用除颤仪释放的高压电流,短时间内经胸壁或直接经过心脏,使大部或全部心肌细胞在瞬间同时除极,打断导致快速心律失常的折返机动或异位兴奋灶,从而使严重心律失常恢复为窦性心律

　　1. 健康史　评估患者年龄、心前区皮肤是否完整、身体上是否有心脏起搏器、金属饰物等。

　　2. 身体状况　评估患者的脉搏、心率、意识状态等,了解心律失常的类型。

　　3. 心理社会情况　评估病人是否有家属陪护。

【主要用物】

除颤仪、导电膏、纱布、弯盘、免洗手消毒剂、记录单等。

【实施操作】

一、操作流程

简要流程	操作要点	图示
护士准备	**素质要求**:仪表端正,服装整洁,无长指甲,(手)无饰品 **核对**:双人核对医嘱,可口头	
评估解释	1. 评估病人:病情、意识、是否出现危重型心律失常 2. 核对解释:核对病人床号、姓名、腕带;向家属解释操作目的	
操作准备	**1. 护士**:反应迅速、敏捷 **2. 用物**:备齐用物,放置合理 **3. 环境**:安静、宽敞、安全、必要时屏风遮挡 **4. 病人**:皮肤有无损伤,体内有无植入性装置	
操作过程	**1. 判断呼救** (1) 呼叫患者、判断意识 (2) 立即呼救,寻求他人帮助,记录抢救时间 **2. 检查仪器** (1) 迅速携除颤仪到床旁,接通电源,确保功能完好 (2) 调至监护位置,贴电极片,连接心电监护,监测患者心律,确认是否为室颤,必要时遵医嘱给予药物,以提高室颤阈值(图 7-7)	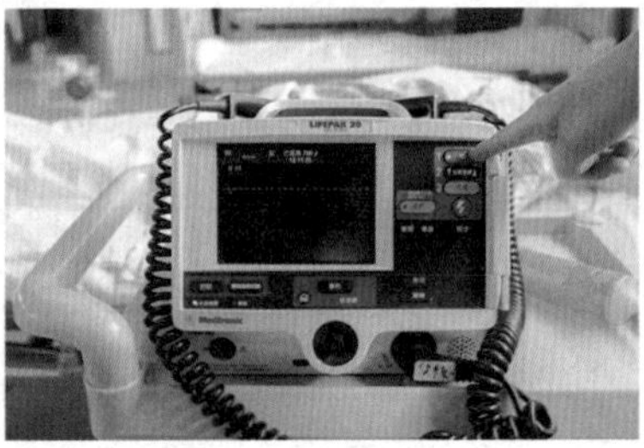 图 7-7　调试除颤仪

简要流程	操作要点	图示
操作过程	**3. 摆体位** (1) 病人去枕平卧,头偏向一侧,检查有无义齿,保持呼吸道通畅 (2) 充分暴露除颤部位,检查皮肤有无异常,清洁皮肤,去除身体上的金属物品 **4. 电击除颤** (1) 根据心电图,选择放电模式(交流电或直流电) (2) 将除颤器电极板均匀涂抹导电糊或垫以盐水纱布(图7-8) (3) 遵医嘱调节能量,进行充电(单相波360J,双相波200J)(图7-9) (4)(左手电极板)负极(STERNUM)手柄放于右锁骨中线第2肋间(图7-10)(右手电极板),正极(APEX)手柄放于左腋中线平第5肋间(图7-10),两电极板之间相距10cm以上,用力按压,使电极板与胸壁紧密接触,垂直下压,以减少肺容积和电阻,保证除颤效果; (5) 再次确认病情,观察心电监护仪,确认需要除颤 (6) 观察电已充满,嘱周围人员不得接触病人及病床,操作者身体避开病床,放电(图7-11) **5. 判断效果** (1) 观察心电监护仪、病人意识、生命体征,确认除颤是否成功 (2) 记录除颤成功时间	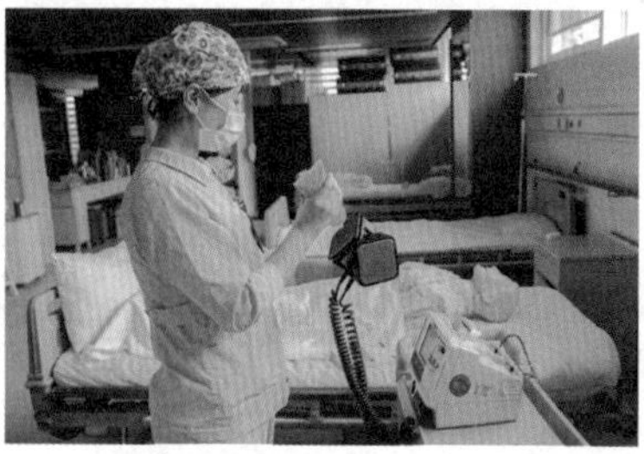 图7-8　涂抹导电糊 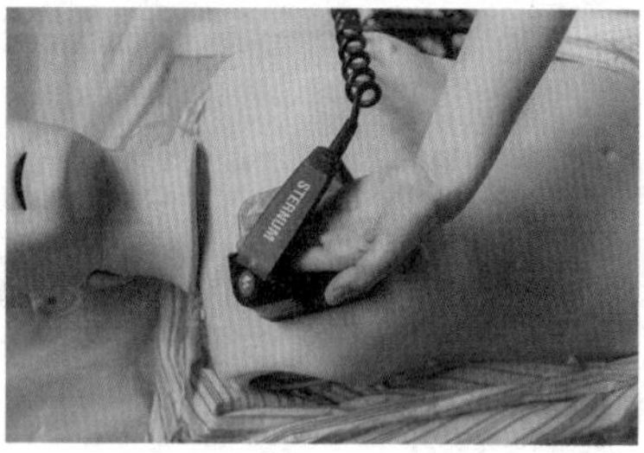 图7-9　充电 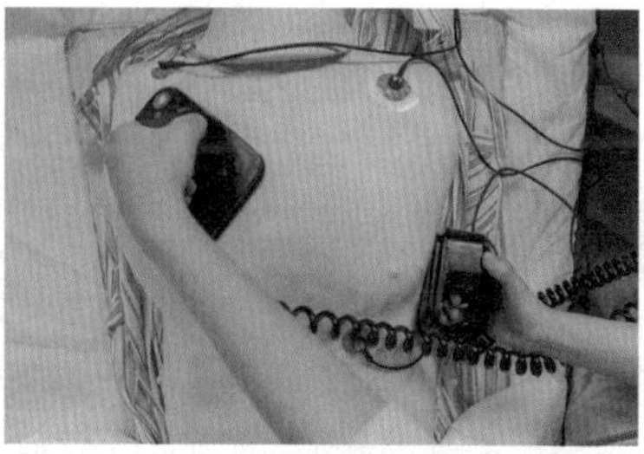 图7-10　定位 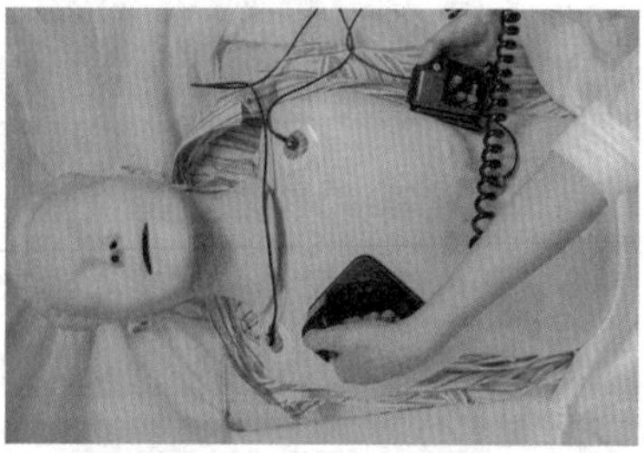 图7-11　放电
安置整理	1. 擦净病人胸部的导电膏,检查皮肤有无灼伤,协助病人取舒适卧位 2. 继续心电监护,清醒者给予心理安慰 3. 清洁消毒电极板,除颤器处于充电备用状态 4. 洗手、摘口罩、记录	

二、简要操作流程图

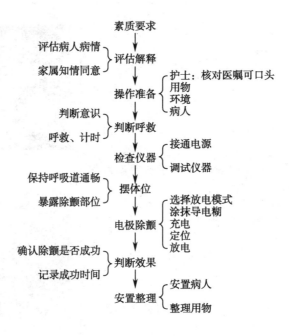

三、操作注意事项

1. 除颤前确定患者除颤部位无破损、无红肿、无潮湿、无多毛、无敷料。清洁擦干皮肤，不能使用酒精、含有苯基的酊剂或止汗剂。若患者带有植入性起搏器，应注意避开起搏器部位至少10cm。

2. 动作迅速，准确。手持电极板不能两极相对，不能面向自己，放置位置应避开瘢痕和伤口，如安有医疗器械，应远离至少2.5cm。

3. 患者右侧卧位时，负极板置于左肩胛下区与心脏同高，正极放于心前区。操作后应保留并标记除颤时自动描记的心电图。

4. 成人VF和无脉VT时若用单相波除颤用360J，若使用双相波除颤器，电击能量为200J。

5. 使用后将电极板充分清洁，及时充电备用，定期检测保证性能良好。

四、健康宣教

1. 嘱患者卧床休息，保持周围环境安静，避免各种不良刺激，保证患者充分的休息与睡眠。

2. 病情好转后，给予低盐、低脂高蛋白饮食，少食多餐，病情稳定后可根据心功能分级，指导病人活动。

【操作测评】

电除颤操作评分标准

项目		项目总分	操作要求	标准分数	得分	备注
评估	病人情况	4	1. 评估病人病情，意识，是否出现危重型心律失常	2		
			2. 评估心理反应和合作程度	2		

续表

	项目	项目总分	操作要求	标准分数	得分	备注
计划	护士准备	4	1. 着装规范、洗手戴口罩、反应迅速、敏捷	2		
			2. 双人核对医嘱,可口头	2		
	用物准备	3	1. 备齐用物	2		
			2. 放置合理	1		
	环境准备	2	安静、宽敞、安全、必要时屏风遮挡	2		
	病人准备	2	1. 病人皮肤有无损伤	1		
			2. 体内有无植入性装置	1		
实施	判断呼救	6	1. 判断意识正确	4		
			2. 呼救、计时	2		
	检查仪器	10	1. 接通电源,打开开关方法正确	5		
			2. 检查除颤仪性能	5		
	摆体位	6	1. 体位安置正确	4		
			2. 暴露胸部,除去金属物品	2		
	电击除颤	30	1. 根据心电图,选择放电模式正确	5		
			2. 电极板上涂导电糊均匀	5		
			3. 根据医嘱调节能量准确	5		
			4. 电极板放置位置准确	5		
			5. 再次确认需要除颤	5		
			6. 电极板紧贴皮肤,放电方法正确	5		
	判断效果	10	1. 正确观察心电监护仪、病人意识、生命体征,确认除颤是否成功	8		
			2. 记录除颤成功时间	2		
	安置整理	8	1. 擦净病人胸部的导电膏,检查皮肤有无灼伤,协助病人取舒适卧位	4		
			2. 继续心电监护,清醒者给予心理安慰	4		
			3. 清洁消毒电极板,除颤器处于充电备用状态	2		
			4. 洗手、摘口罩、记录	2		
评价	操作质量	7	1. 操作熟练、正确、动作连贯	4		
			2. 急救意识强	3		
	操作时间	4	操作时间 5min	4		
	人文素养	4	1. 态度严谨、认真	2		
			2. 沟通有效,关爱病人	2		

实训43 吸 痰 法

【导入情景】

吴某，男，72岁。慢性阻塞性肺疾病20余年。7d前因受凉后咳嗽、咳痰加重，咳黄色黏稠痰液，不易咳出，伴喘憋。入院查体：T 37.6℃，P 88次/min，R 22次/min，BP 150/78mmHg，神志清楚，痛苦面容，说话费力，桶状胸，口唇、甲床发绀，听诊两肺呼吸运动减弱，呼气延长，两肺中下部闻及湿啰音。实验室检查：白细胞$14×10^9$/L，中性粒细胞88%。X线检查：两肺野透亮度增加，横膈下移。肺功能检查：FEV_1/FVC 62%，FEV_1%预计值为55。医嘱：吸痰prn。

【护理评估】

吸痰的目的是清除病人呼吸道分泌物，保持病人呼吸道通畅，预防病人发生窒息、吸入性肺炎、肺不张等并发症。

1. 健康史　评估病人病情、意识状态，咳嗽、咳痰情况，听诊双肺呼吸音。

2. 身体状况　桶状胸，口唇、甲床发绀，咳黄色黏稠痰液，不易咳出，伴喘憋，听诊两肺呼吸运动减弱，呼气延长，两肺中下部闻及湿啰音。口腔、鼻腔黏膜完整，无活动义齿。

3. 心理社会支持状况　病人神志清楚，焦虑，紧张，能够配合。

【主要用物】

无菌治疗盘内置治疗碗2只（内盛无菌生理盐水），一次性吸痰管数根（12～14号）、听诊器、弯盘、记录单、笔、免洗手消毒剂，电动吸引器或中心负压吸引装置，必要时备压舌板、张口器、舌钳、手电筒、护目镜、一次性隔离衣。

【实施操作】

ER-7-3　经口腔吸痰（视频）

ER-7-4　经鼻腔吸痰（视频）

ER-7-5　经口、鼻腔吸痰法（视频）

一、操作流程

简要流程	操作要点	图示
护士准备	1. 素质要求：着装整洁、举止端庄、语言柔和、表达清晰 2. 核对：核对医嘱和执行单	
评估解释	1. 解释：核对病人床号、姓名、腕带；解释操作目的、方法、注意事项，以取得配合 2. 评估：病情、咳嗽、咳痰情况，听诊肺部呼吸音，叩背，检查鼻腔、口腔情况，有无活动性义齿，心理状况及合作程度	

简要流程	操作要点	图示
操作准备	1. 护士：洗手、戴口罩 2. 用物：备齐用物，放置合理（图7-12）（图7-13） 3. 环境：整洁、宽敞、安全，温湿度适宜 4. 病人：了解吸痰的目的、方法、注意事项及配合要点，并愿意合作，取下活动义齿	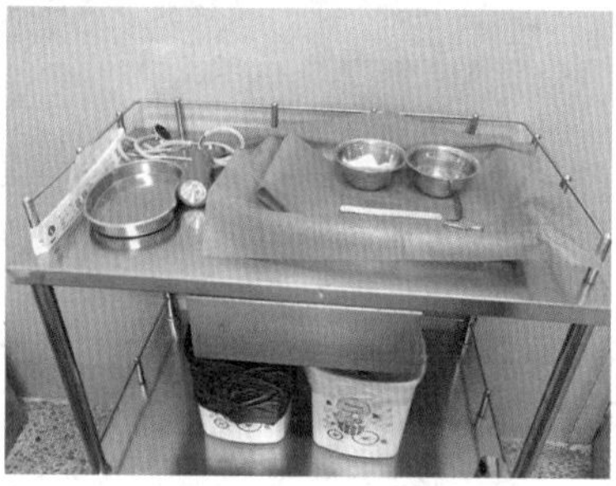 图7-12　吸痰用物 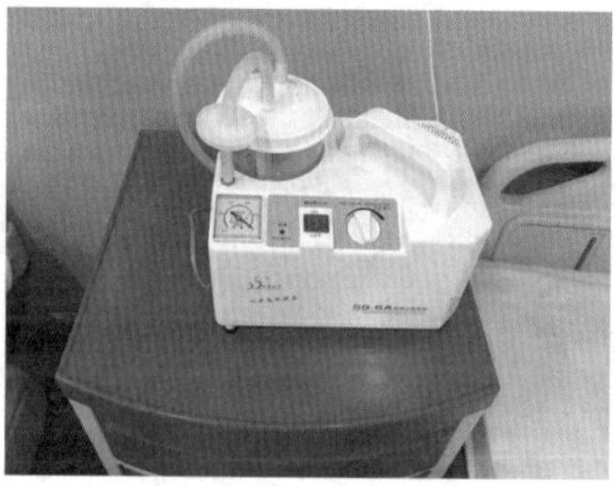 图7-13　负压吸引器
操作过程	1. 核对病人 2. 安置吸氧：协助病人取舒适卧位，给予高流量吸氧1～2min，如为气管插管/气管切开病人，将呼吸机的氧浓度调为100%，2～3min 3. 调节负压：安装中心负压吸引装置，连接各部件，打开负压开关，调节负压，经口/鼻腔吸痰，成人为300～400mmHg（0.04～0.053MPa），小儿小于300mmHg；经气管插管/气管切开吸痰，成人150～200mmHg，小儿100～150mmHg 4. 试吸痰管：暂停吸氧，戴手套，连接吸痰管，试吸生理盐水，检查吸痰管是否通畅 5. 吸净痰液 （1）经口腔吸痰：嘱病人张口（昏迷病人用压舌板、张口器协助），一手反折吸痰管末端，另一手持吸痰管前端，从口腔的一侧将导管插入口咽部，放松折叠处，吸净口咽部分泌物，抽吸生理盐水冲管（图7-14） （2）经鼻腔吸痰：一手反折吸痰管末端，另一手持吸痰管前端，用拇指和示指将吸痰管轻而快地插入鼻腔，并在患者吸气时沿着鼻腔壁向深处插入。鼻咽吸引插入导管长度约为病人鼻尖至耳垂的距离，成人约为16cm，儿童8～12cm，婴幼儿4～8cm，边旋转边向上提拉吸净痰液、冲管（图7-15）	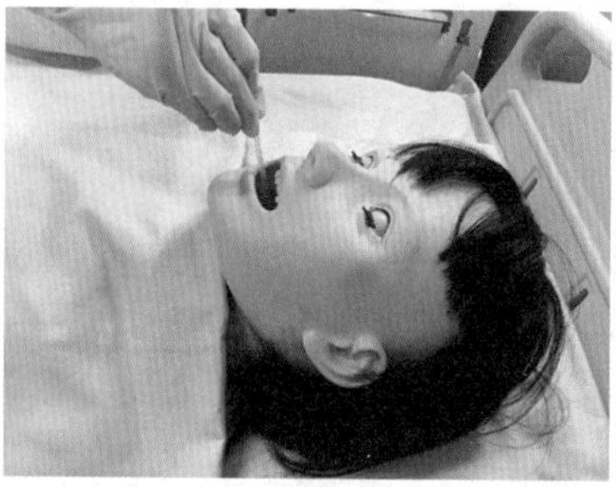 图7-14　经口腔吸痰 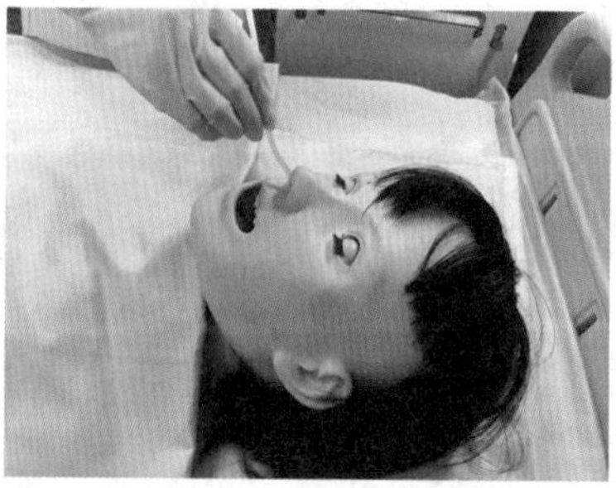 图7-15　经鼻腔吸痰

续表

简要流程	操作要点	图示
操作过程	（3）经气管插管/气管切开处吸痰：一手断开呼吸机与气管导管，将呼吸机接头放在无菌纸巾上（开口勿朝向病人或工作人员），反折吸痰管末端，另一手迅速并轻轻地沿气管导管送入吸痰管，遇阻力略上提后加负压，边上提边旋转吸引，吸痰结束后立即接呼吸机通气，用生理盐水冲管（图7-16） （4）吸痰后：弃去吸痰管，冲洗接头，如需再次吸痰须隔3～5min，更换吸痰管重吸，关闭负压开关，擦净病人面部，脱手套，给予病人高流量吸氧1～2min 6. 观察记录：观察病人病情及吸痰后反应，再听肺呼吸音，检查口、鼻黏膜，交代注意事项，记录吸痰时间、吸痰次数、痰液性状、颜色和量	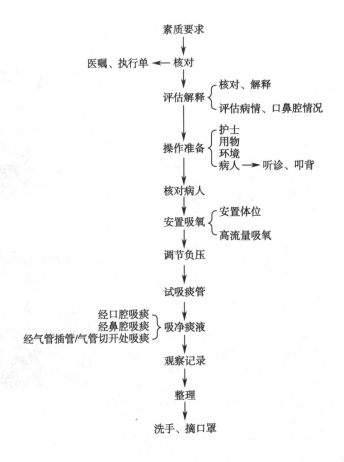 图7-16　经气管切开处吸痰
操作后	1. 整理：协助病人取舒适卧位，整理床单位 2. 用物处理：分类处理用物，及时倾倒储液瓶 3. 洗手、摘口罩	

二、简要操作流程图

素质要求

医嘱、执行单 ← 核对

评估解释 ┤ 核对、解释 / 评估病情、口鼻腔情况

操作准备 ┤ 护士 / 用物 / 环境 / 病人 → 听诊、叩背

核对病人

安置吸氧 ┤ 安置体位 / 高流量吸氧

调节负压

试吸痰管

经口腔吸痰 / 经鼻腔吸痰 / 经气管插管/气管切开处吸痰 ┤ 吸净痰液

观察记录

整理

洗手、摘口罩

三、操作注意事项

1. **严格执行无菌技术操作原则**　每次吸痰应更换吸痰管，吸痰用物每天更换 1～2 次，吸痰管每次更换，勤做口腔护理。

2. **确保安全**　操作过程中动作应轻柔，插管时关闭负压；每次吸痰时间不超过 15s，以免病人缺氧。

3. **密切观察**　如果病人出现发绀、心率下降等缺氧症状，应立即停止吸痰，并酌情处理。

4. **清理吸痰器**　吸痰器储液瓶内液体量不能超过 2/3，须及时倾倒。

四、健康宣教

1. 指导病人有效咳嗽，适用于神志清醒尚能咳嗽者。病人坐位或立位，先行 5～6 次深而慢的呼吸，然后深吸气至膈肌完全下降，屏住呼吸 3～5s，身体前倾，从胸腔进行 2～3 次短促有力的咳嗽，咳嗽的同时收缩腹肌，或用手按压上腹部，帮助痰液咳出。

2. 指导慢性阻塞性肺疾病病人进行呼吸功能锻炼，如腹式呼吸和缩唇呼吸，以加强膈肌运动，提高支气管内压，提高通气量，延缓小气道过早陷闭，以利于肺泡气体排出。

【操作测评】

吸痰法评分标准

项目		项目总分	操作要求	标准分数	得分	备注
评估	病人情况	7	1. 核对病人正确 2. 观察痰液性状正确 3. 听诊呼吸音、拍背正确 4. 检查鼻腔、口腔情况正确	2 2 2 1		
计划	护士准备	2	1. 工作服整洁、规范，语言表达清晰 2. 洗手、戴口罩	1 1		
	用物准备	2	1. 用物准备齐全 2. 放置合理	1 1		
	环境准备	2	安全、整洁，光线适宜，温湿度适宜	2		
	病人准备	2	理解、配合，取下活动义齿	2		
实施	核对病人	2	核对病人正确	2		
	安置吸氧	5	1. 病人卧位舒适 2. 高流量吸氧方法、时间正确	2 3		
	调节负压	9	1. 安装中心负压吸引装置正确 2. 检查各部件连接紧密 3. 打开负压开关，调节负压准确	3 2 4		
	试吸痰管	5	1. 停止吸氧、戴手套准确 2. 连接吸痰管、检查吸痰管是否通畅正确	2 3		

续表

项目		项目总分	操作要求	标准分数	得分	备注
实施	吸净痰液	38	1. 经口腔插入吸痰管方法正确、深度适宜	5		
			2. 经鼻腔插入吸痰管方法正确、深度适宜	5		
			3. 经气管插管/气管切开吸痰正确、深度适宜	5		
			4. 吸痰手法正确,吸痰时间适宜,吸净痰液	8		
			5. 吸痰后冲管正确	4		
			6. 吸痰管处理正确	3		
			7. 关闭负压开关、擦净面部,脱手套正确	3		
			8. 高流量吸氧方法、时间正确	5		
	观察记录	5	1. 观察病人病情并交代注意事项正确	2		
			2. 记录内容正确	3		
	整理	6	1. 病人面部清洁,卧位舒适,床单位整洁	2		
			2. 用物、医疗废物处理符合要求	2		
			3. 洗手、摘口罩方法正确	2		
评价	操作质量	5	动作轻巧、稳重、准确、安全、无污染	5		
	操作时间	5	操作时间<8min	5		
	操作态度	3	态度严谨,认真,关爱病人	3		
	指导病人	2	治疗性沟通有效,能对病人进行正确指导	2		

实训 44　基本止血与包扎

【导入情景】

　　方某,男,46 岁。半小时前骑车时不慎跌倒在地,左小腿磕在路肩上,血流不止,自行包扎后急来医院就诊。查体:T 36.7℃,P 80 次/min,R 20 次/min,BP 110/80mmHg,病人神志清楚,情绪紧张,左小腿外侧可见约 5cm×0.5cm×0.5cm 大小的伤口,创缘不整齐,有污染,出血较多。活动时疼痛加剧,触觉与温觉正常,未及明确骨擦感,肢端血运良好。请为该病人进行止血包扎。

【护理评估】

　　止血与包扎的目的是为了减少出血,减轻疼痛,保护伤口,防止伤口再次污染,固定敷料和药品。

　　1. 健康史　病人受伤原因、部位和时间,受伤时的体位和环境,外力的作用方式、方向与性质,伤后病人功能障碍与伤情进展情况,急救处理经过。

　　2. 身体状况　左腿活动受限。左小腿外侧可见约 5cm×0.5cm×0.5cm 大小的伤口,创缘不整齐,有污染,出血较多。

3. **心理社会支持状况** 病人神志清楚,情绪紧张,能够理解并配合操作。

【主要用物】

无菌容器内盛无菌敷料(纱布、棉球)、消毒液、0.9%氯化钠注射液、无菌棉签、无菌手套、无菌持物镊、剪刀、绷带、胶布、免洗手消毒剂,必要时备动脉止血带、夹板、三角巾等。

【实施操作】

ER-7-6 环形包扎法(视频)

ER-7-7 螺旋包扎法(视频)

ER-7-8 螺旋反折包扎法(视频)

ER-7-9 "8"字形包扎法(视频)

ER-7-10 回返形包扎法(视频)

一、操作流程

简要流程	操作要点	图示
护士准备	1. **素质要求**:着装整洁,举止端庄,语言流畅,表达清晰 2. **核对**:核对医嘱和执行单	
评估解释	1. **解释**:核对病人床号、姓名、腕带;解释操作目的、方法、注意事项,以取得配合 2. **评估**:病情、意识状态、伤口大小、深度、出血量、有无神经血管损伤、有无骨折、伤口污染程度,自理能力、心理状态,对治疗的认知及合作程度	
操作准备	1. **护士**:洗手、戴口罩,戴手套 2. **用物**:备齐用物、放置合理(图7-17) 3. **环境**:整洁、安静、光线充足、温湿度适宜、符合无菌操作要求 4. **病人**:了解操作目的、过程、注意事项及配合要点,愿意合作,体位舒适,伤口已清创缝合	图 7-17 止血与包扎用物
操作过程	1. **核对病人** 2. **止血包扎**:协助病人取舒适体位,暴露伤口,托扶受伤肢体;取无菌纱布数块,覆盖于损伤处 (1)**环形包扎法**:将绷带作环形的重叠缠绕,下一周将上一周绷带完全遮盖。用于绷带包扎开始与结束时及包扎颈、腕、胸、腹等粗细相等的部位的小伤口(图7-18)	图 7-18 环形包扎法

简要流程	操作要点	图示
操作过程	（2）**螺旋形包扎法**：绷带先环形缠绕数圈，然后稍微倾斜螺旋向上缠绕，每周遮盖上一周的1/3～1/2。用于包扎直径近似均等的部位，如上臂、手指、躯干、大腿等（图7-19） （3）**螺旋反折包扎法**：每周均把绷带向下反折，遮盖其上周的1/3～1/2，反折处应在相同部位，使之成一直线。用于直径不等的部位，如前臂、小腿等（图7-20） （4）**"8"字形包扎法**：在伤处上下，将绷带由下而上，再由上而下，重复做"8"字形旋转缠绕，每周遮盖上周的1/3～1/2。用于肩、肘、腕、髋、膝等关节部位（图7-21） （5）**回返包扎法**：为一系列左右或前后回返包扎，将被包扎部位全部遮盖住后，再做环形包扎两圈。用于头顶、指端和肢体残端的包扎（图7-22） 3. **固定清理**：用胶布将带尾固定或将带尾中间部分剪开分成两头，打结固定；清理伤口周围皮肤，抬高患肢、促进血液回流 4. **观察告知**：再次核对，观察伤口包扎松紧是否适宜、询问病人有无疼痛等不适，了解患肢末梢循环、感觉、知觉及活动情况；向病人交代注意事项	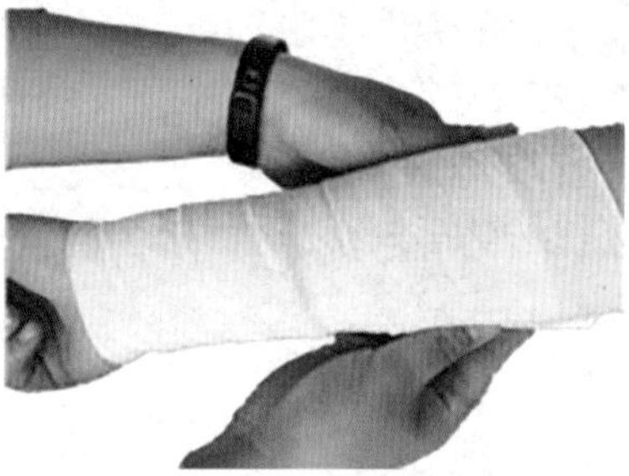 图7-19　螺旋包扎法 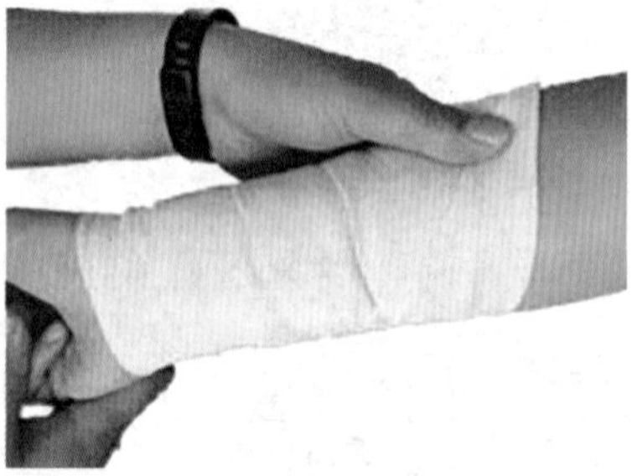 图7-20　螺旋反折包扎法 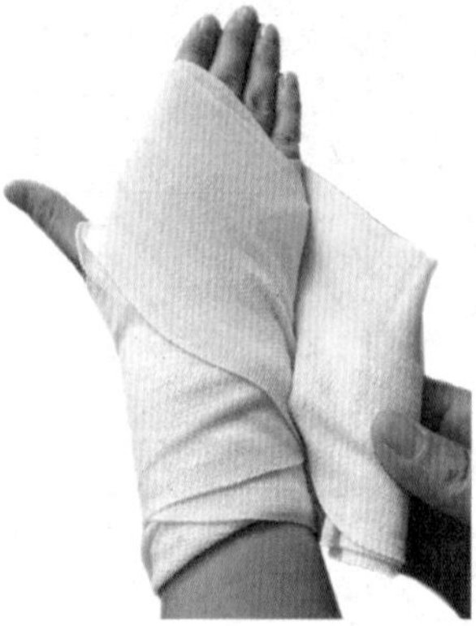 图7-21　"8"字形包扎法 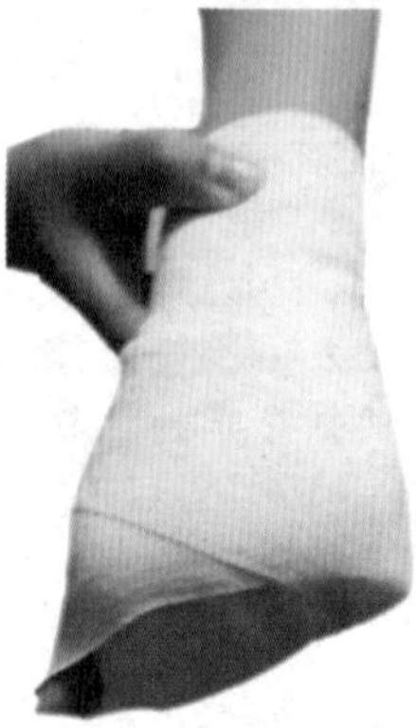 图7-22　回返包扎法

续表

简要流程	操作要点	图示
操作后	**1. 整理**：协助病人取舒适体位 **2. 用物处理**：整理用物，垃圾分类处理 **3. 洗手、摘口罩** **4. 记录、签名**	

二、简要操作流程图

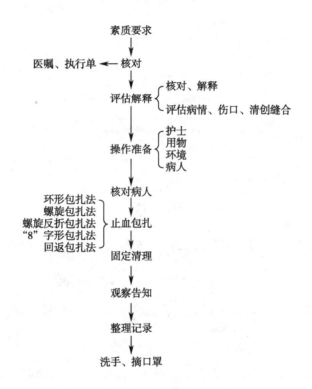

三、操作注意事项

1. 严格遵守无菌技术操作原则和消毒隔离原则，严格执行查对制度，做好职业防护。

2. 包扎时保持病人体位舒适，被包扎肢体保持功能位，四肢包扎时应露出指（趾）端，以便于观察末梢血液循环。

3. 包扎时手法要正确，部位要准确，松紧要适宜，每圈的压力要均匀。

4. 包扎后抬高患肢，以促进静脉回流。

四、健康宣教

1. 教育病人及社区人群注意交通安全及自我防护，避免损伤的发生。

2. 指导病人加强营养，以促使组织修复和脏器功能恢复。

【操作测评】

基本止血与包扎评分标准

项目		项目总分	操作要求	标准分数	得分	备注
评估	病人情况	5	1. 核对病人正确 2. 观察伤口情况正确	2 3		
计划	护士准备	4	1. 仪表着装规范、语言表达清晰 2. 核对医嘱及执行单正确 3. 洗手、戴口罩，戴手套正确	1 1 2		
	用物准备	2	1. 用物准备齐全 2. 放置合理	1 1		
	环境准备	2	符合无菌操作要求	2		
	病人准备	2	理解、配合，体位舒适，伤口已清创缝合	2		
实施	核对病人	2	核对病人正确	2		
	止血包扎	38	1. 病人体位舒适 2. 暴露伤口、托扶受伤肢体正确 3. 覆盖无菌敷料正确 4. 遵循先止血后包扎再固定原则 5. 选择的止血包扎方法适宜 6. 包扎方法正确 7. 绷带缠绕松紧适宜，外观符合要求 8. 指（趾）端露出	2 4 2 4 4 9 9 4		
	固定清理	14	1. 固定方法正确、位置准确 2. 清理伤口周围皮肤及时、正确 3. 抬高患肢正确	5 5 4		
	观察告知	8	1. 再次核对正确 2. 观察、告知正确	2 6		
	整理记录	8	1. 病人体位舒适 2. 整理用物、垃圾分类处理符合要求 3. 洗手、摘口罩、记录正确	2 4 2		
评价	操作质量	5	1. 操作规范、熟练 2. 绷带包扎方法、部位正确，外观符合要求	2 3		
	操作时间	5	操作时间<12min	5		
	操作态度	3	态度严谨、认真，注重爱伤	3		
	指导病人	2	护患沟通良好，能对病人进行正确指导，注重健康教育	2		

实训45　氧 气 吸 入

【导入情景】

　　丁某,女,75岁。两年来无明显诱因感胸闷、憋喘不适发作,为阵发性,每次持续约20min后自行缓解,伴恶心,无心前区疼痛。1d前病人感胸闷、憋喘再次加重,伴恶心,无呕吐、无发热、无心前区疼痛入院。查体:T 37.9℃,P 90次/min,R 25次/min,BP 110/70mmHg,神志清,精神可,双侧呼吸均匀,叩诊两侧清音,呼吸音粗,双肺可闻及少许湿啰音,双下肢轻度凹陷性水肿。实验室检查:白细胞5.2×10^9/L,中性粒细胞86.5%。初步诊断为冠心病、慢性阻塞性肺疾病(急性加重期)。医嘱:吸氧2L/min。

【护理评估】

　　氧气吸入法的目的是纠正各种原因造成的缺氧状态,提高PaO_2和SaO_2,促进组织的新陈代谢,维持机体生命活动。

　　1. 健康史　病人年龄、病情、意识状态等情况。

　　2. 身体状况　神志清楚,呼吸急促,R 25次/min,PaO_2 60mmHg,SaO_2 85%,鼻腔黏膜完整,无分泌物堵塞,鼻中隔无偏曲。

　　3. 心理社会支持状况　病人神志清楚,能够理解并配合吸氧。

【主要用物】

　　治疗车上层:一次性湿化瓶、一次性吸氧管、治疗碗(内盛冷开水)、棉签、纱布、弯盘、别针、手电筒、用氧记录单、笔、扳手(必要时)。治疗车下层:医疗垃圾桶、生活垃圾桶。氧气表装置、氧气筒或中心供氧装置。

【实施操作】

ER-7-11　装氧气表(中心供氧)(视频)

ER-7-12　固定鼻导管(视频)

ER-7-13　卸氧气表(中心供氧)(视频)

ER-7-14　氧气筒装表法(视频)

ER-7-15　氧气筒卸表法(视频)

一、操作流程

简要流程	操作要点	图示
自身准备	**1. 素质要求:**着装整洁,举止端庄,语言柔和、表达清晰 **2. 核对:**医嘱及执行单	

续表

简要流程	操作要点	图示
评估解释	**1. 解释**：核对病人床号、姓名、腕带；解释操作目的、方法、注意事项，以取得配合 **2. 评估**：年龄、病情、意识、鼻腔黏膜、鼻中隔情况，心理状况及对吸氧的认知和合作程度	
操作准备	**1. 护士**：洗手，戴口罩 **2. 用物**：备齐用物，放置合理（图7-23） **3. 环境**：安静、整洁、禁止明火、避开热源 **4. 病人**：了解吸氧的目的、方法及注意事项，愿意合作，体位舒适	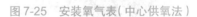 图 7-23　吸氧用物
操作过程	**1. 核对病人** **2. 安装氧气表** （1）氧气筒法：先将氧气筒安置在氧气支架上，打开总开关放出少量氧气吹去气门处灰尘，将氧气表接在氧气筒的气门上，略向后倾斜，用手初步旋紧螺帽，再用扳手旋紧，使氧气表垂直于地面，连接湿化瓶，关闭流量开关，打开总开关，再开流量开关，检查氧气流出通畅，无漏气，关闭总开关及流量开关（图7-24） （2）中心供氧法：将湿化瓶安装在流量表上，检查、关闭流量开关，将流量表安装在中心供氧装置上（听到"咔嚓"声代表接头已被锁住）（图7-25） **3. 给氧** （1）用棉签蘸清水清洁鼻腔，检查鼻导管，并连接在流量表上（图7-26）	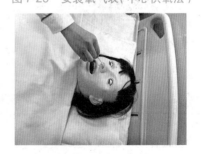 图 7-24　安装氧气表（氧气筒法） 图 7-25　安装氧气表（中心供氧法） 图 7-26　清洁鼻腔

续表

简要流程	操作要点	图示
操作过程	（2）根据医嘱调节氧流量 （3）湿润鼻导管，并检查鼻导管通畅 （4）将鼻导管轻轻插入病人鼻腔 （5）于耳后或颌下固定鼻导管（图7-27） **4. 观察告知：** 密切观察病人病情及用氧效果，按需调节氧流量，告知病人及家属安全用氧的注意事项 **5. 整理记录：** 协助病人取舒适卧位，整理床单位，用物分类处置，洗手，摘口罩，记录用氧时间、氧流量，签名 **6. 遵医嘱停氧：** 核对解释，拔出鼻导管，清洁鼻部，关闭流量开关，分离鼻导管与湿化瓶，取下流量表和湿化瓶	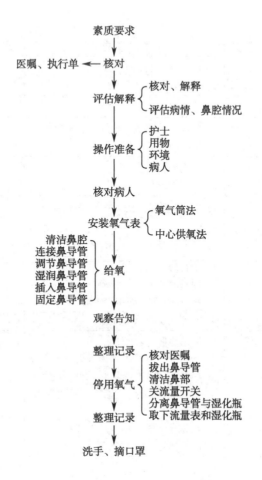 图 7-27　固定
操作后	**1. 整理：** 协助病人取舒适卧位，整理床单位 **2. 用物处理：** 用物分类处理，一次性物品按医疗垃圾处理 **3. 洗手、记录：** 洗手、摘口罩，记录停氧时间，签名	

二、简要操作流程图

```
                    素质要求
                       ↓
        医嘱、执行单 ← 核对
                       ↓
                    评估解释 ┤ 核对、解释
                            └ 评估病情、鼻腔情况
                       ↓
                            ┌ 护士
                    操作准备 ┤ 用物
                            │ 环境
                            └ 病人
                       ↓
                    核对病人
                       ↓
                            ┌ 氧气筒法
                    安装氧气表┤
                            └ 中心供氧法
                       ↓
        清洁鼻腔 ┐
        连接鼻导管│
        调节鼻导管│
        湿润鼻导管├ 给氧
        插入鼻导管│
        固定鼻导管┘
                       ↓
                    观察告知
                       ↓
                    整理记录 ┐
                       ↓    ┌ 核对医嘱
                    停用氧气 │ 拔出鼻导管
                       ↓    ┤ 清洁鼻部
                            │ 关流量开关
                            │ 分离鼻导管与湿化瓶
                    整理记录 └ 取下流量表和湿化瓶
                       ↓
                   洗手、摘口罩
```

三、操作注意事项

1. 严格执行操作规程,注意用氧安全:切实做好"四防",即防火、防热、防油、防震。

2. 正确调节氧流量:供给氧气时,先调节好氧流量,再插入鼻导管;停氧时,先拔出鼻导管,再关流量表;如用氧期间需改变氧流量,应先分离鼻导管,调节好流量后再接上鼻导管。

3. 吸氧护理:用氧过程中,观察病人意识、呼吸、脉搏、血压情况,血气分析结果,判断用氧疗效;持续吸氧者应保持管道通畅,必要时进行更换,每天更换湿化瓶。

4. 若为急性肺水肿的病人吸氧时,应用乙醇湿化给氧。

5. 氧气筒内氧气不可用尽,压力表指针降至 0.5MPa,即不可再用。

四、健康宣教

1. 指导病人加强营养,摄入高蛋白、高维生素、足够热量饮食,避免油腻、辛辣食物,以免刺激呼吸道加重咳嗽。保证每日饮水量在 1500ml 以上。

2. 指导病人进行呼吸功能锻炼,如腹式呼吸和缩唇呼吸。

3. 指导病人逐步提高活动耐力,制定日间活动计划,以不感觉疲乏为宜。若病情允许,可有计划地逐步增加活动量。

【操作测评】

吸氧法评分标准

项目		项目总分	操作要求	标准分数	得分	备注
评估	病人情况	7	1. 评估病人病情全面 2. 检查鼻腔情况正确	3 4		
计划	病人准备	2	理解、配合,体位舒适	2		
	护士准备	2	1. 仪表着装规范、语言表达清晰 2. 洗手、戴口罩正确	1 1		
	用物准备	2	1. 用物准备齐全 2. 放置合理	1 1		
	环境准备	2	符合操作要求,禁止明火、远离热源	2		
实施	核对解释	4	1. 核对病人正确 2. 解释清楚并取得合作准确	2 2		
	安装氧气表	10	1. 检查湿化瓶正确 2. 安装湿化瓶方法正确 3. 检查、关闭流量开关正确 4. 安装流量表方法正确	2 3 2 3		
	供给氧气	18	1. 清洁鼻腔方法正确 2. 一次性鼻导管与流量表连接正确 3. 根据医嘱调节氧流量准确 4. 湿润鼻导管、检查鼻导管通畅方法正确 5. 将鼻导管插入病人鼻腔正确 6. 固定鼻导管方法正确	2 3 5 3 3 2		

项目		项目总分	操作要求	标准分数	得分	备注
实施	观察告知	10	1. 观察病人病情及用氧效果及时	2		
			2. 按需调节氧流量方法正确	5		
			3. 告知病人及家属用氧的注意事项	3		
	整理记录	8	1. 病人卧位舒适、床单位整洁	2		
			2. 用物、医疗废物处理符合要求	2		
			3. 洗手、摘口罩正确	2		
			4. 记录用氧时间、氧流量正确	2		
	停用氧气	12	1. 核对解释正确	2		
			2. 拔出鼻导管，清洁鼻部正确	4		
			3. 关闭流量表，分离鼻导管与湿化瓶正确	3		
			4. 取下流量表及湿化瓶正确	3		
	整理	8	1. 病人卧位舒适、床单位整洁	2		
			2. 用物、医疗废物处理符合要求	2		
			3. 洗手、摘口罩正确	2		
			4. 记录停氧时间正确	2		
评价	操作质量	5	1. 操作熟练、正确、动作轻巧	3		
			2. 安全、无污染	2		
	操作时间	5	操作时间<5min	5		
	操作态度	3	态度严谨，认真	3		
	指导病人	2	护患沟通良好，能对病人进行正确指导	2		

实训46　洗　胃　法

【导入情景】

李某，男，18岁，下午放学回家后，自觉口渴，发现桌子下面半瓶雪碧，饮用过程中被奶奶发现，强行夺下。原来，瓶中装的是奶奶用来灭蚊子的敌敌畏，奶奶赶紧联系邻居将其送入医院。入院时李某已处于昏迷状态，全身湿冷，呼吸微弱、不规则，抽搐、嘴角有分泌物流出。体格检查：颜面青紫，肺部听诊湿啰音，心前区听诊未及病理性杂音。急查血气：pH7.23，$PaO_2$46mmHg，$PaCO_2$27mmHg，HCO_3^-18mol/L，抽血测全血胆碱酯酶活力约24%。CT检查显示大脑白质有一密度减低区域。初步诊断：急性有机磷农药中毒。医嘱：洗胃，st。

【护理评估】

洗胃的目的是清除胃内容物，减少毒物吸收，利用不同的灌洗液进行中和解毒，用于急性食物或药物中毒；减轻胃内滞留物对为胃黏膜的刺激，减轻胃黏膜水肿和炎症，减轻病人的痛苦，用于幽门梗阻病人；为某些手术或检查做准备，如胃肠手术前。

1. 健康史　病人病情、意识状态等。

2. 身体状况　神志不清，躁动，口内有大蒜味，双侧瞳孔直径约2mm，对光反射迟钝；

既往无胃部疾病和心脏病史,口鼻腔黏膜无异常,无活动性义齿。

3. **心理社会支持状况**　病人神志不清;家属十分担心病人。

【主要用物】

1. 治疗车上层放无菌洗胃包(内有一次性胃管、镊子、纱布)、治疗碗、治疗巾、水温计、弯盘、棉签、灌注器、润滑剂、胶布、听诊器、标本瓶、手套、手电筒。必要时备压舌板、开口器、舌钳、牙垫,手消毒剂。

2. 治疗车下层放水桶3个。

3. 按照医嘱准备洗胃溶液 10 000~20 000ml,25~38℃。准备全自动洗胃机。

【实施操作】

一、操作流程

简要流程	操作要点	图示
自身准备	1. **素质要求**:着装整洁,语言清晰、反应迅速、动作敏捷 2. **核对**:核对医嘱和执行单	
评估解释	1. **解释**:核对病人床号、姓名、腕带;解释操作目的、方法、注意事项,以取得配合 2. **评估**:病情、意识状态、心理状况及合作程度;中毒物、中毒时间及途径;口腔黏膜情况、有无活动义齿、有无插管禁忌证	
操作准备	1. **护士**:洗手、戴口罩 2. **用物**:备齐用物,放置合理(图7-28)(图7-29) 3. **环境**:整洁、宽敞、明亮、温湿度适宜 4. **病人**:清醒者及家属了解洗胃目的、过程及配合要点	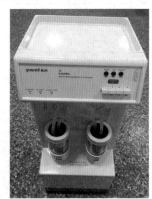 图7-28　自动洗胃机 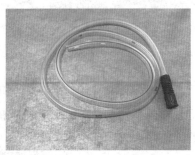 图7-29　胃管

续表

简要流程	操作要点	图示
操作过程	**1. 核对病人** **2. 接管调机**：将洗胃机的进液管、污水管分别插入盛有洗胃溶液的桶和污水桶中，接通电源，调节参数，检查洗胃机性能良好后关闭电源 **3. 安置体位**：协助病人取平卧位、头偏向一侧或左侧卧位，将治疗巾铺于颌下，置弯盘及纱布于口角旁，如有活动性义齿应先取出（图 7-30） **4. 插入胃管**：备胶布，戴手套，检查胃管，测量胃管插入长度，润滑胃管前端约 15cm，经口腔插入胃管，不能合作者需使用开口器，验证胃管在胃内，用胶布固定（图 7-31） **5. 洗胃观察**：用灌注器抽取胃内容物送检，将胃管末端与洗胃机相连接，开电源开关，按"自动"键开始洗胃，观察病人、洗胃机运转情况、洗出液情况 **6. 停机拔管**：当洗出液澄清、无味时，在显示胃排空的状态下按"停机"键停止洗胃，关闭电源。分离胃管和洗胃机导管，揭去胶布，反折胃管末端，用纱布包裹拔出胃管，边拔管边擦拭，拔至咽部时嘱病人屏气或呼气，迅速拔出胃管置于弯盘内，脱手套，清洁病人面部，撤去治疗巾，弯盘 **7. 观察记录**：观察病人反应及洗出液性状；记录洗胃时间，洗胃液名称、量、洗出液的气味、颜色、量和性质	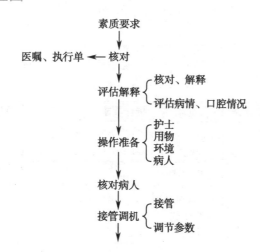 图 7-30　安置体位 图 7-31　插入胃管
操作后	**1. 整理**：协助病人取舒适卧位，整理床单位，清洗洗胃机及导管，消毒备用 **2. 用物处理**：用物分类处置 **3. 洗手、摘口罩**	

二、简要操作流程图

素质要求
↓
医嘱、执行单 ← 核对
↓
评估解释 { 核对、解释 / 评估病情、口腔情况 }
↓
操作准备 { 护士 / 用物 / 环境 / 病人 }
↓
核对病人
↓
接管调机 { 接管 / 调节参数 }
↓

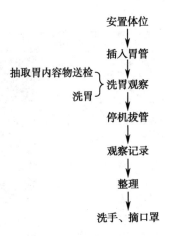

安置体位

↓

插入胃管

抽取胃内容物送检

洗胃观察

洗胃

↓

停机拔管

↓

观察记录

↓

整理

↓

洗手、摘口罩

三、操作注意事项

1. 洗胃前评估病人中毒情况，如中毒时间、途径、毒物种类、性质、剂量等，并正确选择洗胃管、洗胃方法、洗胃溶液，正确安置洗胃体位。

2. 准确掌握洗胃的适应证和禁忌证：适应证：非腐蚀性毒物中毒，如有机磷、安眠药、重金属类、食物中毒等。禁忌证：强腐蚀性毒物中毒，如强酸、强碱，肝硬化伴食管 - 胃底静脉曲张，胸主动脉瘤，胃癌，近期有上消化道出血及穿孔者。

3. 严格掌握洗胃的原则：先出后入，出入基本平衡。观察出入量，避免洗胃液滞留引起急性胃扩张。

4. 抽吸时应经常转动身体，以消灭冲洗盲区。严密观察病情，首次抽吸物应留取标本做毒物鉴定。洗胃过程中防止误吸，有出血、窒息、抽搐及胃管堵塞时应立即停止洗胃，并查找原因。

四、健康宣教

1. 普及预防有机磷农药中毒的有关知识。

2. 嘱咐病人出院后要在家休息2～3周，按时服药，不得单独外出，防止发生迟发型神经症。

3. 若是自杀服毒的病人，应进行心理疏导，调动亲朋好友等支持性系统，帮助其解决心理障碍。

【操作测评】

洗胃法评分标准

项目		项目总分	操作要求	标准分数	得分	备注
评估	病人情况	6	1. 评估病人病情及毒物情况充分	3		
			2. 观察口腔、鼻腔情况正确	3		
计划	病人准备	2	理解、配合	2		
	护士准备	2	1. 仪表规范、语言清晰、反应迅速、动作敏捷	1		
			2. 洗手、戴口罩正确	1		

续表

	项目	项目总分	操作要求	标准分数	得分	备注
计划	用物准备	3	1. 用物准备齐	1		
			2. 放置合理	1		
			3. 检查洗胃装置正确	1		
	环境准备	2	符合操作要求	2		
实施	核对病人	4	核对病人正确	2		
	接管调机	4	1. 连接洗胃机各管道正确	2		
			2. 检查调试洗胃机方法正确	2		
	安置体位	6	1. 病人体位准确、舒适	3		
			2. 铺治疗巾、置弯盘正确	2		
			3. 必要时切下活动义齿	1		
	插入胃管	22	1. 备胶布、戴手套、检查胃管正确	3		
			2. 测量胃管插入长度方法正确、长度准确	3		
			3. 润滑胃管部位及长度准确	3		
			4. 插入胃管方法正确	8		
			5. 验证胃管在胃内方法正确	3		
			6. 胶布固定正确、美观	2		
	洗胃观察	14	1. 留取胃内容物方法正确、送检及时	2		
			2. 胃管和自动洗胃机导管连接正确	4		
			3. 自动洗胃机操作正确	4		
			4. 观察病人、洗胃机运转和洗出液情况正确	4		
	停机拔管	10	1. 停止洗胃指标符合要求	2		
			2. 停止洗胃操作正确	3		
			3. 分离胃管和洗胃机导管方法正确	2		
			4. 拔出导管方法正确	3		
	观察记录	4	1. 观察病人反应和洗出液性状正确	2		
			2. 记录内容准确	2		
	整理	6	1. 病人体位舒适、床单位整洁	3		
			2. 洗胃机、用物及医疗废物处理符合要求	2		
			3. 洗手、摘口罩正确	2		
评价	操作质量	5	1. 动作轻巧、稳重、准确、安全	3		
			2. 操作熟练、计划性好	2		
	操作时间	5	操作时间<15min	5		
	操作态度	3	严谨、认真，关爱病人	3		
	指导病人	2	护患沟通良好，能对病人进行正确指导	2		

情景考核一

李某，男，55岁。因"呼吸心跳骤停20min"由120送入我院急诊科。查体：神志不清，面色、甲床青紫，颈动脉搏动消失，血压测不出。心电图成直线，双侧瞳孔等大等圆，直径约4.5mm，对光反射消失。入院后遵医嘱给予心肺复苏术、气管插管以及药物支持等治疗，经过半小时的抢救,恢复自主心率,110 次 /min,闻及早搏,将病人送入急诊 ICU 继续治疗。

ER-7-17　情景考核一
(文档)

1. 目前病人存在的主要护理诊断 / 问题有哪些?
2. 结合病人首优护理问题,提出相应的护理措施。
3. 考核项目:单人心肺复苏术。

情景考核二

张某,女,30 岁,个体户,患者 1.5h 之前车祸后坠入路边河流,旁人报警后获救,耗时 30min,无心跳呼吸,120 医师立即给予胸外心脏按压,10min 后送入急诊室接心电监护示:室颤,立即给予电除颤,气管插管后患者心跳恢复,送入 ICU 治疗。

ER-7-18　情景考核二
(文档)

1. 目前病人存在的主要护理诊断 / 问题有哪些?
2. 结合病人首优护理问题,提出相应的护理措施。
3. 考核项目:电除颤、心肺复苏术。

情景考核三

某男,68 岁,农民,已婚,半小时前与人发生争吵,左前臂皮肤擦伤,少量出血,回家后自服敌敌畏一大口,出现恶心、呕吐,腹痛、多汗,全身紧缩感,急诊入院。查体:T:36.0℃,P:52 次 /min,R:20 次 /min,BP:94/62mmHg,SpO$_2$ 82%,神志呈深昏迷状态,大汗淋漓,口鼻腔有食物残渣,双侧瞳孔针尖大小,双侧球结膜水肿,双肺呼吸音粗,可闻及湿啰音,左前臂可见 5cm×3cm 伤口,有淤血。急查胆碱酯酶活力 45%。诊断:急性有机磷杀虫药中毒、左前臂皮肤擦伤。入院后立即清水洗胃,遵医嘱予禁食、吸氧、心电监护,开放静脉通道,予解毒(阿托品,解磷定),护胃、保肝、利尿、能量等治疗,左前臂包扎止血,温水擦拭全身,更换干净衣裤。

1. 目前病人存在的主要护理诊断 / 问题有哪些?
2. 结合病人首优护理问题,提出相应的护理措施。
3. 考核项目:洗胃法、吸氧法、吸痰法、基本止血与包扎法。

第八章 | 妇产科常用护理技能

ER-8-1　妇产科常
用护理技能（课件）

【学习目标】

1. 掌握胎心音听诊、产科检查护理、会阴擦洗技术、阴道冲洗技术。
2. 熟悉正常分娩接生技术、新生儿窒息复苏技术。
3. 关心体贴孕产妇及病人，培养高度的责任心和人文意识。

实训 47　胎心音听诊

【导入情景】

李某，女，26岁，停经40周，计划分娩入院待产，孕妇神志清，精神好，完全自理。查体：T 36.3℃，P 90次/min，R 18次/min，BP 110/70mmHg，体重78kg。诊断为：40周妊娠 G_1P_0，待产。为该孕妇实施胎心音听诊。

【护理评估】

1. **评估健康史**　评估孕妇精神状态、营养发育情况、身高及有无畸形。询问孕周大小、胎次、胎方位、胎动情况。了解孕产史及本次妊娠经过。

2. **身体状况**　评估孕妇腹部皮肤情况。观察腹部有无水肿、瘢痕，注意腹形及大小。

3. **心理社会支持状况**　孕妇理解胎心音听诊的目的及方法，并主动配合。

【主要用物】

多普勒胎心听诊仪、耦合剂、卫生纸、免洗手消毒剂。

【实施操作】

ER-8-2　胎心音听诊
（视频）

一、操作流程

简要流程	操作要点	图示
护士准备	**1. 素质要求：**服装鞋帽整洁，举止端庄，语言流畅，态度和蔼 **2. 核对：**两人核对医嘱、执行单	

简要流程	操作要点	图示
评估解释	**1. 核对解释**：核对孕妇床号、姓名、住院号、腕带，解释胎心音听诊的目的、方法、注意事项，以取得配合 **2. 评估孕妇**：精神状态、营养发育情况、身高及有无畸形、孕周、胎次、胎方位、胎背位置、腹部皮肤情况、配合程度	
操作准备	**1. 护士**：洗手，戴手表，双手温暖 **2. 用物**：用物备齐，放置合理 **3. 环境**：整洁、安静、舒适。遮挡围帘，保护孕妇隐私 **4. 孕妇**：知情同意，配合操作	
操作过程	1. 核对执行单、床头卡、腕带 2. 帮助孕妇平躺于检查床上，取合适体位（图8-1），注意遮挡，保护孕妇隐私 3. 适当暴露腹部，触诊判断胎方位（图8-2），确定听诊位置，涂耦合剂 4. 将胎心听诊仪置于适当位置（图8-3） 5. 听到如钟表"嘀嗒"的双音后，计数1min 6. 告知孕妇胎心听诊结果 7. 协助孕妇整理衣裤	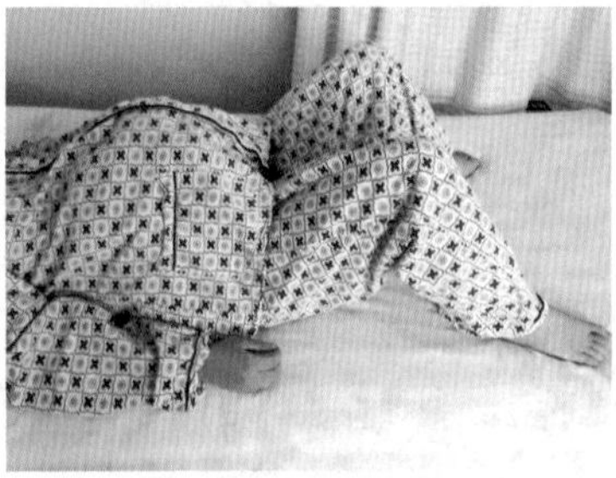 图 8-1　仰卧屈膝位 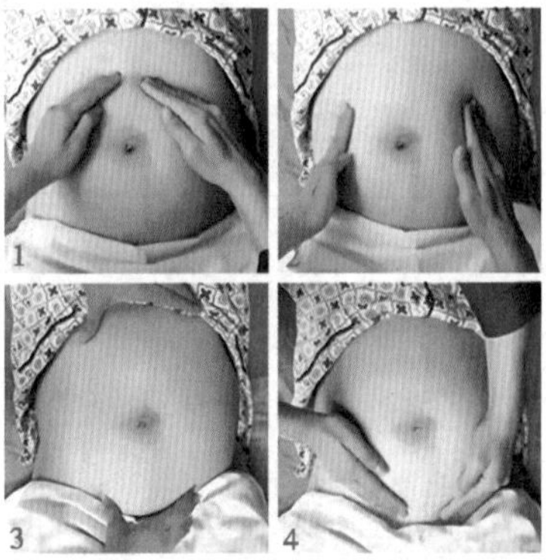 图 8-2　判断胎方位 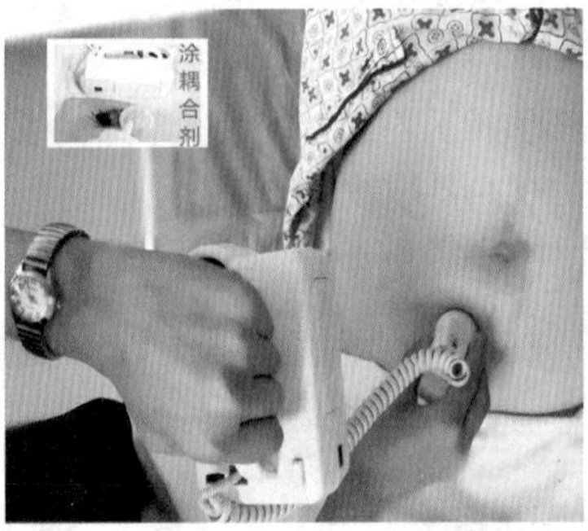 图 8-3　听诊胎心音
操作后	1. 整理：整理检查床，整洁备用，物品归原 2. 洗手、记录	

二、简要操作流程图

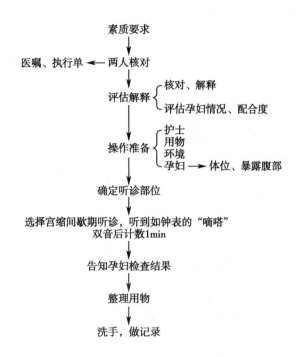

素质要求

医嘱、执行单 ← 两人核对

评估解释 ⎰ 核对、解释
　　　　　⎱ 评估孕妇情况、配合度

操作准备 ⎰ 护士
　　　　　　用物
　　　　　　环境
　　　　　　孕妇 → 体位、暴露腹部

确定听诊部位

选择宫缩间歇期听诊，听到如钟表的"嘀嗒"
双音后计数1min

告知孕妇检查结果

整理用物

洗手，做记录

三、注意事项

1. 操作时注意保暖和遮挡，保护孕妇隐私。

2. 听胎心音时，注意胎心的节律和速度，需与脐带杂音、子宫杂音、腹主动脉音相鉴别。如有宫缩，则选择宫缩后间歇期听诊。

3. 若胎心音少于 110 次 /min 或者大于 160 次 /min，应当立即触诊孕妇脉搏作对比鉴别，必要时吸氧，改变孕妇体位，进行胎心监护，通知医师。

四、健康宣教

1. 告知孕妇正常胎心率的范围 110～160 次 /min，听诊结果为实时监测结果。

2. 指导妊娠中晚期孕妇掌握自我监测胎动的方法。如有异常，及时就诊。

3. 指导孕妇饮食均衡、营养丰富，适当活动与休息，保证充足的睡眠。

【操作测评】

胎心音听诊操作评分标准

项目		项目总分	操作要求	标准分数	得分	备注
评估	孕妇情况	5	1. 核对、解释 2. 评估孕妇精神状态、营养发育情况、身高及有无畸形、孕周、胎次、胎方位、胎背位置、腹部皮肤情况、配合程度	2 3		

续表

项目		项目总分	操作要求	标准分数	得分	备注
计划	护士准备	4	1. 服装整洁,洗手,戴手表,双手温暖 2. 两人核对医嘱、执行单	2 2		
	用物准备	2	1. 用物准备齐全 2. 放置合理	1 1		
	环境准备	2	整洁、安静、舒适,遮挡围帘	2		
	孕妇准备	2	知情同意,配合操作	2		
实施	听诊前	20	1. 核对执行单、床头卡、腕带 2. 协助孕妇平躺于检查床,关心体贴孕妇 3. 适当暴露腹部,注意保护隐私 4. 触诊胎方位方法正确 5. 涂耦合剂适当	2 3 3 10 2		
	听诊时	40	1. 听诊仪探头放置正确 2. 胎心音听诊清楚 3. 胎心音计数正确 4. 会鉴别异常胎心 5. 有无关注孕妇一般情况 6. 有无告知孕妇听诊结果 7. 有无协助孕妇整理衣裤	6 6 6 6 6 5 5		
	听诊后	10	1. 用物处理恰当 2. 有无整理检查床、备用 3. 洗手,记录	3 3 4		
评价	操作质量	5	1. 操作熟练、正确、动作流畅 2. 关心体贴孕妇	3 2		
	操作时间	3	操作时间<5min	3		
	操作态度	2	态度严谨,认真,	2		
	指导孕妇	5	沟通良好,能对孕妇进行正确指导	5		

实训 48　产科检查护理

四步触诊法

【导入情景】

　　李某,女,26 岁,停经 40 周,不规律腹痛 2h 夜间入院待产,孕妇神志清,精神好,完全自理。查体:T 36.3℃,P 90 次/min,R 18 次/min,BP 110/70mmHg,体重 78kg,胎心 140 次/min,近期未行 B 超检查。诊断为:40 周妊娠临产 G_1P_0,予孕妇产科检查:四步触诊法。

【护理评估】

　　1. 评估健康史　评估孕妇精神状态、营养发育情况、身高及有无畸形。询问孕周大小、胎次、胎方位、胎动情况。了解孕产史及本次妊娠经过。

2. **身体状况**　评估孕妇腹部皮肤情况。观察腹部有无水肿、瘢痕,注意腹形及大小。询问孕妇宫缩情况。

3. **心理社会支持状况**　孕妇理解四步触诊的目的及方法,并主动配合。

【主要用物】

软尺、检查纸垫、免洗手消毒剂。

【实施操作】

ER-8-3　腹部四步触诊(视频)

一、操作流程

简要流程	操作要点	图示
护士准备	1. **素质要求**:服装鞋帽整洁,举止端庄,语言流畅,态度和蔼 2. **核对**:两人核对医嘱、执行单	
评估解释	1. **核对解释**:核对孕妇床号、姓名、住院号、腕带;解释操作目的、方法、注意事项,嘱排小便 2. **评估**:孕妇精神状态、营养发育情况、身高及有无畸形、孕周、胎次、胎方位、腹部皮肤情况、宫缩情况、配合程度	
操作准备	1. **护士**:洗手,双手温暖 2. **用物**:软尺、检查纸垫、免洗手消毒剂 3. **环境**:整洁、安静、舒适,遮挡围帘 4. **孕妇**:已排小便。知情同意,配合操作	
操作过程	1. 核对执行单、床头卡、腕带 2. 帮助孕妇仰卧位于检查床上,暴露腹部,双腿略屈曲外展,腹肌放松(图8-4)。注意遮挡,保护孕妇隐私 3. 测量宫高腹围:用软尺测量耻骨联合上缘中点至子宫底的长度,即宫高;软尺平脐绕腹部一周,即腹围 4. 第一步:检查者两手置于宫底部,手测宫底高度,估计胎儿大小与妊娠周数是否相符。然后以两手指腹相对交替轻推,若宫底部的胎儿部分为胎头,则感觉硬而圆且有浮球感,若为胎臀则柔软且形态不规则(图8-5)	 图8-4　仰卧屈膝位 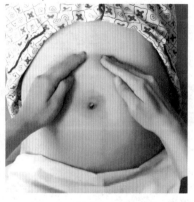 图8-5　摸宫底、手测宫高

简要流程	操作要点	图示
操作过程	5. 第二步：检查者两手分别置于腹部左右两侧，一手固定，另一手轻柔深按触摸，两手交替，触到平坦饱满部分为胎背，确定胎背朝向（向前、向侧或向后）；触到可变形的高低不平部分为胎儿肢体，有时可感到胎儿肢体的活动（图8-6） 6. 第三步：检查者右手拇指与其他4指分开，置于耻骨联合上方握住胎先露部，判断胎先露是胎头还是胎臀，并左右轻推以确定是否衔接。若胎先露部高浮，可左右推动，表示尚未衔接；若已衔接，则胎先露部不能被推动（图8-7） 7. 第四步：检查者面向孕妇足端，两手分别置于胎先露部两侧，向骨盆入口方向向下轻柔深按，再次确认胎先露部及胎先露部的衔接程度（图8-8） 8. 告知孕妇检查结果 9. 协助孕妇整理衣裤	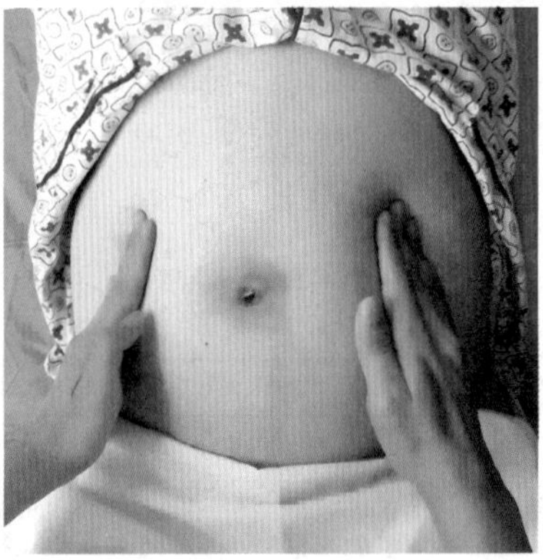 图 8-6　确定胎背及四肢方向 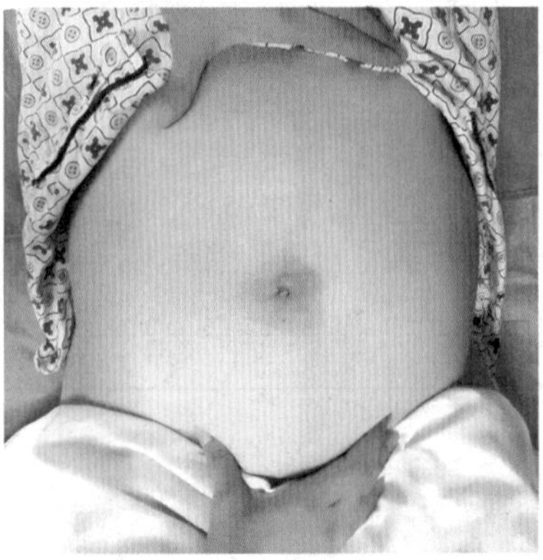 图 8-7　判断胎先露 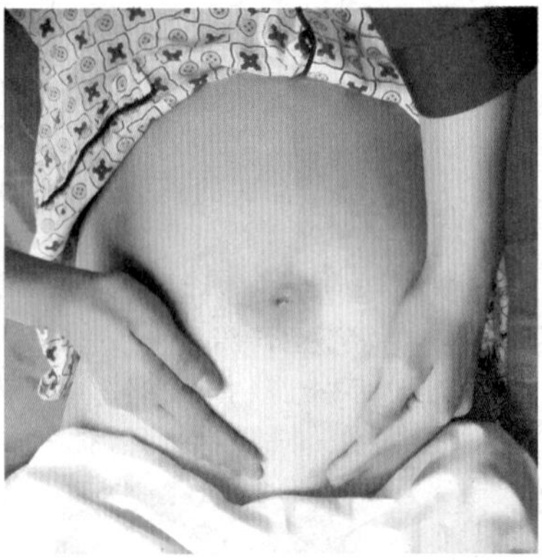 图 8-8　判断衔接程度
操作后	1. 整理：整理检查床、整洁备用，物品归原 2. 洗手、做记录	

二、简要操作流程图

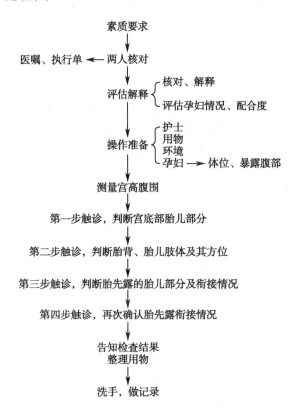

素质要求

医嘱、执行单 ← 两人核对

评估解释 { 核对、解释 / 评估孕妇情况、配合度 }

操作准备 { 护士 / 用物 / 环境 / 孕妇 → 体位、暴露腹部 }

测量宫高腹围

第一步触诊，判断宫底部胎儿部分

第二步触诊，判断胎背、胎儿肢体及其方位

第三步触诊，判断胎先露的胎儿部分及衔接情况

第四步触诊，再次确认胎先露衔接情况

告知检查结果
整理用物

洗手，做记录

三、注意事项

1. 保持环境安静、整洁。注意保暖和遮挡，保护孕妇隐私。
2. 检查前孕妇须排空膀胱，检查时手法轻柔以减少孕妇不适感。
3. 前三步触诊时，检查者面向孕妇；第四步触诊时，检查者面向孕妇足端。
4. 操作过程中注意观察孕妇有无异常情况，如发生直立性低血压，及时处理。
5. 检查者双手温暖，关心体贴孕妇，注意与孕妇良好的沟通。

四、健康宣教

1. 解释操作目的及注意事项，取得配合。
2. 告知孕妇检查结果的意义。
3. 向孕妇介绍分娩的有关知识，给予足够的精神支持，鼓励其树立自然分娩的信心。

【操作测评】

四步触诊法操作评分标准

项目		项目总分	操作要求	标准分数	得分	备注
评估	孕妇情况	5	1. 核对、解释，嘱排小便 2. 孕妇精神状态、营养发育情况、身高及有无畸形、孕周、胎次、胎方位、腹部皮肤情况、宫缩情况、配合程度	2 3		

续表

项目		项目总分	操作要求	标准分数	得分	备注
计划	护士准备	4	1. 服装鞋帽整洁,洗手,双手温暖	2		
			2. 两人核对医嘱、执行单	2		
	用物准备	2	用物准备齐全,放置合理	2		
	环境准备	2	整洁、安静、舒适,遮挡围帘	2		
	孕妇准备	2	已排小便。知情同意,配合操作	2		
实施	操作前	10	1. 核对执行单、床头卡、腕带	4		
			2. 协助孕妇仰卧于检查床,双腿略屈曲外展	3		
			3. 暴露腹部,注意保护隐私	3		
	操作时	50	1. 测量宫高方法正确	5		
			2. 测量腹围方法正确	5		
			3. 第一步触诊方法正确	5		
			4. 第二步触诊方法正确	5		
			5. 第三步触诊方法正确	5		
			6. 第四步触诊方法正确	5		
			7. 判断胎产式、胎先露、胎方位及胎先露部是否衔接正确	5		
			8. 能识别异常测量结果	5		
			9. 测量中关注孕妇一般情况	4		
			10. 告知孕妇检查结果	3		
			11. 测量结束后协助孕妇整理衣裤	3		
	操作后	10	1. 整理检查床、整洁备用	3		
			2. 用物处理恰当	3		
			3. 洗手,做记录	4		
评价	操作质量	5	操作熟练、正确、动作连贯	5		
	操作时间	2	操作时间<5min	2		
	操作态度	5	1. 态度严谨、认真	2		
			2. 手法轻柔,关心体贴孕妇	3		
	指导孕妇	3	护患沟通良好,能对孕妇进行正确指导	3		

骨盆外测量

【导入情景】

　　娄女士,27 岁,停经 40 周,入院待产。T 36℃,P 80 次/min,R 20 次/min,BP 115/77mmHg,身高 165cm,体重 87kg,腹部膨隆,宫高 36cm,腹围 106cm,胎心 132 次/min。B 超示:胎儿双顶径 9.5cm,头围 34.4cm,腹围 36.4cm,股骨径 7.5cm,羊水指数 10.8cm。诊断为:40 周妊娠 G_1P_0,待产。医嘱予孕妇骨盆外测量。

【护理评估】

　　1. 评估健康史　评估孕妇精神状态、营养发育情况、身高及有无畸形。询问孕周大小、胎次、胎方位、胎动情况。了解孕产史及本次妊娠经过。

2. **身体状况** 评估孕妇腹部皮肤情况。观察腹部有无水肿、瘢痕,注意腹形及大小。

3. **心理社会支持状况** 孕妇理解骨盆外测量的目的及方法,并主动配合。

【主要用物】

检查纸垫、骨盆测量器、手套、润滑油、免洗手消毒剂。

【实施操作】

一、操作流程

简要流程	操作要点	图示
护士准备	**1. 素质要求:** 服装鞋帽整洁,举止端庄,语言得体,态度和蔼,双手温暖 **2. 核对:** 两人核对医嘱、执行单	
评估解释	**1. 核对解释:** 核对孕妇床号、姓名、住院号、腕带;解释操作目的、方法、注意事项,嘱排小便 **2. 评估孕妇:** 精神状态、营养发育情况、身高及有无畸形、孕周、胎次、胎方位、配合程度	
操作准备	**1. 护士:** 洗手,双手温暖 **2. 用物:** 用物备齐,摆放合理(图8-9) **3. 环境:** 整洁、安静、舒适,遮挡围帘 **4. 孕妇:** 已排小便,知情同意,配合操作	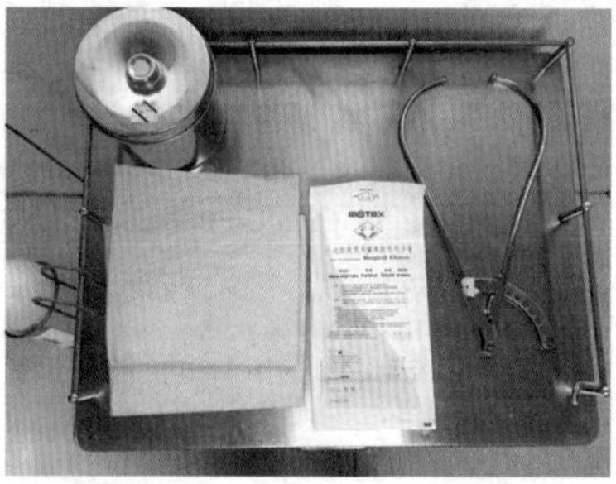 图8-9 骨盆测量用物
操作过程	1. 核对执行单、床头卡、腕带 **2. 髂棘间径** (1)协助孕妇伸腿仰卧位于检查床上,褪裤至大腿中部 (2)触清两侧髂前上棘,测量两侧髂前上棘外侧缘间的距离(图8-10) (3)查看数据并记录。正常值为23~26cm **3. 髂嵴间径** (1)体位同上 (2)测量两侧髂嵴外缘间的最宽距离(图8-11) (3)查看数据并记录。正常值为25~28cm	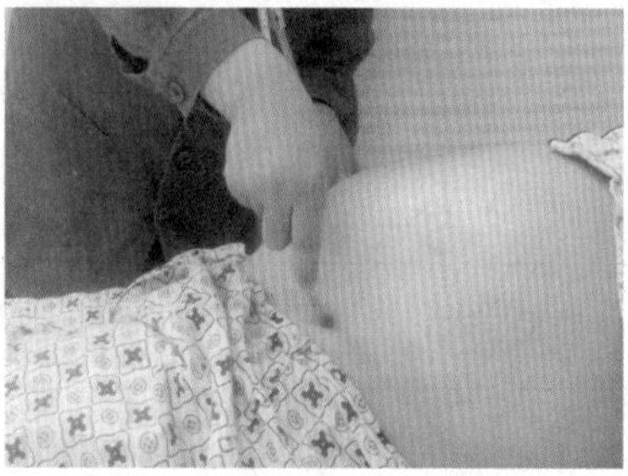 图8-10 髂棘间径 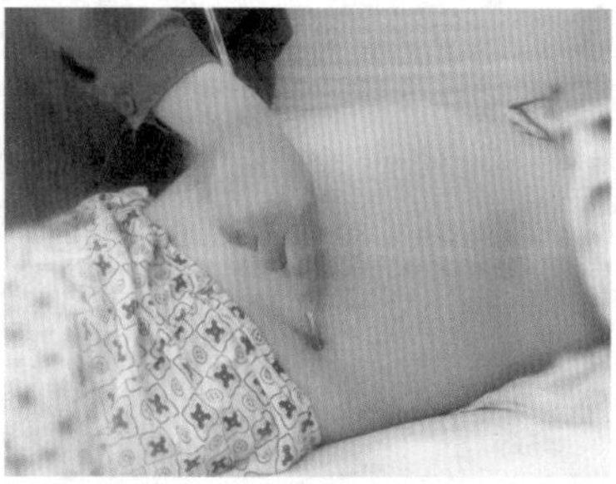 图8-11 髂嵴间径

简要流程	操作要点	图示
操作过程	**4.** 骶耻外径 （1）协助孕妇取左侧卧位，右腿伸直，左腿屈曲 （2）测量耻骨联合上缘中点至第五腰椎棘突下凹陷处的距离（第五腰椎棘突下凹陷处相当于腰骶部米氏菱形窝的上角；或两侧髂嵴连线中点下 1～1.5cm）。此径线可间接推测骨盆入口前后径长度，是骨盆外测量中最重要的径线（图 8-12） （3）查看数据并记录。正常值为 18～20cm **5.** **出口横径（坐骨结节间径）** （1）协助孕妇取仰卧位，两腿屈曲，双手抱膝 （2）测量两侧坐骨结节内侧缘之间的距离（图 8-13） （3）查看数据并记录。正常值为 8.5～9.5cm **6.** **耻骨弓角度** （1）协助孕妇取仰卧位，两腿屈曲外展 （2）用双手两拇指尖斜着对拢，放置于耻骨联合下缘中点，左右两拇指平放于耻骨降支上 （3）两拇指间的角度即为耻骨弓角度。正常值为 90°，小于 80° 为异常。此角度间接反映骨盆出口横径的大小（图 8-14） **7.** 告知孕妇检查结果 **8.** 协助孕妇整理衣裤下床	图 8-12　骶耻外径 图 8-13　出口横径 图 8-14　耻骨弓角度
操作后	1. 整理：整理检查床、整洁备用，物品归原 2. 护士洗手、记录	

二、简要操作流程图

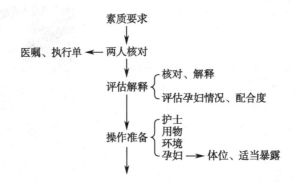

素质要求
↓
医嘱、执行单 ← 两人核对
↓
评估解释 —— 核对、解释
　　　　　　—— 评估孕妇情况、配合度
↓
操作准备 —— 护士
　　　　　　用物
　　　　　　环境
　　　　　　孕妇 —— 体位、适当暴露
↓

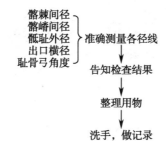

髂棘间径
髂嵴间径
骶耻外径 } 准确测量各径线
出口横径
耻骨弓角度

↓

告知检查结果

↓

整理用物

↓

洗手，做记录

三、注意事项

1. 操作时注意保暖和遮挡，保护孕妇隐私。
2. 检查前孕妇须排空膀胱。
3. 检查时双手温暖，手法轻柔，减少孕妇不适感。
4. 测量时注意各径线的起始部位定位准确。
5. 检查过程中注意观察孕妇有无异常情况，及时处理。
6. 关心体贴孕妇，注意与孕妇良好的沟通。

四、健康教育

1. 解释操作目的及注意事项，取得配合。
2. 告知孕妇检查结果的意义。
3. 指导孕妇饮食要营养均衡，适当活动，保证充足的休息和睡眠。介绍分娩的有关知识，鼓励其树立自然分娩的信心。

【操作测评】

骨盆外测量操作评分标准

项目		项目总分	操作要求	标准分数	得分	备注
评估	孕妇情况	5	1. 核对、解释，嘱排小便 2. 评估孕周、胎次、胎方位、配合情况	2 3		
计划	护士准备	4	1. 服装鞋帽整洁，洗手，双手温暖 2. 两人核对医嘱、执行单	2 2		
	用物准备	2	用物准备齐全，放置合理	2		
	环境准备	2	整洁、安静、舒适，遮挡围帘	2		
	孕妇准备	2	已排小便。知情同意，配合操作	2		
实施	测量前	10	1. 核对执行单、床头卡、腕带 2. 协助孕妇仰卧于检查床 3. 脱裤至大腿中部注意保护隐私	3 3 4		
	测量时	50	1. 测量髂棘间径体位正确 2. 测量髂棘间径方法正确 3. 测量髂嵴间径方法正确 4. 测量骶耻外径体位正确 5. 测量骶耻外径方法正确 6. 测量坐骨结节间径体位正确	4 4 4 4 4 4		

续表

项目		项目总分	操作要求	标准分数	得分	备注
实施	测量时	50	7. 测量坐骨结节间径方法正确	4		
			8. 测量耻骨弓角度体位正确	4		
			9. 测量耻骨弓角度方法正确	4		
			10. 能识别异常测量结果	5		
			11. 测量中关注孕妇一般情况	5		
			12. 告知孕妇测量结果	2		
			13. 协助孕妇整理衣裤	2		
	测量后	10	1. 用物处理恰当	3		
			2. 整理检查床、整洁备用	3		
			3. 洗手，做记录	4		
评价	操作质量	5	操作熟练、正确、动作连贯	5		
	操作时间	2	操作时间<8min	2		
	操作态度	5	1. 态度严谨，认真	2		
			2. 手法轻柔，关心体贴孕妇	3		
	指导孕妇	3	护患沟通良好，能对孕妇进行正确指导	3		

实训 49　正常分娩接生护理

【导入情景】

　　张某，女，26 岁，40 周妊娠 G_1P_0，因规律宫缩、宫口开大 2cm 临产入院。产程进展顺利，6h 后宫口开全，先露 +3，胎心 140 次 /min，宫缩间歇 2～3min，持续时间 45s，LOA 位，宫缩时排便感明显，且不自主向下屏气用力，骨盆内外测量均在正常范围，各项辅助检查无异常，无妊娠合并症及并发症，对经阴道分娩有充分的心理准备。入院诊断：40 周妊娠临产 G_1P_0；LOA。医嘱：经阴分娩接生。

【护理评估】

　　1. 评估健康史　评估产妇精神状态、营养发育情况、身高及有无畸形。了解既往孕产史，本次妊娠有无合并症及并发症，各项检查指标有无异常。

　　2. 身体状况　评估骨盆测量结果、胎方位及产程进展情况。评估产妇宫缩情况，宫缩持续时间及间隔时间，胎心情况，及胎先露下降情况。

　　3. 心理社会支持状况　产妇对经阴道分娩充满信心，并主动配合。家属支持自然分娩。

【主要用物】

　　一次性会阴垫巾 2 块、消毒弯盘 3 只、卵圆钳 3 把、无菌干棉球若干、无菌干纱布球若干、肥皂水、温开水、0.5% 碘伏、产包、接产器械、护脐包、负压吸引器、辐射保暖台等。

【实施操作】

一、操作流程

简要流程	操作要点	图示
护士准备	1. **素质要求**:服装鞋帽整洁,举止端庄,语言得体,态度和蔼,主动沟通 2. **核对**:两人核对医嘱、执行单	
评估解释	1. **核对解释**:核对产妇床号、姓名、住院号、腕带,解释分娩接生的目的、方法、注意事项,分娩过程中可能出现的不适及配合要点 2. **评估产妇**:评估产妇精神状态、营养发育情况、身高及有无畸形,产程进展情况,经阴分娩的信心	
接生准备	1. **护士**:洗手,戴口罩 2. **用物**:备齐用物,放置合理。预热辐射保暖台,检查负压吸引器,检查产包有效期、有无破损、潮湿(图8-15) 3. **环境**:关闭门窗,室内整洁安静,光线适宜,温度24~26℃,空气已消毒 4. **产妇**:协助产妇仰卧于产床,两腿屈曲分开,露出外阴部,臀下放便盆或塑料布。产妇对经阴分娩充满信心,并积极配合	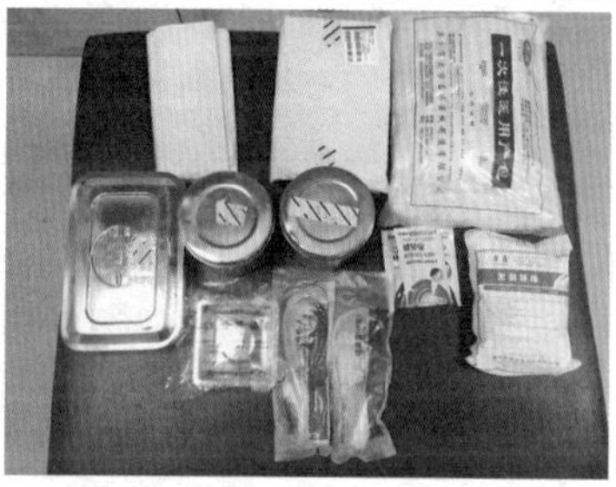 图8-15 用物
接生过程	1. 核对执行单、床头卡、腕带 2. **指导用力**:指导产妇正确使用腹压:双足蹬在产床上,两手握住产床把手,宫缩时深吸气屏住,然后如排大便一样向下用力;宫缩间歇时呼气,全身肌肉放松 3. **外阴清洁与消毒**:胎头拨露时行会阴消毒。用消毒干纱球蘸肥皂水擦洗外阴部,顺序为小阴唇→大阴唇→阴阜→大腿内上 1/3(由内向外)→会阴→肛周→肛门;然后用温开水冲去肥皂水,冲洗时用消毒干纱球盖住阴道口,防止冲洗液流入阴道。最后用 0.5% 的碘伏棉球消毒,顺序同上,注意消毒范围不得超过前次的清洁范围。撤走臀部的便盆或塑料布,铺无菌垫于臀部(图8-16) 4. **铺产台** (1)打开产包第一层包布 (2)外科洗手法消毒双手 (3)穿衣铺巾:打开产包第二层包布,穿手术衣,戴无菌手套,铺臀巾(不低于产妇腰部)、腿套,铺无菌巾于下腹部,另一无菌巾铺复苏台(图8-17)	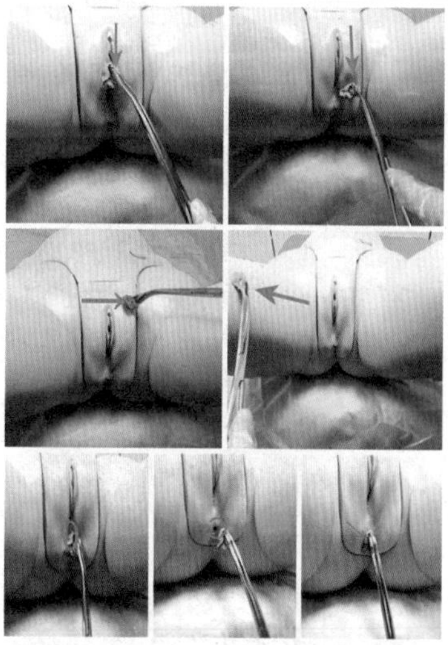 图8-16 外阴消毒 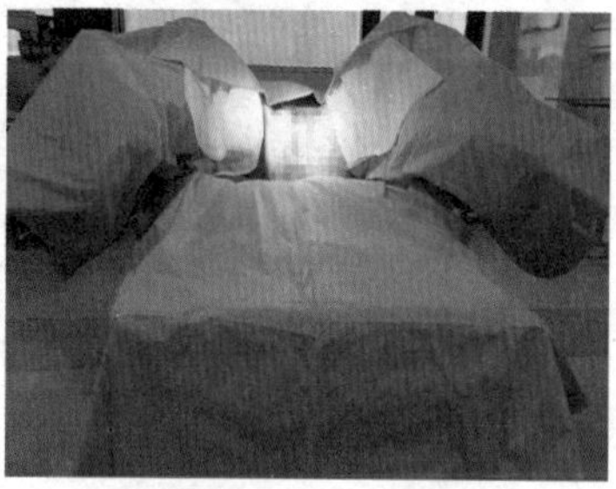 图8-17 铺产台

续表

简要流程	操作要点	图示
接生过程	**5. 助产分娩** （1）当胎头拨露致会阴后联合紧张时，在会阴部铺盖无菌巾，接产者右肘支于产床上，右手拇指与其余4指分开，用手掌鱼际顶住会阴部，宫缩时向上向内方向托压，同时左手轻轻下压胎头枕部，协助胎头俯屈并缓慢下降，宫缩间歇时保护会阴的手稍放松（图8-18） （2）当胎头枕部在耻骨弓下露出时，左手协助胎头仰伸，此时若宫缩强，应嘱产妇哈气消除腹压，并嘱产妇在宫缩间歇时稍向下屏气，使胎头缓慢娩出，以免过强的产力导致会阴撕裂。胎头娩出后，右手继续保护会阴，勿急于娩出胎肩，先以左手拇指自鼻根向下颏挤压，挤出口鼻内的黏液和羊水，以减少胎儿羊水和血液的吸入，此时指导产妇哈气 （3）协助胎头复位及外旋转，使胎儿双肩径与骨盆出口前后径相一致。左手向下轻压胎儿颈部，协助前肩从耻骨弓下先娩出，再托胎颈向上使后肩缓慢娩出，双肩娩出后，协助胎体及下肢相继以侧位娩出，保护会阴的右手方可放松 （4）记录新生儿娩出时间，擦干新生儿，保暖，用吸耳球清理呼吸道，清理顺序为先口后鼻 **6. 新生儿处理** （1）清理呼吸道：胎儿娩出后迅速擦拭新生儿面部，吸除口鼻中的黏液及羊水，必要时轻拍新生儿足底以刺激呼吸 （2）Apgar评分：分别在新生儿出生第1、5、10min时评分 （3）处理脐带：待脐带搏动消失后，在距脐根部适当距离钳夹脐带并剪断，挤出断面残余血，消毒待干后用无菌纱布覆盖，再用护脐包包扎（图8-19） （4）确认性别：抱新生儿给产妇确认性别，将新生儿交给台下助手 **7. 助娩胎盘** （1）确认胎盘已完全剥离时，协助胎盘胎膜完整排出。按摩子宫刺激其收缩以减少出血，同时观察并测量出血量 （2）检查胎盘胎膜是否完整（图8-20） （3）测量脐带长度及胎盘大小，并估测胎盘重量 **8. 检查软产道**：检查会阴、小阴唇内侧、尿道口周围、阴道、阴道穹窿及宫颈有无裂伤。若有裂伤或会阴侧切应立即按解剖层次缝合	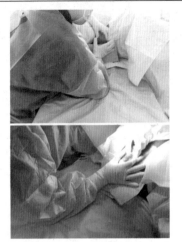 图8-18 保护会阴 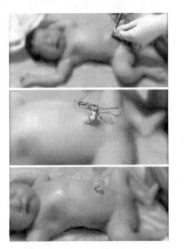 图8-19 结扎脐带 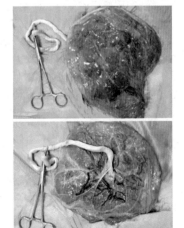 图8-20 检查胎盘

续表

简要流程	操作要点	图示
接生后	1. 清点器械,整理用物、洗手、摘口罩,记录分娩经过 2. 协助产妇穿戴计血量纸,取舒适体位,协助母婴早接触早开奶,留产房观察 2h 3. 洗手,记录母婴产房观察情况	

二、简要操作流程图

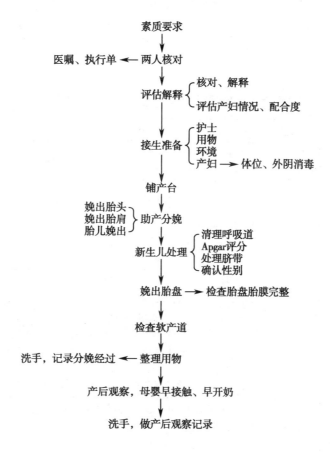

素质要求

医嘱、执行单 ← 两人核对

评估解释 ┤ 核对、解释
　　　　　　评估产妇情况、配合度

接生准备 ┤ 护士
　　　　　　用物
　　　　　　环境
　　　　　　产妇 → 体位、外阴消毒

铺产台

娩出胎头
娩出胎肩　助产分娩
胎儿娩出

新生儿处理 ┤ 清理呼吸道
　　　　　　　Apgar评分
　　　　　　　处理脐带
　　　　　　　确认性别

娩出胎盘 → 检查胎盘胎膜完整

检查软产道

洗手,记录分娩经过 ← 整理用物

产后观察,母婴早接触、早开奶

洗手,做产后观察记录

三、注意事项

1. 严格执行无菌技术操作原则,防止感染;做好个人防护。
2. 体贴产妇,给予产妇心理支持,增加产妇分娩的信心。保护产妇隐私。
3. 正确指导产妇运用产力。操作轻柔,避免软产道损伤。
4. 断脐后立即抱起新生儿让产妇确认性别,确认性别前新生儿不能抱离产台。
5. 明确胎盘剥离征象,待胎盘完全剥离后才能协助娩出。

四、健康宣教

1. 解释操作目的及注意事项　向产妇解释操作的目的及分娩期间的注意事项,告知产妇正确运用产力的方法。

2．向产妇讲解会阴伤口护理的方法及注意事项，保持会阴清洁。

3．指导并帮助产妇尽早开始母乳喂养。

【操作测评】

正常分娩接生护理操作评分标准

项目		项目总分	操作要求	标准分数	得分	备注
评估	产妇情况	5	1．核对、解释	2		
			2．评估产妇情况、胎方位、产程进展情况及产妇配合程度	3		
计划	护士准备	4	1．服装鞋帽整洁，洗手、戴口罩	2		
			2．两人核对医嘱、执行单	2		
	用物准备	2	用物准备齐全，放置合理。预热辐射保暖台，检查负压吸引器，检查产包	2		
	环境准备	2	符合产房接产要求，温度、湿度适宜	2		
	产妇准备	2	理解、配合，有自然分娩的信心	2		
接生过程	核对	2	核对执行单、床头卡、腕带	2		
	安置体位	2	协助产妇仰卧于产床，体位正确	2		
	指导用力	2	指导产妇使用腹压正确	2		
	会阴清洁与消毒	6	1．肥皂水擦洗外阴部方法、顺序正确	2		
			2．温水冲洗外阴部方法、顺序正确	2		
			3．消毒液擦洗外阴部方法、顺序正确	2		
	铺产台	12	1．打开产包第一层包布方法正确	2		
			2．外科洗手法消毒双手	2		
			3．打开产包第二层包布方法正确	2		
			4．穿手术衣、戴无菌手套方法正确	2		
			5．垫臀巾、穿近侧腿套、对侧腿套方法正确	2		
			6．铺洞巾、铺复苏台无菌巾方法正确	2		
	助产分娩	22	1．摆放用物、开始保护会阴时间正确	2		
			2．助胎头俯屈、仰伸正确	2		
			3．保护会阴方法正确	2		
			4．挤出新生儿口鼻内的黏液和羊水正确	2		
			5．指导产妇哈气方法正确	2		
			6．助胎头复位及外旋转正确	3		
			7．助前肩和后肩娩出正确	3		
			8．保护会阴时放松时机正确	2		
			9．助胎体及下肢娩出手法正确	2		
			10．准确记录娩出时间	2		
	新生儿处理	8	1．清理新生儿呼吸道方法正确	2		
			2．Apgar 评分正确	2		
			3．断脐方法正确	2		
			4．确认性别正确	2		

续表

项目		项目总分	操作要求	标准分数	得分	备注
接生过程	助娩胎盘	6	1. 确认胎盘已完全剥离征象正确 2. 协助胎盘娩出方法正确 3. 检查胎盘、胎膜完整性方法正确	2 2 2		
	检查软产道	2	检查软产道方法正确	2		
	整理记录	8	1. 清点器械正确 2. 整理用物，洗手，摘口罩，记录分娩经过正确 3. 安置产妇舒适体位，协助母婴早接触、早开奶正确 4. 洗手，记录母婴产房观察情况	2 2 2 2		
评价	操作质量	3	操作熟练，无菌操作严格	3		
	操作时间	3	操作时间<20min	3		
	操作态度	4	态度严谨认真，关心体贴产妇	4		
	指导产妇	5	沟通有效，产妇有经阴分娩的信心	5		

实训50 会阴擦洗

【导入情景】

林某，女，52岁。主诉：查体发现子宫肌瘤4年余，患者既往月经规律，月经量多，无痛经。复查超声显示：子宫形态失常，增大103mm×67mm×77mm，前壁后壁基层回声不均匀，内探及多个地回声团块，较大者约69mm×50mm，位于宫底前壁，回声不均匀。提示：子宫肌瘤（多发）。血常规：血红蛋白96g/L，为求进一步诊治，门诊以"多发子宫肌瘤，轻度贫血"收入院。入院后行全麻下腹腔镜下子宫肌瘤切除术。医嘱：为该病人实施会阴擦洗。

【护理评估】

会阴擦洗是利用消毒液对会阴部进行擦洗的技术，通过擦洗保持病人会阴及肛门部的清洁，促进病人的舒适和会阴伤口的愈合，防止生殖系统、泌尿系统发生逆行感染，是妇产科护理工作中常用的护理技术。

1. 评估健康史　病人病情、年龄、生命体征、意识状态，饮食、睡眠及活动情况。

2. 身体状况　评估病人会阴清洁情况，是否有留置导尿管或宫腔引流管。会阴部是否侧切、裂伤，有无红肿、感染、硬结，分泌物及阴道流血情况。

3. 心理社会支持状况　病人了解会阴擦洗的目的及方法，并主动配合。

【主要用物】

治疗车上层：一次性会阴垫、消毒弯盘2个、长镊子、卵圆钳、浸有消毒液棉球若干、无菌干纱布2块、免洗手消毒剂，治疗单、笔、表。

治疗车下层：医疗废物桶、生活垃圾桶。

ER-8-4 会阴擦洗（视频）

【实施操作】

一、操作流程

简要流程	操作要点	图示
护士准备	1. **素质要求**：着装整洁、举止端庄、语言柔和、表达清晰、服务周到、主动沟通 2. **核对**：两人核对医嘱、执行单	
评估解释	1. **核对解释**：核对病人床号、姓名、住院号、腕带；解释操作目的、方法、注意事项，嘱排小便 2. **评估病人**：病人病情、年龄、生命体征、意识状态、会阴清洁情况	
操作准备	1. **护士**：洗手、戴口罩 2. **用物**：备齐用物，放置合理（图8-21） 3. **环境**：清洁安静、温湿度适宜、光线适中，遮挡围帘 4. **病人**：病人知情同意，配合度高，体位舒适	图 8-21　会阴擦洗用物
操作过程	1. **核对病人** 核对执行单、床头卡、腕带 2. **安置体位** 协助病人取仰卧位，脱去对侧裤腿盖于近侧腿上，两腿屈曲外展暴露会阴部，臀下放置一次性会阴垫 3. **外阴擦洗** 戴手套，左手持镊子夹取消毒液棉球，递以右手所持的卵圆钳，右手持卵圆钳夹棉球擦洗（图8-22），共擦洗3次：	图 8-22　擦洗手法

续表

简要流程	操作要点	图示
操作过程	（1）第 1 次：自上而下，由外向内，首先擦去外阴的血迹、分泌物及其他污垢，顺序为阴阜→大腿内侧上 1/3（由外向内）→大阴唇→小阴唇→会阴→肛周→肛门（图 8-23） （2）第 2 次：自内向外或以伤口为中心逐渐向外，顺序为大阴唇→小阴唇→阴阜→大腿内侧上 1/3（由内向外）→会阴→肛周→肛门（图 8-24） （3）第 3 次：同第 2 次，必要时可多擦几次直至清洁为止 **4. 观察指导** 观察病人表现，听取其感受，指导其注意外阴部卫生	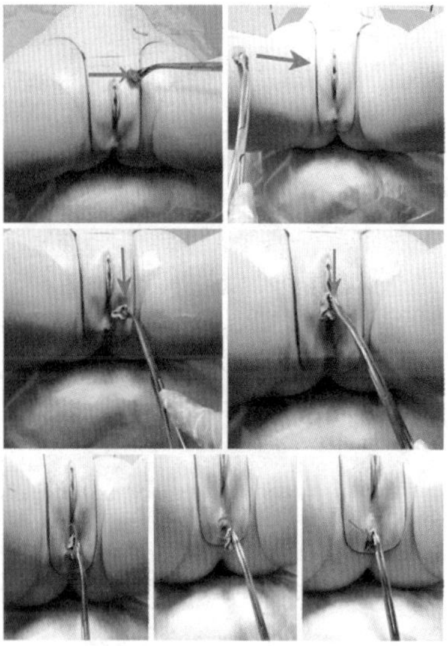 图 8-23　第一次擦洗 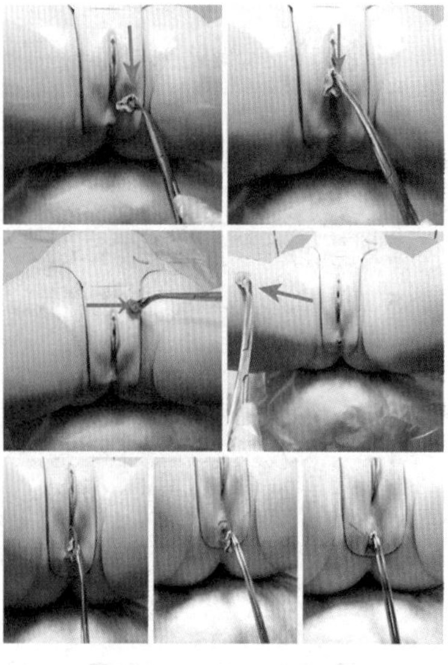 图 8-24　第二次擦洗
操作后	**1. 整理：**协助病人在会阴部放置卫生巾，穿好裤子 **2. 用物处理：**按医疗垃圾处理要求分类处理 **3. 洗手、摘口罩，记录**	

二、简要操作流程图

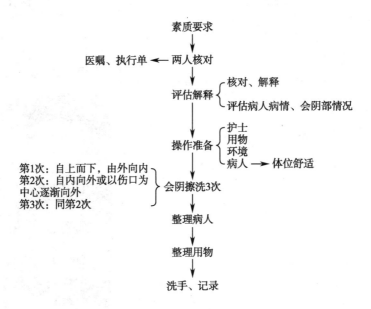

三、注意事项

1．严格查对制度，严格遵循无菌技术操作，做好个人防护。

2．做好解释与沟通工作，操作时注意保暖，减少暴露，保护病人隐私，如护士为男性，必须有1名女性陪同。

3．擦洗时注意观察会阴部及会阴伤口周围组织有无红肿、分泌物及性质和伤口愈合情况，发现异常及时记录并向医生汇报。如病人有会阴部伤口，应用无菌棉球擦净手术部位及会阴部周围。

4．擦洗顺序正确，进行第2次擦洗时，擦洗范围不能超过第1次。

5．留置尿管和宫腔引流者，注意管路是否通畅，避免脱落和打结。

四、健康宣教

1．向病人及家属解释会阴擦洗目的及擦洗时的注意事项。

2．指导病人掌握会阴部的清洁方法，保持会阴部卫生，预防感染。

【操作测评】

会阴擦洗技术操作评分标准

项目		项目总分	操作要求	标准分数	得分	备注
评估	病人情况	5	1．核对、解释，嘱排小便	2		
			2．评估病人病情、会阴部情况	3		
计划	护士准备	4	1．着装整洁，语言表达清晰	1		
			2．两人核对医嘱、执行单	2		
			3．洗手戴口罩	1		
	用物准备	2	1．用物准备齐全，放置合理	1		
			2．治疗车、治疗盘清洁	1		

续表

	项目	项目总分	操作要求	标准分数	得分	备注
计划	环境准备	2	整洁舒适、光线适宜,遮挡围帘	2		
	病人准备	2	知情同意,配合操作,已排小便	2		
实施	核对	2	核对执行单、床头卡、腕带	2		
	安置体位	4	1. 安置体位正确,注意保暖	2		
			2. 放置一次性会阴垫正确	2		
	会阴擦洗	50	1. 手持镊子、卵圆钳方式正确 拧干棉球手法正确	10		
			2. 第1次擦洗方法、顺序正确	8		
			3. 第2次擦洗方法、顺序正确	8		
			4. 第3次擦洗方法、顺序正确	8		
			5. 及时擦干外阴部残留的液体	8		
			6. 及时更换棉球	4		
			7. 撤会阴垫正确	4		
	观察指导	4	1. 观察、询问正确	2		
			2. 指导正确	2		
	整理记录	10	1. 协助病人放置卫生巾,穿好裤子正确	3		
			2. 用物分类处理正确	3		
			3. 洗手、摘口罩、记录正确	4		
评价	操作质量	5	1. 操作熟练、动作连贯	2		
			2. 操作无污染	3		
	操作时间	2	操作时间<8min	2		
	操作态度	5	态度严谨认真,体贴病人	5		
	指导病人	3	沟通有效	3		

实训51　阴道冲洗

【导入情景】

陈某,女,55岁。绝经后阴道流血1个月余,发现宫颈病变2d。患者平素月经规律,现已绝经10年,绝经后无阴道流血或流液,半年前出现同房后出血,未行特殊处理,1个月前出现阴道流血,少于月经量,鲜红色,不伴下腹痛,进行阴道活检病理提示宫颈上唇及下唇,恶性肿瘤,考虑鳞状细胞癌。门诊以"宫颈鳞癌 IIa 期"收入院。医嘱:为该病人施行手术前阴道擦洗。

【护理评估】

阴道冲洗是利用消毒液对阴道进行清洗的技术,通过阴道冲洗可使宫颈和阴道保持清洁,防止术中、术后因阴道内细菌而导致的感染等并发症。同时促进阴道血液循环、减少阴道分泌物,缓解局部充血,达到控制和治疗炎症的目的。通常用于子宫、阴道手术前的常规阴道准备和各种阴道炎、宫颈炎的治疗。

1. **评估健康史** 病人病情、年龄、生命体征、意识状态,饮食、睡眠情况。

2. **身体状况** 评估病人会阴清洁情况,是否有留置导尿管或宫腔引流管。会阴部是否侧切、裂伤,有无红肿、感染、硬结,分泌物及阴道流血情况。

3. **心理社会支持状况** 病人了解阴道冲洗的目的及方法,并主动配合。

【主要用物】

治疗车上层:冲洗袋、冲洗液(遵医嘱选择,温度 40~42℃、500~1000ml、一次性会阴垫 2 张、一次性手套、卵圆钳、窥阴器、消毒弯盘 2 个、无菌棉球若干(或大棉枝)、无菌干纱布 2 块、手消毒剂、治疗单、笔、表。

治疗车下层:医疗废物桶、生活垃圾桶、输液架。

【实施操作】

一、操作流程

简要流程	操作要点	图示
护士准备	1. **素质要求**:服装鞋帽整洁,举止端庄,语言流畅,态度和蔼 2. **核对**:两人核对医嘱、执行单	
评估解释	1. **核对解释**:核对病人床号、姓名、住院号、腕带;解释操作目的、方法、注意事项,嘱排小便 2. **评估病人**:病人病情、年龄、生命体征、意识状态、会阴清洁情况	
操作准备	1. **护士**:洗手、戴口罩 2. **用物**:备齐用物,放置合理。治疗车、治疗盘清洁(图 8-25) 3. **环境**:清洁安静、温湿度适宜、光线适中,遮挡围帘 4. **病人**:病人知情同意,配合度高。已排小便	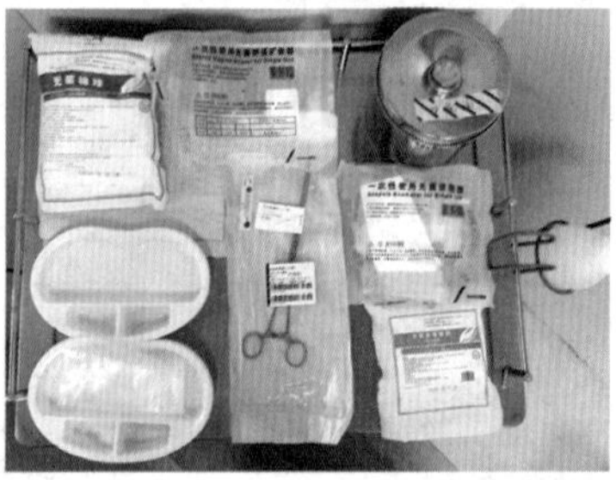 图 8-25 用物
操作过程	1. **核对病人**:核对执行单、床头卡、腕带 2. **安置体位**:协助将病人安置在检查床上,呈膀胱截石位,脱去近侧裤腿盖于对侧大腿上,近侧大腿盖裤套或治疗巾,臀下放置一次性会阴垫 3. **冲洗外阴**:将冲洗液倒入冲洗袋,挂于输液架上,高度距床沿 60~70cm,接冲洗管(图 8-26)、排气(图 8-27),用手腕内侧测试水温,以病人耐受为准;左手持冲洗管,右手持卵圆钳夹棉球(或大棉枝),边冲消毒液边擦洗,顺序为大阴唇→小阴唇→阴阜→大腿内 1/3(由内往外)→会阴→肛周→肛门(图 8-28)	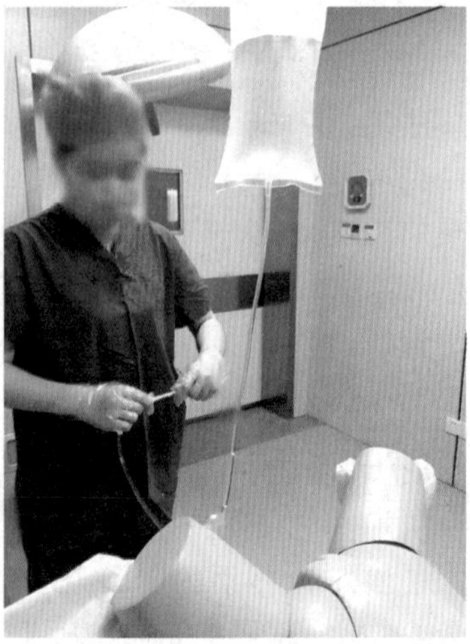 图 8-26 接冲洗管

续表

简要流程	操作要点	图示
操作过程	**4. 冲洗阴道:**左手分开小阴唇,沿阴道后壁斜45°插入窥阴器,旋转窥阴器成正位,暴露宫颈,左手持冲洗管,右手持卵圆钳夹棉球(或大棉枝),边冲洗边擦洗,冲洗时转动窥阴器,以便冲净阴道皱襞,必要时更换棉球或大棉枝,冲洗完毕后用无菌干纱布擦干阴道内及外阴部残留液体,更换清洁会阴垫 **5. 观察指导:**观察病人反应,听取其感受,指导其注意会阴部卫生	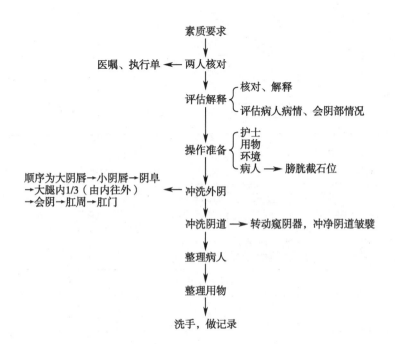图 8-27　排气 图 8-28　冲洗外阴
操作后	**1. 整理:**协助病人穿好裤子,整理用物,按医疗垃圾分类要求处理 **2.** 洗手,摘口罩,做记录	

二、简要操作流程图

```
                        素质要求
                           │
                           ▼
          医嘱、执行单 ◄── 两人核对
                           │
                           ▼                  ┌ 核对、解释
                        评估解释 ┤
                           │                  └ 评估病人病情、会阴部情况
                           ▼
                                              ┌ 护士
                                              │ 用物
                        操作准备 ┤ 环境
                           │                  └ 病人 ──► 膀胱截石位
                           ▼
   顺序为大阴唇→小阴唇→阴阜
   →大腿内1/3(由内往外）    ◄── 冲洗外阴
   →会阴→肛周→肛门
                           │
                           ▼
                        冲洗阴道 ──► 转动窥阴器,冲净阴道皱襞
                           │
                           ▼
                        整理病人
                           │
                           ▼
                        整理用物
                           │
                           ▼
                        洗手,做记录
```

三、注意事项

1. 严格遵循无菌技术操作原则，做好个人防护。

2. 做好解释与沟通工作，操作时注意保暖，减少暴露，保护病人隐私，如护士为男性，必须有 1 名女性陪同。

3. 冲洗溶液应根据不同的冲洗目的选择。冲洗头不能插入阴道过深，以免损伤阴道壁或宫颈组织。

4. 产后 10d 或妇产科手术 2 周后的病人，若合并分泌物混浊、有臭味、阴道伤口愈合不良、黏膜感染坏死等，可行低位阴道冲洗，冲洗筒高度一般不超过床沿 30cm，以免污物进入宫腔或损伤阴道残端伤口。

5. 月经期、人工流产术后子宫颈口未闭或有阴道出血者，一般禁做阴道冲洗，以防止逆行感染；无性生活的女性不做阴道冲洗。

四、健康宣教

1. 向病人及家属解释阴道冲洗目的及注意事项。

2. 指导病人掌握会阴的清洁方法，保持会阴部卫生，预防感染。

【操作测评】

阴道擦洗操作评分标准

项目		项目总分	操作要求	标准分数	得分	备注
评估	病人情况	5	1. 核对、解释，嘱排小便 2. 评估病人病情、会阴部情况	2 3		
计划	护士准备	4	1. 着装整洁，语言表达清晰 2. 两人核对医嘱、执行单 3. 洗手，戴口罩	1 2 1		
	用物准备	2	1. 用物准备齐全，放置合理 2. 治疗车、治疗盘清洁	1 1		
	环境准备	2	整洁舒适、光线适宜，遮挡围帘	2		
	病人准备	2	知情同意，配合操作，已排小便	2		
实施	核对	2	核对执行单、床头卡、腕带	2		
	安置体位	4	1. 安置体位正确，注意保暖 2. 放置一次性会阴垫正确	2 2		
	冲洗外阴	20	1. 冲洗袋悬挂高度正确 2. 接冲洗管、排气正确 3. 测水温正确方法正确 4. 冲洗方法、顺序正确 5. 未沾湿病人衣裤	4 4 4 4 4		
	冲洗阴道	30	1. 放置窥阴器方法正确 2. 动作轻柔，冲洗方法、范围正确 3. 转动窥阴器动作轻柔	5 5 5		

续表

项目		项目总分	操作要求	标准分数	得分	备注
实施			4. 及时与病人沟通	3		
			5. 擦干阴道内及外阴部残留的液体及时	5		
			6. 更换棉球、更换会阴垫及时	5		
			7. 未沾湿病人衣裤	2		
	观察指导	4	1. 观察、询问正确	2		
			2. 健康指导正确	2		
	整理记录	10	1. 协助病人穿好裤子	3		
			2. 用物分类处理正确	3		
			3. 洗手、摘口罩、记录正确	4		
评价	操作质量	5	1. 操作熟练、动作连贯	2		
			2. 操作无污染	3		
	操作时间	2	操作时间<10min	2		
	操作态度	5	态度严谨认真，体贴病人	5		
	指导病人	3	沟通有效	3		

实训 52　新生儿复苏护理

【导入情景】

孕妇李某，G_1P_0，39 周妊娠，临产 8h 后宫口开全，胎心出现频繁早期减速，最低降至 102 次/min，胎头位置 +3，10min 后在会阴侧切下娩出一男婴，无自主呼吸，心率 80 次/min，四肢松软、估计体重 3000g 左右。诊断：新生儿窒息，立即进行新生儿复苏。

【护理评估】

新生儿窒息是指胎儿娩出后 1min 仅有心跳而无呼吸，或未建立规律呼吸的缺氧状态，是新生儿伤残及死亡的主要原因之一。做好新生儿复苏，是降低新生儿伤残率和死亡率的关键之一。

1. 评估健康史　产妇孕周，孕期健康情况，产程进展是否顺利，胎儿宫内情况。

2. 身体状况　新生儿出生后 1min 快速进行 Apgar 评分。

3. 心理社会支持状况　向产妇介绍新生儿复苏的目的，给予产妇心理安慰。

【主要用物】

远红外辐射台、温暖的毛巾两条、肩垫、吸氧装置、负压吸引器、无菌手套两副、吸引球、吸痰管，胎粪吸引管、听诊器、计时器、足月儿、早产儿面罩各一、复苏气囊、喉镜及大小型号镜片、各型号气管插管、导丝、生理盐水、1：10 000 肾上腺素、各型号注射器、胶布、手术钳、皮肤清洁棉球、脐静脉导管、三通、复苏抢救记录表。

【实施操作】

一、操作流程

简要流程	操作要点	图示
护士准备	**1. 素质要求**：着装整洁、剪短指甲 **2. 核对**：两人核对医嘱、执行单	
评估解释	**1. 核对解释**：核对产妇床号、姓名、住院号、腕带；向其解释新生儿窒息复苏的目的、方法 **2. 快速评估新生儿**：孕周、羊水、呼吸或哭声、肌张力	
操作准备	**1. 护士**：洗手、戴口罩 **2. 用物**：备齐用物，放置合理（图8-29） **3. 环境**：清洁安静、温湿度适宜、光线适中，温湿度适宜 **4. 新生儿**：胎头娩出后立即挤压法清理口鼻黏液及羊水，断脐后安置在已预热的远红外辐射台上，摆正体位，呈鼻吸气位，肩下放肩垫（图8-30）	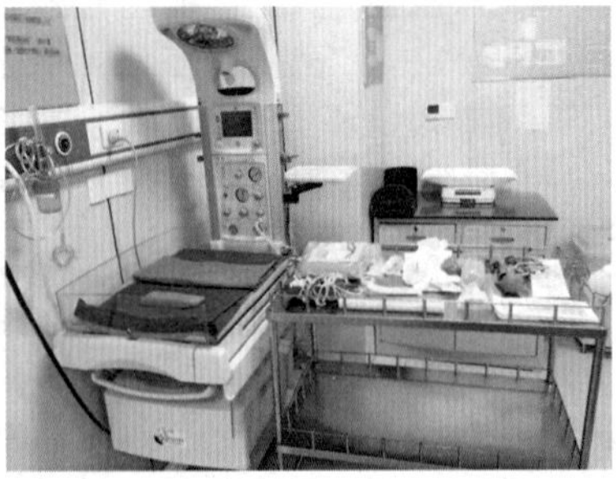 图 8-29　用物 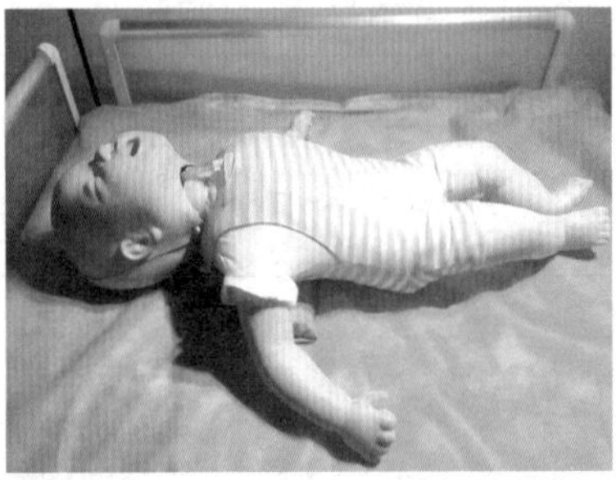 图 8-30　初步复苏-鼻吸气位
操作过程	**1. 核对产妇执行单、床头卡、腕带 2. 快速评估，初步复苏** （1）新生儿娩出后迅速评估，保暖 （2）清理气道：安置新生儿于辐射抢救台上，摆正体位，呈鼻吸气位，肩下垫肩垫。吸出口鼻黏液（先口后鼻）。若羊水黏稠且混有胎粪不易吸出时，迅速在喉镜下进行气管插管进一步清理气道（图8-31）	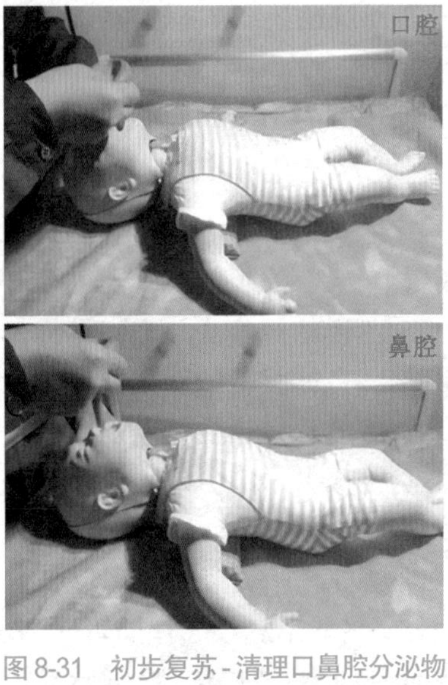 口腔 鼻腔 图 8-31　初步复苏-清理口鼻腔分泌物

简要流程	操作要点	图示
操作过程	（3）擦干全身，给予轻弹足底或快速抚摸背部触觉刺激诱发自主呼吸（图8-32） （4）评估新生儿若无呼吸或心率<100次/min，进行下一步操作 **3. 呼吸支持** （1）正压通气：将复苏气囊面罩扣住新生儿口鼻，EC手法固定，挤压球囊，频率为40～60次/min，压松比为1:2，观察胸廓起伏（图8-33） （2）在新生儿右上肢上安置脉搏血氧饱和度探头 （3）正压通气30s，再次评估心率<60次/min，进行下一步操作 **4. 呼吸、循环支持** （1）气管插管：新生儿呈鼻吸气位，操作者右手固定新生儿头部，左手持喉镜沿右侧口角插入至咽喉部，同时将舌推至左侧，上提会厌软骨，暴露声门，右手将气管导管经声门插入，长度为9cm（新生儿千克体重+6），拔出导丝，连接复苏气囊，助手听诊两侧呼吸音对称，导管内有雾气产生，插管成功（图8-34）	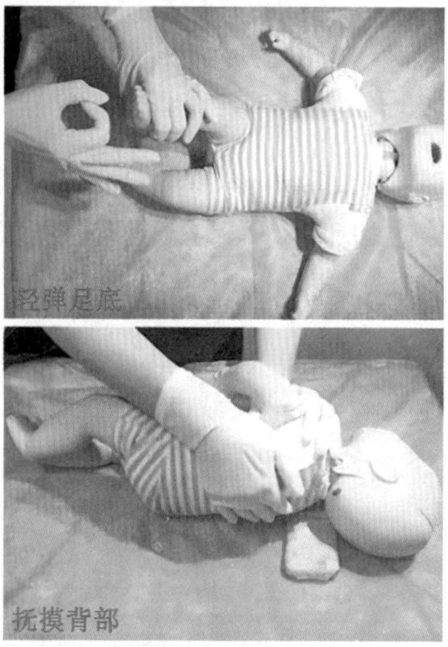 图 8-32　初步复苏 - 触觉刺激 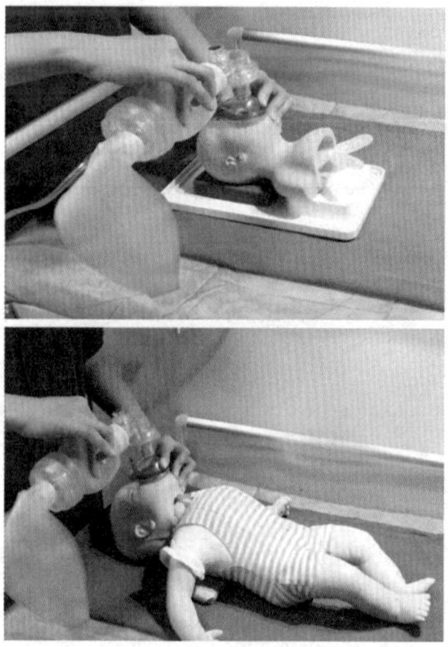 图 8-33　正压通气 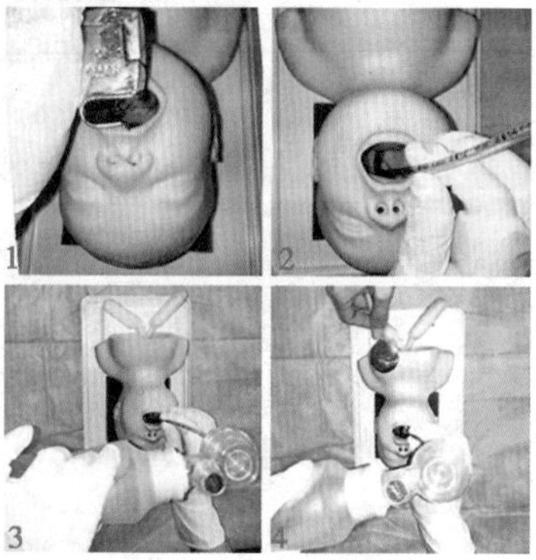 图 8-34　气管插管

续表

简要流程	操作要点	图示
操作过程	（2）正压通气加胸外心脏按压：按压胸骨下 1/3 处（避开剑突），按压深度为新生儿胸廓前后径的 1/3；助手给予正压通气，连接氧气管，氧浓度为 100%。按压与通气的比例为 3∶1；持续 45～60s 后再次评估心率，仍<60 次 /min（图 8-35）进行下一步操作 **5. 药物治疗** （1）首选脐静脉插管给药：脐静脉插管未建立之前，先行气管套管内给药，套管内注入 1∶10 000 肾上腺素（0.5～1ml/kg），注药完毕后快速挤压气囊 4 次，继续胸外按压，45s 后再次评估心率为>60 次 /min。若脐静脉通道建立成功，则首选脐静脉推注 1∶10 000 肾上腺素（0.1～0.3ml/kg），注药完毕后用 1～2ml 生理盐水冲管 （2）停止胸外按压，继续正压通气，30s 后再次评估心率，新生儿心率>100 次 /min **6. 复苏成功** 恢复自主呼吸，停止正压通气，常压给氧，给予复苏后护理	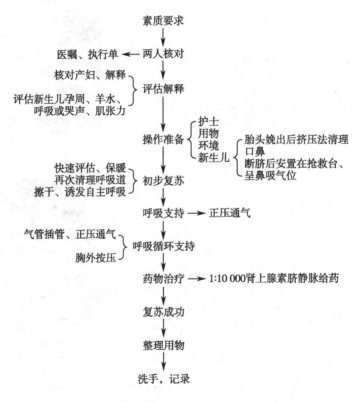 图 8-35　胸外按压 + 正压通气
操作后	1. 告知产妇或家属复苏结果，给予心理安慰 2. 用物处理：按医疗垃圾处理要求分类处理 3. 洗手、写复苏记录	

二、简要操作流程图

```
                        素质要求
                           ↓
        医嘱、执行单 ← 两人核对
                           ↓
      核对产妇、解释 ┐
                     ├ 评估解释
  评估新生儿孕周、羊水、┘
  呼吸或哭声、肌张力
                           ↓
                                  ┌ 护士
                                  │ 用物      胎头娩出后挤压法清理
                        操作准备 ─┤ 环境      口鼻
                                  └ 新生儿   断脐后安置在抢救台、
                                             呈鼻吸气位
   快速评估、保暖 ┐                ↓
  再次清理呼吸道  ├ 初步复苏
  擦干、诱发自主呼吸┘
                           ↓
                        呼吸支持 → 正压通气
                           ↓
  气管插管、正压通气 ┐
                     ├ 呼吸循环支持
        胸外按压     ┘
                           ↓
                        药物治疗 → 1:10 000肾上腺素脐静脉给药
                           ↓
                        复苏成功
                           ↓
                        整理用物
                           ↓
                        洗手，记录
```

三、注意事项

1．每次分娩时，应确保至少有 1 名熟练掌握新生儿复苏技术的医护人员在场，其职责是照料新生儿。高危孕妇分娩时需要组成有儿科医师参加的复苏团队。

2．新生儿复苏设备和药品齐全，单独存放，功能良好。

3．新生儿窒息抢救的首要措施是清理呼吸道。

4．新生儿复苏评估主要基于以下 3 个体征：呼吸、心率、脉搏血氧饱和度。通过评估这三个体征中的每一项来确定每一步骤是否有效，其中心率对于决定进入下一步骤是最重要的。

四、健康宣教

1．向产妇及家属解释复苏的原因和目的。

2．复苏后的注意事项

（1）做好日常护理，注意保暖，保持室内温湿度适宜，定时通风，减少探视，避免交叉感染。

（2）注意观察新生儿一般情况：包括精神、反应、面色、呼吸、哭声、吸吮、大小便和皮肤颜色等。

（3）合理喂养，按需哺乳。

（4）指导产妇及家属观察了解并发症，以便及早协助医护人员发现病情变化。

【操作测评】

新生儿复苏护理评分标准

项目		项目总分	操作要求	标准分数	得分	备注
评估	新生儿情况	5	1．核对产妇、向产妇解释 2．评估新生儿情况	2 3		
计划	护士准备	4	1．着装整洁，语言表达清晰 2．两人核对医嘱、执行单 3．剪短指甲，洗手，戴口罩	1 2 1		
	用物准备	2	1．用物准备齐全，放置合理 2．预热远红外辐射台，检查负压吸引器，复苏气囊连接氧源	1 1		
	环境准备	2	清洁安静、温湿度适宜、光线适中，温度、湿度适宜	2		
	新生儿准备	2	1．胎头娩出后立即挤压法清理口鼻黏液及羊水 2．快速擦干、保暖，鼻吸气位断脐后安置在已预热的远红外辐射台上，摆正体位，呈鼻吸气位，肩下放肩垫	1 1		
实施	核对	2	核对产妇执行单、床头卡、腕带	2		
	快速评估初步复苏	15	1．新生儿娩出后迅速进行 1min Apgar 评分、保暖 2．清理呼吸道：吸引球或吸痰管清理口鼻腔黏液 3．擦干，拿走湿毛巾，给予触觉刺激 4．重新摆正体位：仰卧鼻吸位 5．评估呼吸、心率：无规律呼吸或心率<100 次 /min	3 3 3 3 3		

续表

项目		项目总分	操作要求	标准分数	得分	备注
实施	呼吸支持	20	1. 面罩罩住口鼻，EC 手法固定	5		
			2. 观察胸廓是否起伏，听诊两侧呼吸音	5		
			3. 球囊频率 40~60 次/min，压松比为 1:2	5		
			4. 安置血氧饱和度探头，正压通气 30s，再次评估心率<60 次/min	5		
	呼吸、循环支持	20	1. 正确气管插管，确定导管位置正确（胸廓起伏，双侧呼吸音对称，导管内有雾气等）	5		
			2. 胸外按压技术正确（按压位置为胸骨下 1/3，按压深度胸廓前后径的 1/3，手法正确），助手做正压通气配合（正压通气给氧浓度 100%）	5		
			3. 按压与通气的比例为 3:1	5		
			4. 持续 45~60s 后再次评估心率，仍<60 次/min	5		
	药物治疗	10	1. 助手抽取 1:10 000 肾上腺素，气管内注入	2		
			2. 挤压复苏气囊 4 次	2		
			3. 继续胸外按压 45s 后再次评估心率为>60 次/min	2		
			4. 停止胸外按压，继续正压人工通气 30s	2		
			5. 评估心率>100 次/min	2		
	复苏成功	3	终止胸外按压、正压人工通气，常压给氧，复苏后护理	3		
评价	操作质量	5	1. 操作熟练、动作连贯，小组配合默契	2		
			2. 抢救意识强	3		
	操作时间	2	操作时间<10min	2		
	操作态度	5	态度严谨认真，关爱生命	5		
	指导产妇	3	沟通有效	3		

情景考核

杨某，42 岁，主诉痛经 2 年，进行性加重 3 个月。B 超检查示：子宫前位，大小约 9.8cm×6.7cm×6.3cm，宫体增大，形态饱满，宫壁回声不均匀，后壁探及 5.2cm×5.1cm×4.0cm 不均匀回声，边界清，内见栅栏样低回声及散在细小囊性回声。门诊以"子宫腺肌病"收入院。入院后准备行子宫全切除术。

1. 病人存在的主要护理诊断/问题有哪些？
2. 结合病人首优护理问题，提出相应的护理措施。
3. 考核项目：阴道冲洗、会阴擦洗。

ER-8-5 情景考核（文档）

第九章 新生儿及婴幼儿护理技能

ER-9-1　新生儿及婴
幼儿护理技能（课件）

实训 53　婴儿乳瓶喂乳

【导入情景】

婴儿，男，生后 10h。足月剖宫产，出生体重 3.5kg。因脐带绕颈转移至新生儿病房留观。查体：一般情况及反应好，哭声响亮，易激惹，心肺无异常，腹软，肝肋下 1cm，脾未及，四肢肌力、肌张力正常，生理反射可引出，已排胎粪。入院诊断：新生儿窒息。遵医嘱给予婴儿新生儿配方奶 20ml。

【护理评估】

婴儿乳瓶喂乳的目的是在婴儿无法实现母乳喂养时给予人工喂养，以便及时补充能量和营养物质，保证婴儿充足的营养供给，以满足生长发育的需要。

1. 健康史　婴儿宫内发育正常，脐带绕颈，剖宫产，生后 Apgar 评分 1min 5 分，5min 7 分，10min 10 分，生后 4h 排胎粪，颜色及量正常。

2. 身体状况　一般情况及反应好，生命体征平稳，生理反射可以引出。皮肤黏膜无黄染，脐部无红肿，无渗液。

【主要用物】

冷藏保存的母乳，无菌盘内放无菌乳瓶、无菌奶嘴、干净小毛巾 2 条、无菌镊子，记录单、温度计，温开水（40～45℃）、必要时备婴儿配方奶粉、奶粉专用量勺，免洗手消毒剂，车下放污毛巾桶、污乳瓶桶。

【实施操作】

ER-9-2　怀抱喂乳（视频）

ER-9-3　平卧喂乳（视频）

一、操作流程

简要流程	操作要点	图示
护士准备	**1. 素质要求**：着装整洁、举止端庄、语言柔和、动作轻柔 **2. 核对**：核对医嘱和执行单	
评估解释	**1. 核对解释**：核对婴儿床号、姓名与执行单是否相符，向家长做好解释并取得配合 **2. 评估婴儿**：年龄、意识状态、营养状况、进食情况、吸吮及吞咽情况、腹部情况	
操作准备	**1. 护士**：洗手，戴口罩 **2. 用物**：备齐用物，放置合理 **3. 环境**：温湿度适宜，清洁安静，光线适中 **4. 婴儿**：已更换尿布	
操作过程	**1. 核对**：核对婴儿床号、姓名、腕带 **2. 配备乳液** （1）温热母乳：检查挤出母乳的时间，将适量母乳倒入无菌乳瓶内，选择大小合适的无菌奶嘴，按无菌操作套于乳瓶口，旋紧，轻轻摇匀乳液，置温水中温热至38～39℃左右；剩余母乳冷藏保存 （2）备配方乳：检查婴儿配方奶粉质量、有效期、开启时间；按比例先在无菌乳瓶中加入温开水，再取奶粉倒入乳瓶；选择大小合适的无菌奶嘴，按无菌操作套于乳瓶口，旋紧，轻轻摇匀乳液（图9-1） **3. 喂乳姿势和体位**：抱起婴儿，喂哺者坐在凳上，使婴儿头、肩枕于左臂肘弯呈半卧位；不宜抱起者，床头抬高15°～30°左右，婴儿平卧头偏向一侧，以防溢乳呛入气管（图9-2）	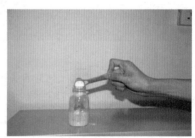 图9-1　配乳 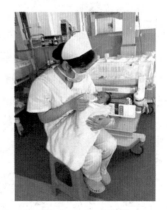 图9-2　喂乳姿势

续表

简要流程	操作要点	图示
操作过程	**4. 喂乳** **（1）围小毛巾**：小毛巾围于婴儿颈部 **（2）检查奶嘴**：再次检查奶嘴孔的大小是否合适 **（3）试温度**：右手将奶瓶倾斜，奶嘴内充满乳液，滴1～2滴奶液于手腕内侧试温 **（4）喂乳与观察**：轻触婴儿一侧面颊，刺激其吸吮反射，使其含住奶嘴；倾斜乳瓶，使乳液充满整个奶嘴，喂乳；及时用小毛巾擦拭嘴边溢出的乳液；喂哺过程中随时观察婴儿面部肤色改变及呼吸情况（图9-3） **（5）擦口角**：喂奶后毛巾轻擦婴儿口角旁乳汁 **5. 排出胃内空气**：竖抱婴儿，将婴儿头部靠于喂奶者肩部，轻拍婴儿的背部，驱除胃内的空气（图9-4）	图9-3　喂乳 图9-4　拍背
操作后	**1. 整理**：整理床单位，床头抬高15°～30°半小时，并保持婴儿右侧卧位。 **2. 用物处理**：清洗奶瓶，奶嘴、配奶容器、小毛巾后送消毒供应中心消毒灭菌 **3. 洗手、摘口罩** **4. 记录**	

二、简要操作流程图

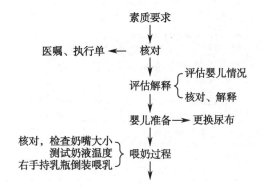

素质要求
↓
医嘱、执行单　←　核对
↓
评估解释 { 评估婴儿情况
　　　　　　 核对、解释
↓
婴儿准备　→　更换尿布
↓
核对，检查奶嘴大小
测试奶液温度 } 喂奶过程
右手持乳瓶倒装喂乳
↓

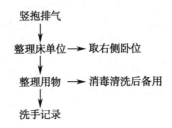

三、注意事项

1. 检查奶嘴的大小是否合适,避免过大或过小。

2. 防止喂奶时奶液污染婴儿衣物和颈部,避免引起皮肤炎症。

3. 喂奶时注意力集中,耐心喂养,注意观察婴儿吸吮力、面色、呼吸状态、有无呛咳、恶心、呕吐。

4. 观察喂奶后有无溢奶、呕吐、腹胀等情况,防止呕吐后引起的误吸。

四、健康宣教

1. 解释操作目的及注意事项　向婴儿及家属解释保证婴儿营养和水分的重要性。

2. 喂乳知识指导,告知家长母乳喂养的好处,如情况允许,尽快恢复母乳喂养。

【操作测评】

乳瓶喂养操作评分标准

项目		项目总分	操作要求	标准分数	得分	备注
评估	护士准备	3	衣帽整洁,洗手,戴口罩	3		
	婴儿情况	3	核对解释清晰合理,评估身体状况全面	3		
计划	婴儿准备	2	已更换尿布	2		
	用物准备	5	1. 用物准备齐全 2. 放置合理	3 2		
	环境准备	2	整洁、宽敞、安全、温度、湿度适宜	2		
实施	操作过程	65	1. 核对正确 2. 检查冷藏母乳的时间或配方奶粉质量 3. 温热母乳或配备乳液方法正确 4. 奶嘴大小合适,套于瓶口方法正确 5. 喂乳体位正确 6. 围小毛巾部位、方法正确 7. 检查奶嘴孔大小方法正确 8. 测试奶温方法正确 9. 喂乳方法正确。喂哺过程中观察婴儿面色、呼吸正确喂哺过程中与婴儿情感交流正确 10. 喂乳后擦拭奶渍方法正确 11. 喂乳后驱除胃内的空气方法正确 12. 喂乳后体位正确	5 5 7 5 5 5 5 5 7 5 6 5		
	整理	5	1. 用物处理恰当 2. 洗手、摘口罩方法正确	3 2		

续表

项目		项目总分	操作要求	标准分数	得分	备注
评价	操作质量	5	1. 关爱婴儿、动作轻柔、舒适安全 2. 有爱伤观念、操作无污染	3 2		
	操作时间	5	操作时间<10min	5		
	操作态度	3	态度严谨,认真	3		
	指导病人	2	护患沟通良好,能对婴儿家长 进行正确指导	2		

实训 54　婴儿尿布更换

【导入情景】

　　婴儿,女,生后 10d。咳嗽伴呛奶 2d 来诊。查体:呼吸稍促,口周发绀,双肺呼吸音粗,可闻及水泡音,心率 140 次/min,心音有力,腹软,肝脾可未及,四肢肌力、肌张力正常,生理反射可引出,大小便正常。诊断:新生儿肺炎。现婴儿吃奶后 2h,哭闹,请根据新生儿护理常规更换尿布。

【护理评估】

　　婴儿更换尿布的目的是保持臀部皮肤清洁、干燥、舒适,防止尿液、粪便等因素对皮肤长时间刺激,预防尿布皮炎的发生或使原有的尿布皮炎逐步痊愈。

　　1. 健康史　足月顺产,出生体重 4kg。

　　2. 身体状况　一般情况及反应好,生命体征平稳,生理反射可以引出。皮肤黏膜无黄染,脐部无红肿,无渗液。

【主要用物】

　　一次性纸尿布、护臀霜或鞣酸软膏、平整的操作台,根据需要备小毛巾、温水或湿巾、电子秤,医疗垃圾桶,生活垃圾桶、免洗手消毒剂。

ER-9-4　更换尿布法
(视频)

【实施操作】

一、操作流程

简要流程	操作要点	图示
护士准备	**素质要求:**衣帽整洁,身体健康	
评估解释	**1. 核对解释:**核对信息,向家长解释操作目的,取得配合 **2. 评估婴儿:**年龄、生命体征、意识状态、喂乳情况、臀部皮肤情况	
操作准备	**1. 护士:**洗手,戴口罩 **2. 用物:**备齐用物,放置合理 **3. 环境:**温湿度适宜,宽敞明亮,操作台干燥整洁,关闭门窗 **4. 婴儿:**喂乳后 2h	

续表

简要流程	操作要点	图示
操作过程	**1. 松包被**：轻轻掀开盖被下端，暴露婴儿下半身，拉高婴儿的上衣，避免被排泄物污染 **2. 解开尿布**：解开尿布粘贴，一手握住婴儿两脚轻轻提起，露出臀部，另一手用污湿尿布尚洁净的上端由前向后将会阴部及臀部擦净，同时观察尿液及大便性质及量，对折尿布将污湿部分盖住并垫于臀下（图9-5） **3. 清洁臀部**：用湿纸巾或蘸温水的小毛巾从前向后擦净臀部皮肤，注意擦净皮肤的皱褶部分，如果臀部皮肤发红，用小毛巾和温水清洁（图9-6） **4. 臀部护理**：将预防尿布皮炎或治疗尿布皮炎的软膏、药物涂抹于臀部，注意涂抹易于接触排泄物和皮肤发红的部位（图9-7） **5. 撤脏尿布**：提起婴儿双腿，抽出脏尿片 **6. 换清洁尿布**：将清洁的尿布垫于腰下，放下婴儿双腿，系好尿布，大小松紧适宜。新生儿脐带未脱落时，可将尿布前部的上端向下反折，保持脐带残端处于暴露状态（图9-8） **7. 整理包被**：拉平衣服，包好包被 **8. 观察**：观察排泄物性状及量，根据需要称量尿布	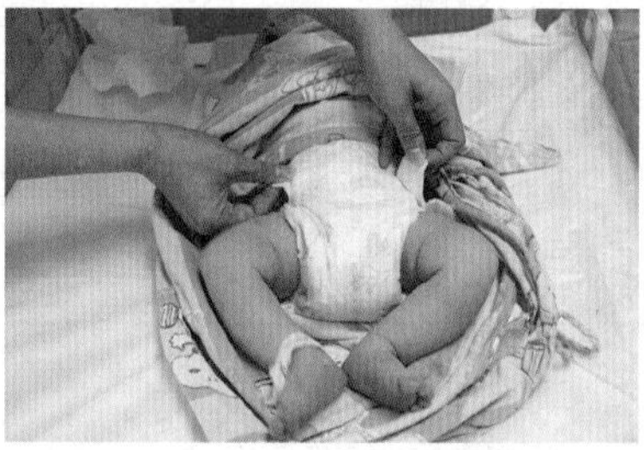 图9-5　解开尿布 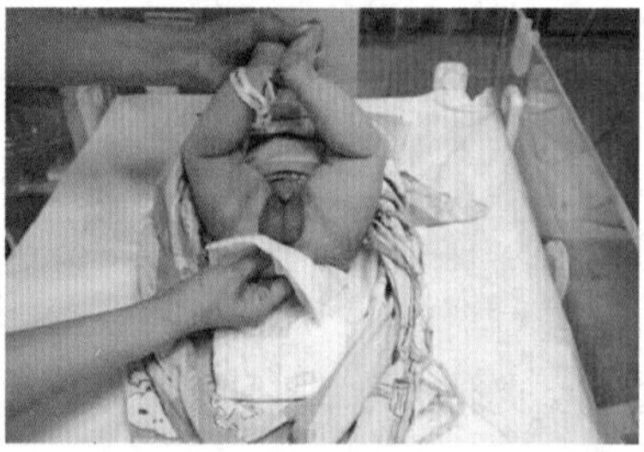 图9-6　擦净臀部 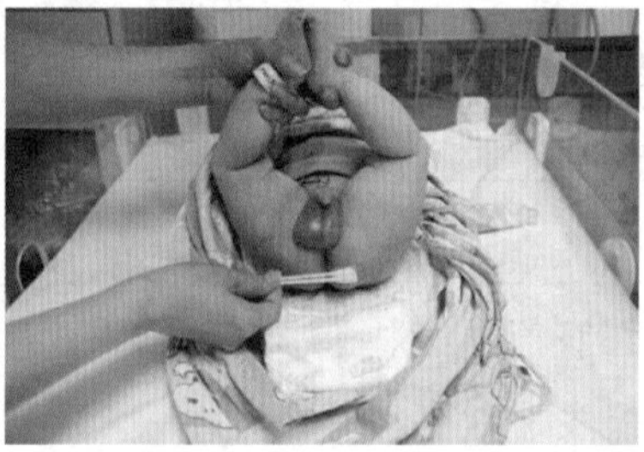 图9-7　涂药 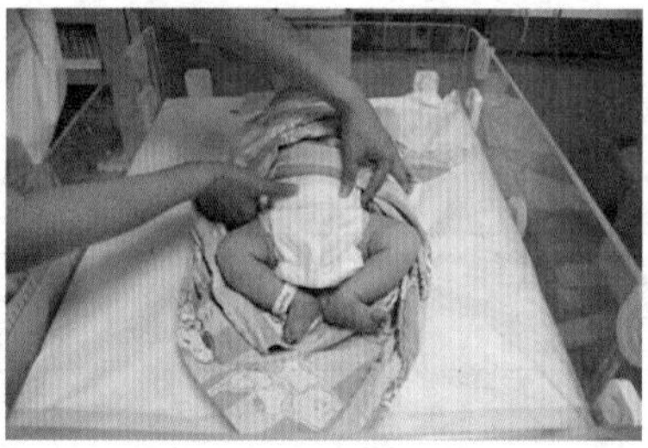 图9-8　换清洁尿布
操作后	**1. 整理**：整理床单位 **2. 用物处理**：污染的尿布按医疗废物处理，电子秤称使用75%酒精擦拭消毒 **3. 洗手、摘口罩** **4. 记录**	

二、简要操作流程图

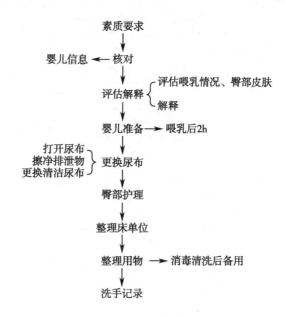

素质要求

婴儿信息 ← 核对

评估解释 { 评估喂乳情况、臀部皮肤 / 解释

婴儿准备 → 喂乳后2h

打开尿布 / 擦净排泄物 / 更换清洁尿布 } 更换尿布

臀部护理

整理床单位

整理用物 → 消毒清洗后备用

洗手记录

三、注意事项

1. 用物携带齐全,避免操作中离开婴儿。

2. 禁止将婴儿单独留在操作台上,始终确保一只手与婴儿接触,防止婴儿翻滚坠落。

3. 尿布应透气性好、吸水性强,根据需要可选择一次性尿布或棉质尿布,并做到勤更换。

4. 注意保暖,房间温度应适宜,操作中减少暴露。

5. 男婴要确保阴茎指向下方,避免尿液从尿片上方漏出。

6. 注意检查尿布是否包扎合适,不可过紧也不可过松,大腿和腰部不能留有明显的缝隙,以防排泄物外溢。

四、健康宣教

1. 解释操作目的及注意事项,向婴儿及家属解释更换尿布的时机和必要性。

2. 指导家长观察婴儿排泄后的反应,做好臀部护理。

【操作测评】

婴儿尿布更换操作评分标准

项目		项目总分	操作要求	标准分数	得分	备注
评估	护士准备	3	衣帽整洁,洗手,戴口罩正确	3		
	婴儿情况	3	核对解释清晰合理,评估婴儿情况全面	3		
计划	婴儿准备	2	喂乳后2h	2		
	用物准备	5	1. 用物准备齐全 2. 放置合理	3 2		
	环境准备	2	符合操作要求	2		

续表

项目		项目总分	操作要求	标准分数	得分	备注
实施	操作过程	65	1.解开包被,露出婴儿下半身正确	5		
			2.解开尿布及提起双脚方法正确,注意保暖	8		
			3.尿布洁净端擦拭会阴部及臀部顺序正确	7		
			4.对折尿布将污湿部分盖住并垫于臀下	5		
			5.擦洗会阴及臀部方法正确	7		
			6.选用护臀霜或软膏正确,涂抹方法正确	8		
			7.取出污湿尿布,卷折放入医疗垃圾桶	5		
			8.放置清洁尿布方法、位置正确	8		
			9.尿布包扎松紧适宜	5		
			10.拉平衣服,盖好被子,婴儿安置妥当	7		
	整理	5	1.用物处理恰当	3		
			2.洗手、摘口罩方法正确	2		
评价	操作质量	5	1.操作熟练、正确、动作连贯	3		
			2.关爱婴儿、动作轻巧、舒适安全	2		
	操作时间	5	操作时间<5min	5		
	操作态度	3	态度严谨,认真	3		
	指导病人	2	护患沟通良好,能对婴儿家长进行正确指导	2		

实训55 新生儿沐浴及脐部护理

【导入情景】

婴儿,女,生后第2d。足月顺产,体重3.5kg,一般情况及反应好,脐带未脱落,生命体征平稳,四肢肌力、肌张力正常,大小便正常,生理反射可引出。诊断:足月新生儿。请按新生儿护理常规给予沐浴及脐部护理。

【护理评估】

新生儿沐浴及脐部护理的目的是保持婴儿皮肤清洁、舒适,协助皮肤排泄和散热。

1. 健康史　足月顺产,发育正常。

2. 身体状况　神志清楚,生命体征平稳,生理反射可以引出。皮肤黏膜无黄染,脐部无红肿,无渗液。

【主要用物】

平整便于操作的处置台,浴盆(底部铺垫浴巾)、水温计、热水、婴儿浴液、婴儿洗发液、大小毛巾、婴儿尿布及衣服、包被、棉签、棉球、碘伏、护臀霜或鞣酸软膏、磅秤、弯盘,根据需要备液状石蜡、指甲剪,速干手消毒剂,车下放医疗垃圾桶、生活垃圾桶、污衣桶。

【实施操作】

ER-9-5　清洗面部(视频)

ER-9-6　清洗头部(视频)

ER-9-7　清洗身体(视频)

ER-9-8　消毒脐带(视频)

ER-9-9　新生儿沐浴(视频)

ER-9-10　新生儿脐带护理(视频)

一、操作流程

简要流程	操作要点	图示
护士准备	1. **素质要求**:着装整洁、举止端庄、语言柔和、动作轻柔 2. **核对**:核对护理执行单	
评估解释	1. **核对解释**:核对新生儿床号、姓名、腕带,向家长做好解释并取得配合 2. **评估婴儿**:生命体征、意识状态、喂乳情况、黄疸程度、脐带及全身皮肤情况	
操作准备	1. **护士**:洗手,戴口罩 2. **用物**:备齐用物,放置合理 3. **环境**:整洁、宽敞、安全、温湿度适宜,关闭门窗 4. **婴儿**:喂乳后 1h	
操作过程	1. **核对**:核对新生儿床号、姓名、腕带 2. **备水调温**:浴盆内盛温热水(以 2/3 满为宜),用水温计温度为(38～42℃)或手腕内侧测试水温 3. **测体重**:打开包被,脱去衣物,保留尿布,用浴巾包裹婴儿测体重并记录(图9-9) 4. **清洗面部**:用小毛巾由内眦到外眦擦洗双眼;按照前额、鼻梁、口周顺序擦拭一侧面部,更换小毛巾部位以同法擦拭另一侧(图9-10)	图9-9　测体重 图9-10　清洗面部

简要流程	操作要点	图示
操作过程	**5. 清洗头部:** **(1)手法与姿势:**以左前臂托住婴儿背部,左手掌托住头颈部,拇指与中指分别将婴儿双耳折叠向前按住,防止水流入造成内耳感染。左臂及腋下夹住婴儿臀部及下肢,将头移至盆边(图9-11) **(2)清洗:**小毛巾湿润头发,涂婴儿洗发液,清洗头部、耳后,再用小毛巾带水清洗,干毛巾擦干头发 **6. 清洗身体:** **(1)放入浴盆:**打开浴巾,取下尿布,放入浴盆,左手环抱婴儿外侧肩背部及腋下,使其头颈部枕于手腕处;右手握住婴儿外侧大腿近腹股沟处,使其臀部位于手掌上,右前臂托住双腿;将婴儿轻轻放入浴盆水中 **(2)顺序清洗:**保持左手握持姿势,右手涂沫婴儿沐浴液按顺序清洗颈下、胸、腹、腋下、上肢、手、会阴、下肢、足(图9-12);右手从婴儿前方握住其左肩及腋窝处,使其翻身,头颈上胸部俯于护士右前臂上;左手涂抹婴儿沐浴液清洗后颈部、背部及臀部,边洗边用水冲净浴液(图9-13) **(3)抱出浴盆:**按入浴盆的方法抱出婴儿,迅速用浴巾包裹并擦干水分 **7. 脐部护理:**左手拇指、示指绷紧脐轮周围皮肤,或轻提脐带结扎线暴露脐根部;右手持棉签用碘伏由脐根部环形擦拭,每次使用1根棉签,可反复擦拭数次,直至脐窝清洁无分泌物为止,用干棉签擦干脐部(图9-14) **8. 臀部护理:**有臀红者,臀部擦护臀霜或鞣酸软膏 **9. 观察:**婴儿皮肤及全身情况,必要时修剪指甲 **10. 整理包被:**包好尿布,穿好清洁衣服,核对腕带和床号,放回婴儿床	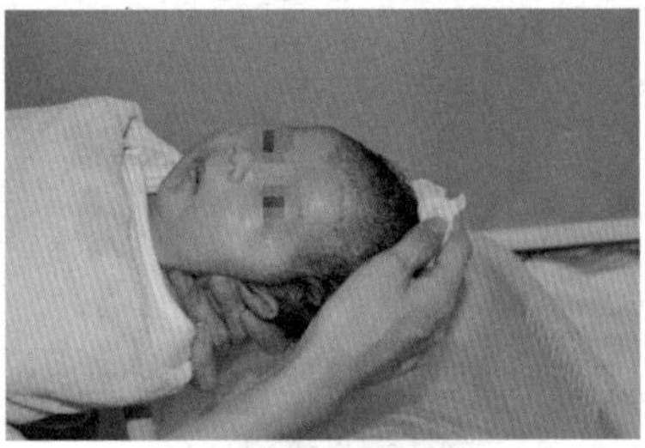 图9-11　清洗头部 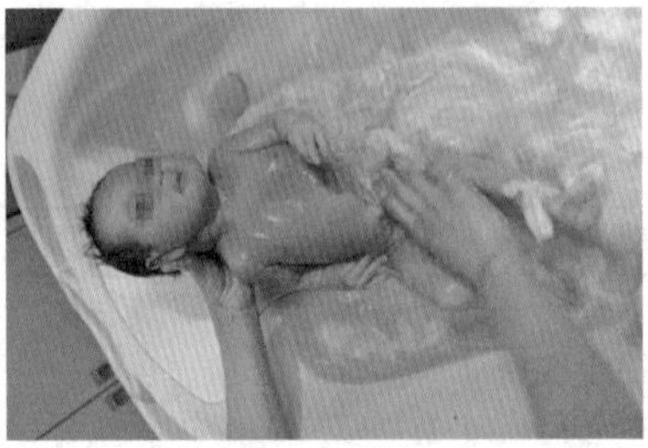 图9-12　正面清洗 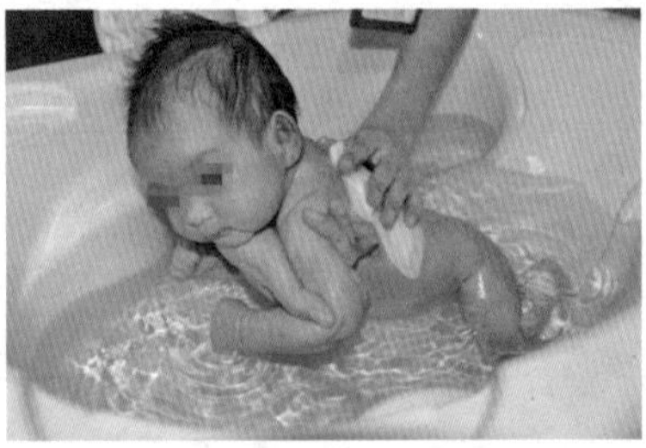 图9-13　背面清洗 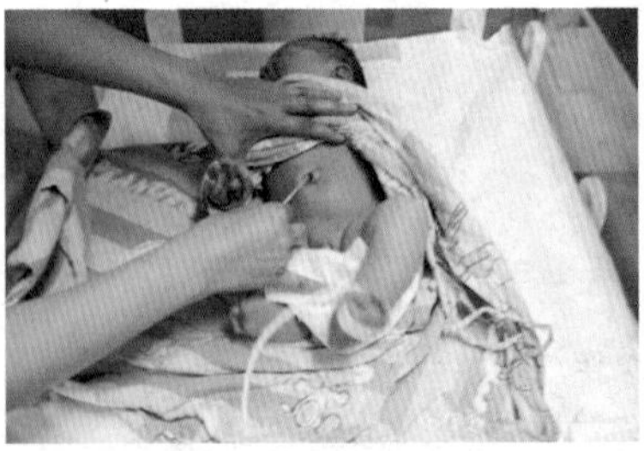 图9-14　消毒脐带
操作后	**1. 整理:**整理床单位 **2. 用物处理:**清洗消毒污染的衣被,医疗垃圾按医院规定处理 **3. 洗手、摘口罩** **4. 记录:**沐浴时间及新生儿反应,签名	

二、简要操作流程图

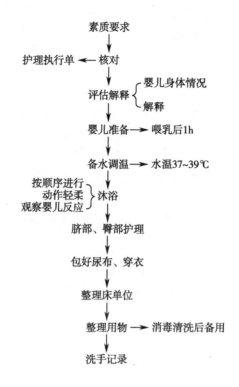

素质要求

护理执行单 ← 核对

评估解释 { 婴儿身体情况
解释

婴儿准备 → 喂乳后1h

备水调温 → 水温37~39℃

按顺序进行
动作轻柔 } 沐浴
观察婴儿反应

脐部、臀部护理

包好尿布、穿衣

整理床单位

整理用物 → 消毒清洗后备用

洗手记录

三、注意事项

1. 沐浴应在婴儿进食后1h进行。

2. 观察婴儿全身情况，注意皮肤、肢体活动等，有异常及时报告和处理。沐浴过程中，注意观察面色、呼吸，如有异常，停止操作。

3. 注意保暖，避免受凉；注意水温，防止烫伤；不可将婴儿单独留在操作台上，防止坠落伤。

4. 注意保护未脱落的脐带残端，避免脐部被水浸泡或污水污染，可使用脐带贴保护脐部。

5. 婴儿头部如有皮脂结痂不可用力去除，可涂油剂浸润，如液状石蜡、植物油等，眼、耳内不得有水或泡沫进入。

四、健康宣教

1. 解释操作目的及注意事项　取得婴儿家长的配合。

2. 指导家长观察婴儿沐浴后的反应及睡眠情况。

【操作测评】

婴儿沐浴及脐部护理操作评分标准

项目		项目总分	操作要求	标准分数	得分	备注
评估	护士准备	3	仪表着装规范、语言表达清晰	3		
	婴儿情况	3	核对解释清晰合理，评估婴儿身体状况全面	3		

续表

项目		项目总分	操作要求	标准分数	得分	备注
计划	婴儿准备	2	喂乳后 1h	2		
	用物准备	5	1. 用物准备齐全 2. 放置合理	3 2		
	环境准备	2	符合操作要求	2		
实施	操作过程	65	1. 核对婴幼儿正确 2. 备水及调试水温方法正确 3. 脱衣,保留尿布,浴巾包裹方法正确 4. 清洗面部顺序、方法正确 5. 握持婴幼儿方法正确,放入浴盆动作轻柔 6. 清洗身体顺序、方法正确 7. 将婴幼儿抱出浴盆方法正确,包裹全身并擦干水分 8. 消毒脐部方法正确 9. 臀部护理方法正确 10. 观察婴幼儿皮肤及全身情况正确	5 7 5 8 5 8 7 8 7 5		
	整理	5	1. 用物处理恰当 2. 洗手、摘口罩方法正确	3 2		
评价	操作质量	5	1. 操作熟练、正确、动作连贯 2. 关爱婴幼儿、动作轻巧、舒适安全	3 2		
	操作时间	5	操作时间<10min	5		
	操作态度	3	态度严谨,认真	3		
	指导病人	2	护患沟通良好,能对婴儿家长进行正确指导	2		

实训56　婴儿抚触

【导入情景】

婴儿,女,生后 24d。孕 33 周早产,出生体重 1.8kg。查体:一般情况及反应欠佳,哭声弱,吃奶差,四肢肌张力低。诊断:早产儿。入院后给予暖箱保暖,心电、血氧饱和度监测,静脉营养支持。现该婴儿入院第 24d,体重 2.1kg,已出暖箱,生命体征平稳,按照新生儿护理常规给予婴儿抚触。

【护理评估】

婴儿抚触的目的是促进婴儿与父母的情感交流,促进神经系统的发育,提高免疫力,加快食物的消化和吸收,减少婴儿哭闹,增加睡眠。

1. 健康史　婴儿孕 33 周早产,出生体重 1.8kg。

2. 身体状况　神志清楚,生命体征平稳,四肢肌张力低,生理反射可以引出。皮肤黏膜无黄染,脐部无红肿,无渗液。

【主要用物】

平整的操作台、润肤油、温度计、婴儿尿布及衣服、包被、免洗手消毒剂。车下放医疗垃圾桶、生活垃圾桶、污衣桶。

【实施操作】

ER-9-11 头面抚触（视频）　　ER-9-12 胸部抚触（视频）　　ER-9-13 腹部抚触（视频）　　ER-9-14 四肢抚触（视频）

ER-9-15 手足抚触（视频）　　ER-9-16 背部抚触（视频）　　ER-9-17 新生儿抚触（视频）

一、操作流程

简要流程	操作要点	图示
护士准备	**1. 素质要求**：着装整洁、举止端庄、语言柔和、动作轻柔 **2. 核对**：核对护理执行单	
评估解释	**1. 核对解释**：核对婴儿床号、姓名、腕带，向家长做好解释并取得家长配合 **2. 评估婴儿**：生命体征、意识状态、喂乳情况、黄疸程度、全身皮肤情况	
操作准备	**1. 护士**：洗手，戴口罩 **2. 用物**：备齐用物，放置合理 **3. 环境**：整洁、宽敞、安全、温湿度适宜，关闭门窗 **4. 婴儿**：喂乳前或喂乳后 1h	
操作过程	**1. 核对**：婴儿床号、姓名、腕带 **2. 松包被**：将婴儿置于操作台上；解开包被，脱去衣物 **3. 手涂润肤油**：将少量润肤油倒在掌心，两掌轻轻摩擦，温暖双手 **4. 头面抚触**：按前额、下颌、头部顺序抚触（图9-15） （1）**前额**：两拇指指腹从前额中央滑向两侧至发际 （2）**下颌**：两拇指从下颌中央向外上滑动至耳前，使新生儿呈"微笑"状 （3）**头部**：一手轻托婴儿头部，另一手指腹从婴儿一侧前额发际抚向枕后，避开囟门，中指停在耳后乳突处轻压，换手，同法抚触另一侧 **5. 胸部抚触**：两手掌分别从胸部的外下方、向对侧的外上方滑动至肩部，交替进行，在胸部形成一个大的交叉（图9-16）	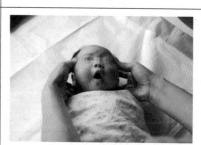 图9-15　头面抚触 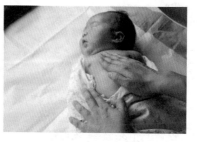 图9-16　胸部抚触

简要流程	操作要点	图示
操作过程	**6. 腹部抚触** （1）双手指交替按顺时针方向（右下腹、右上腹、左上腹、左下腹）按摩新生儿腹部（图9-17） （2）或用右手指腹从右上腹部滑向右下腹部划一个英文字母"I"，由右上腹经左上腹滑向左下腹划一个倒的"L"（LOVE），由右下腹经右上腹、左上腹滑向左下腹划一个倒的"U"（YOU） **7. 四肢抚触**：双手呈半圆形交替握住新生儿一侧上臂，边挤边滑向腕部，再从上到下搓滚；同法依次抚触对侧上肢和双下肢（图9-18） **8. 手足抚触**：两手拇指指腹从新生儿一侧手掌心向手指方向推进，并从手指两侧轻轻提拉每个手指，同法抚触对侧和双足（图9-19） **9. 背部抚触**：使新生儿呈俯卧位，两手掌分别于脊柱两侧由中央向两侧滑动，从上而下，遍及整个背部；再将双手交替横放在新生儿背部（图9-20） **10. 整好包被**：垫上尿布，穿好清洁衣服，妥善安置新生儿 **11. 观察**：抚触过程中注意观察新生儿，并与新生儿有语言和情感交流	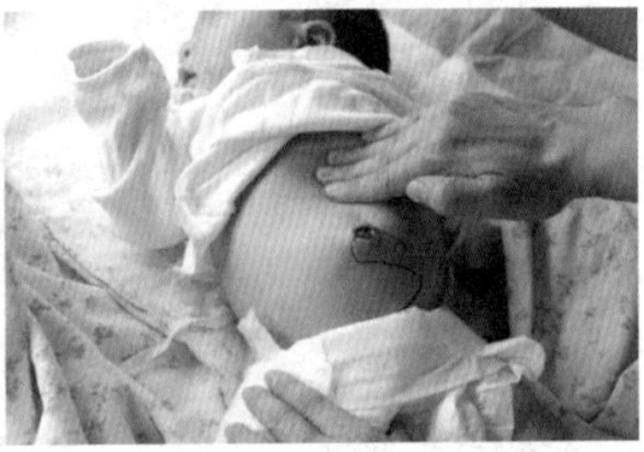 图9-17 腹部抚触 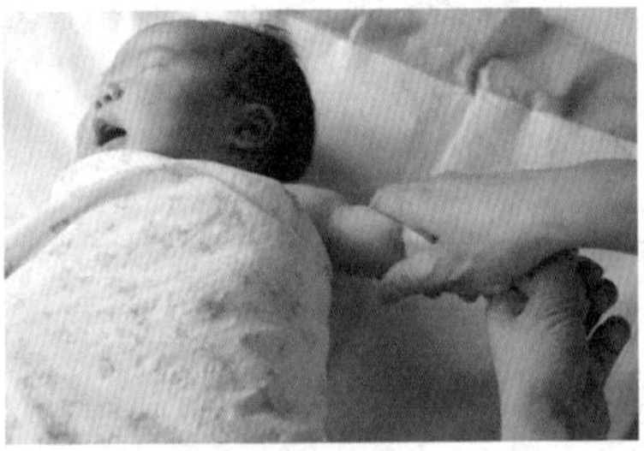 图9-18 四肢抚触 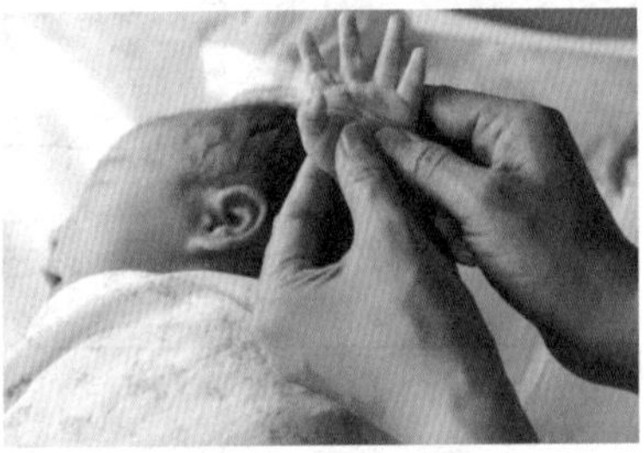 图9-19 手足抚触 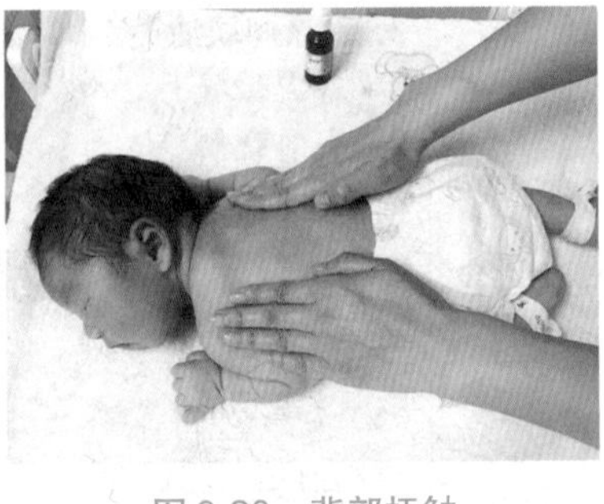 图9-20 背部抚触
操作后	**1. 整理**：整理床单位 **2. 用物处理**：清洗消毒污染的尿布和衣服 **3. 洗手、摘口罩** **4. 记录**：抚触时间及新生儿反应，签名	

二、简要操作流程

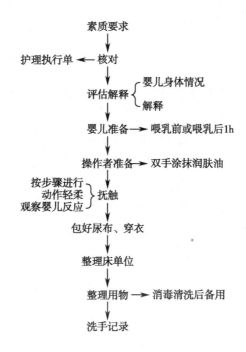

素质要求

护理执行单 ← 核对

评估解释 { 婴儿身体情况 / 解释

婴儿准备 → 喂乳前或喂乳后1h

操作者准备 → 双手涂抹润肤油

按步骤进行 / 动作轻柔 / 观察婴儿反应 } 抚触

包好尿布、穿衣

整理床单位

整理用物 → 消毒清洗后备用

洗手记录

三、注意事项

1. 注意保暖、安全　新生儿抚触时室温调节在28℃左右,减少暴露,防止受凉;动作应轻柔、敏捷,手法开始要轻柔、逐渐增加力量,每个部位抚触动作重复4～6次。

2. 抚触过程中注意观察新生儿的肤色变化及全身情况,若出现呕吐、哭闹等异常,应停止抚触。

3. 抚触时,应面带微笑,边操作边与新生儿进行语言及情感交流,使新生儿有愉悦的感受。

四、健康宣教

1. 解释操作目的及注意事项　取得婴儿家长的配合。
2. 指导家长观察婴儿抚触后的反应及生长发育情况。

【操作测评】

婴儿抚触操作评分标准

	项目	项目总分	操作要求	标准分数	得分	备注
评估	护士准备	3	衣帽整洁,洗手,戴口罩	3		
	婴儿情况	3	核对解释清晰合理,了解新生儿情况全面	3		
计划	婴儿准备	2	喂乳前或喂乳后1h	2		
	用物准备	5	1. 用物准备齐全 2. 放置合理	3 2		
	环境准备	2	整洁、宽敞、安全 温湿度适宜	2		

续表

项目		项目总分	操作要求	标准分数	得分	备注
实施	操作过程	65	1. 核对新生儿信息	5		
			2. 将新生儿置于操作台上，解开包被，脱去衣物方法正确	6		
			3. 倒润肤油，手温适宜	5		
			4. 头面部抚触顺序、手法正确	7		
			5. 胸部抚触手法正确	6		
			6. 腹部抚触顺序、手法正确	6		
			7. 四肢抚触顺序、手法正确	6		
			8. 手足抚触顺序、手法正确	6		
			9. 背部抚触手法正确	6		
			10. 抚触过程中观察新生儿正确，抚触过程中与新生儿有语言、情感交流	6		
			11. 垫尿布、穿衣方法正确，新生儿安置妥当	6		
	整理	5	1. 用物处理恰当	3		
			2. 洗手、摘口罩方法正确	2		
评价	操作质量	5	1. 操作熟练、准确、整体计划性好	3		
			2. 关爱新生儿、动作轻巧、舒适安全	2		
	操作时间	5	操作时间<20min	5		
	操作态度	3	态度严谨，认真	3		
	指导病人	2	护患沟通良好，能对婴儿家长进行正确指导	2		

实训 57　早产儿暖箱应用

【导入情景】

婴儿，男，生后 3h。孕 32 周早产，体重 1.8kg，一般情况及反应欠佳，哭声弱，吃奶差，心肺无异常，腹稍胀，四肢肌张力低。诊断：早产儿，低出生体重儿。遵医嘱给予暖箱保暖。

【护理评估】

早产儿暖箱应用的目的是为新生儿创造一个温度和湿度均相适宜的环境，以保持婴儿体温的恒定。

1. 健康史　婴儿孕 32 周早产，出生体重 1.8kg。

2. 身体状况　神志清楚，生命体征平稳，四肢肌张力低。皮肤黏膜无黄染，脐部无红肿，无渗液。

【主要用物】

预先清洁消毒的暖箱、一次性中单、尿布、婴儿体重秤、免洗手消毒剂。车下放医疗垃坂桶、生活垃圾桶。

【实施操作】

一、操作流程

ER-9-18　早产儿暖箱应用（视频）

简要流程	操作要点	图示
护士准备	**1. 素质要求**：着装整洁、举止端庄、语言柔和、动作轻柔 **2. 核对**：核对医嘱和执行单	
评估解释	**1. 核对解释**：核对床号、姓名、腕带，向家长解释操作目的，取得家长配合 **2. 评估婴儿**：测量体温，了解胎龄，出生体重、日龄等	
操作准备	**1. 护士**：洗手，戴口罩 **2. 用物**：备齐用物，放置合理 **3. 环境**：保持适宜的环境温度（23～26℃），保持安静 **4. 婴儿准备**：测量体温、体重	
操作过程	**1. 暖箱加水**：检查暖箱，暖箱水槽内加入蒸馏水到水位线 **2. 铺单**：暖箱内铺好一次性中单、干净尿布 **3. 预热暖箱**：接通电源，预热温箱，达到所需的温湿度。暖箱的温度根据婴儿体重及出生日龄而定，湿度为60%～80%，预热时间30～60min（图9-21） **4. 入暖箱**：暖箱达到预定温度，核对婴儿信息，解开婴儿包被，取下污染的尿布，只保留上衣，把婴儿放入暖箱，换好干净尿布，脱去上衣（图9-22） **5. 关暖箱门**：关闭暖箱门，再次确认暖箱温度与湿度（图9-23） **6. 再次核对**：核对婴儿腕带，在暖箱上放置床头卡 **7. 记录**：在护理记录单上记录婴儿入暖箱时间及入暖箱前体温、体重 **8. 观察**：在最初2h，应30～60min测体温一次，体温稳定后，4h测体温一次，记录箱温和婴儿体温	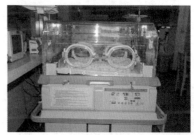图 9-21　预热暖箱 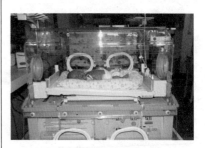图 9-22　放入暖箱 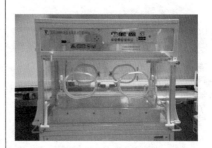图 9-23　关闭暖箱门

续表

简要流程	操作要点	图示
操作后	1. **整理**：整理床单位，保持婴儿功能舒适体位 2. **用物处理**：婴儿出箱后，对温箱进行终末消毒处理，检查温箱性能是否良好，悬挂性能良好标识，注明消毒日期整理床单位。清洗消毒污染的衣被，一次性物品按医院规定处理 3. **洗手、摘口罩** 4. **记录**：建立护理病历，记录婴儿信息	

二、简要操作流程图

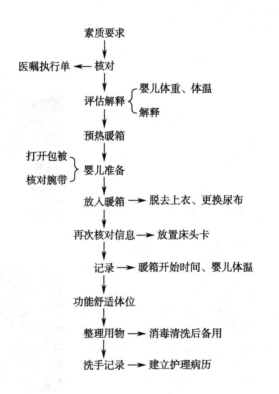

三、注意事项

1. 注意保持婴儿体温维持在 36.5～37.4℃。

2. 暖箱所在的房间室温应维持在 23～26℃，以减少辐射散热，避免放置在阳光直射、有对流风或取暖设备附近，以免影响箱内温度。

3. 操作应尽量在箱内集中进行，如喂奶换尿布检查等，并尽量减少开门次数和时间，以免箱内温度波动。

4. 接触婴儿前必须洗手，防止交叉感染。

5. 注意观察婴儿情况和暖箱状态，如暖箱报警应及时查找原因，妥善处理，严禁骤然提高暖箱温度，以免婴儿体温升高造成不良后果。

6.保持温箱的清洁,每天清洁暖箱,并更换蒸馏水,每周更换温箱一次,彻底清洁、消毒,定期进行细菌检测。

四、健康宣教

1.解释使用暖箱目的及探视时间,取得婴儿家长的配合。

2.指导婴儿母亲在婴儿不在身边时保持母乳通畅的方法。

【操作测评】

温箱使用法操作评分标准

项目		项目总分	操作要求	标准分数	得分	备注
评估	护士准备	3	衣帽整洁,洗手,戴口罩	3		
	婴儿情况	3	核对解释清晰合理,评估婴儿身体状况全面	3		
计划	婴儿准备	2	测量体温、体重方法正确	2		
	用物准备	5	1. 用物准备齐全 2. 放置合理	3 2		
	环境准备	2	符合操作要求	2		
实施	操作过程	65	1. 检查暖箱,温箱水槽内加入蒸馏水方法正确 2. 温箱内铺中单、尿布方法正确 3. 设定暖箱温度、预热温箱方法正确 4. 核对婴儿信息全面 5. 婴儿入箱手法正确 6. 更换尿布,保持舒适安全体位方法正确 7. 关闭箱门,检查温湿度方法正确 8. 再次核对信息,放置床头卡方法正确 9. 记录全面,护理记录单放置正确	8 7 7 7 8 7 7 7 7		
	整理	5	1. 用物处理恰当 2. 洗手、摘口罩方法正确	3 2		
评价	操作质量	5	1. 操作熟练、正确、动作连贯 2. 有爱伤观念,动作轻柔	3 2		
	操作时间	5	操作时间<10min(温箱升温的过程不算时间)	5		
	操作态度	3	态度严谨,认真	3		
	指导病人	2	护患沟通良好,能对婴儿家长进行正确指导	2		

实训 58　新生儿光照护理

【导入情景】

　　婴儿,男,生后 24h。足月顺产,出生体重 4kg。查体:一般情况及反应尚好,哭声响亮,全身皮肤及巩膜中度黄染,生后 2h 开奶,人工喂养,吃奶差,腹软,四肢肌力、肌张力正常,大小便正常,生理反射可引出。

　　辅助检查:总胆红素:356.1μmol/L(21mg/dl),直接胆红素:21.6μmol/L(1.2mg/dl)。诊断:新生儿高胆红素血症。遵医嘱给予蓝光箱照射 12h。

【护理评估】

新生儿光照护理的目的是治疗新生儿高胆红素血症,降低血清高胆红素浓度。

1. 健康史　足月顺产,出生体重 4kg,人工喂养,已排胎粪。

2. 身体状况　神志清楚,生命体征平稳,生理反射可以引出。皮肤黏膜黄染,脐部无红肿,无渗液。

【主要用物】

预先清洁消毒的蓝光箱、蒸馏水、遮光眼罩、遮光尿布、免洗手消毒剂。车下放医疗垃圾桶、生活垃圾桶、污衣桶。

【实施操作】

ER-9-19　蓝光箱应用
(视频)

一、操作流程

简要流程	操作要点	图示
护士准备	1. **素质要求**:着装整洁、举止端庄、语言柔和、动作轻柔 2. **核对**:核对医嘱及执行单	
评估解释	1. **核对解释**:核对婴儿床号、姓名、腕带,向家长做好解释并取得配合 2. **评估婴儿**:了解日龄、体重、黄疸、胆红素检查结果、生命体征、反应及有无皮疹	
操作准备	1. **护士**:洗手,戴口罩,戴墨镜 2. **用物**:备齐用物,放置合理 3. **环境**:温湿度适宜,保持安静,避免阳光直射 4. **婴儿**:清洁皮肤,皮肤上未涂粉和油类;修剪指甲	
操作过程	1. **清洁蓝光箱**:擦拭蓝光箱,特别注意擦净灯管及反射板 2. **加水**:箱内水槽内加蒸馏水至水位指示线 3. **预热**:接通电源,检查线路及灯管亮度,使箱温预热至 30~32℃,相对湿度达 55%~65%(图 9-24)	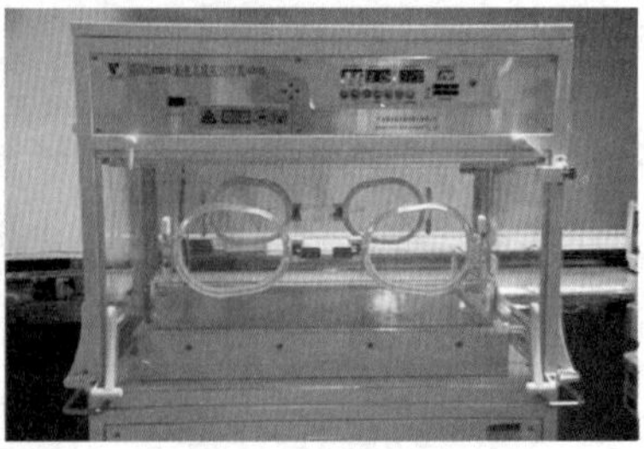 图 9-24　预热蓝光箱

简要流程	操作要点	图示
操作过程	**4. 核对**：核对婴儿床号、姓名、腕带 **5. 准备婴儿**：将婴儿全身裸露，用尿布遮盖会阴、肛门部，男婴注意保护阴囊，双眼戴遮光眼罩（图9-25） **6. 入箱**：抱入已预热好的蓝光箱中，开启蓝光灯，调节灯管距离（图9-26） **7. 核对**：核对婴儿腕带，在蓝光箱外放置床头卡 **8. 再次确定蓝光箱温度和湿度** **9. 记录**：开始照射时间 **10. 出蓝光箱**：遵医嘱停止照射，出箱前先将衣物预热，给婴儿穿好，抱婴儿出蓝光箱，除去遮光眼罩、妥善安置，关闭电源开关	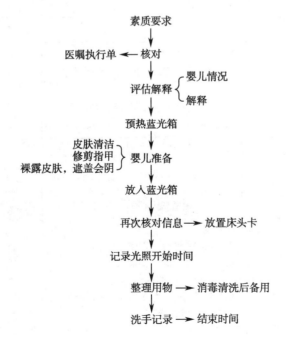 图 9-25　婴儿准备 图 9-26　放入蓝光箱
操作后	**1. 整理**：整理婴儿床单位，保持舒适体位 **2. 用物处理**：蓝光箱终末消毒，记录灯管使用时间，悬挂性能良好标识，注明消毒日期并签名，一次性物品按医院规定处理，换下的衣物清洗消毒后备用 **3. 洗手、摘口罩、摘墨镜** **4. 记录**：记录婴儿光照结束时间及生命体征	

二、简要操作流程图

```
                      素质要求
                         │
        医嘱执行单 ◄──── 核对
                         │
                         │               婴儿情况
                      评估解释  {
                         │               解释
                         │
                      预热蓝光箱
                         │
     皮肤清洁
     修剪指甲  }      婴儿准备
     遮盖会阴
  裸露皮肤，          │
                      放入蓝光箱
                         │
                   再次核对信息 ──► 放置床头卡
                         │
                   记录光照开始时间
                         │
                   整理用物 ──► 消毒清洗后备用
                         │
                   洗手记录 ──► 结束时间
```

三、注意事项

1．婴儿光疗时随时观察婴儿眼罩、会阴遮盖物有无脱落，注意皮肤有无破损。

2．监测体温：每2～4h测量体温1次或根据病情及体温情况随时测量，使体温保持在36～37.4℃；若光疗时体温超过37.5℃或低于35℃，应暂停光疗，检查光疗箱性能，并经处理体温恢复正常后再继续照射。

3．严密观察病情：观察婴儿的精神、反应、呼吸、脉搏、皮肤颜色、大小便及黄疸程度的变化，如出现烦躁、嗜睡、高热、皮疹、呕吐、拒奶、腹泻及脱水症状时，及时与医生联系，妥善处理。

4．保证水分和营养：按需喂乳，必要时给予静脉营养。

5．保持灯管及反射板的清洁，每日擦拭，防止灰尘影响光照强度。

6．灯管与婴儿的距离遵照设备说明调节，使用时间达到设备规定时间必须更换。

四、健康宣教

1．解释使用蓝光箱的目的及注意事项　取得婴儿家长的配合。

2．指导婴儿家长早开奶，尽快实行母乳喂养。

【操作测评】

蓝光箱使用法操作评分标准

项目		项目总分	操作要求	标准分数	得分	备注
评估	护士准备	3	衣帽整洁，洗手，戴口罩、戴墨镜	3		
	婴儿情况	3	核对解释清晰合理，了解婴儿病情全面	3		
计划	婴儿准备	2	皮肤、指甲符合蓝光照射要求	2		
	用物准备	5	1. 用物准备齐全 2. 放置合理	3 2		
	环境准备	2	符合操作要求	2		
实施	操作过程	65	1. 清洁蓝光箱正确 2. 湿化器水箱内加水至水位指示线正确 3. 设定蓝光箱温度、湿度正确 4. 预热方法正确 5. 核对婴儿信息全面 6. 全身裸露，尿布遮盖会阴、肛门部，遮光眼罩固定、完全遮眼，不影响呼吸 7. 放入婴儿正确，灯管与婴儿皮肤距离适宜 8. 再次核对，放置床头卡正确 9. 再次确定蓝光箱温度、湿度正确 10. 记录开始照射时间正确 11. 符合出蓝光箱标准，出箱前衣物预热，给婴儿穿好	4 5 5 3 5 7 6 5 5 5 5		

续表

项目		项目总分	操作要求	标准分数	得分	备注
实施	操作过程	65	12. 抱婴儿出蓝光箱,除去遮光眼罩、安置妥当	6		
			13. 关闭电源开关正确	4		
	整理	5	1. 用物处理恰当	3		
			2. 洗手、摘口罩方法正确	2		
评价	操作质量	5	1. 操作熟练、正确、动作连贯	3		
			2. 有爱伤观念,动作轻柔	2		
	操作时间	5	操作时间<10min(去除蓝光箱升温的时间)	5		
	操作态度	3	态度严谨,认真	3		
	指导病人	2	护患沟通良好,能对婴儿家长进行正确指导	2		

实训 59　婴儿口服喂药

【导入情景】

　　婴儿,女,6个月。因发热 2d,咳嗽 1d 入院。查体:婴儿神志清,纯母乳喂养,呼吸平稳,双肺呼吸音粗,可闻及少许干啰音,心率 120 次/min,心律齐,腹软,肝脾未及,四肢肌力、肌张力正常,生长发育同正常同龄儿。入院体温 39℃,体重 9kg。诊断:支气管肺炎。遵医嘱给予对乙酰氨基酚混悬液 0.8ml 口服。

【护理评估】

婴儿口服喂药的目的是为了保证药物及时有效安全地进入婴儿体内,以达到治疗目的。

1. 健康史　母乳喂养,未添加辅食,生长发育同正常同龄儿、无药物过敏史。
2. 身体状况　神志清楚,体温高,双肺呼吸音粗。
3. 心理社会状况　恐惧,不配合。

【主要用物】

药品、药杯、药匙、量杯、药卡、药盘、小毛巾、水壶盛温开水。

【实施操作】

一、操作流程

简要流程	操作要点	图示
护士准备	1. **素质要求**:着装整洁、举止端庄、语言柔和、动作轻柔 2. **核对**:医嘱和执行单	

简要流程	操作要点	图示
评估解释	**1. 核对解释**：核对婴儿床号、姓名，向家长做好解释并取得家长配合 **2. 评估婴儿**：年龄、意识状态、进食情况、吞咽情况、口腔黏膜情况、治疗情况、用药史、药物过敏史、家族史	
操作准备	**1. 护士**：洗手，戴口罩 **2. 用物**：备齐用物，放置合理 **3. 环境**：温湿度适宜，清洁安静，光线适中 **4. 婴儿**：喂乳前或 2 次喂乳之间	
操作过程	**1. 准备药物**：核对执行单，查对药名、剂量、浓度、有效期，检查药物有无变质，将药物倒入药杯内加少量温开水溶化（图 9-27） **2. 核对**：核对婴儿床号、姓名、腕带 **3. 合适体位** （1）坐位：助手抱起婴儿，以一侧手臂固定婴儿双臂及头部，将小毛巾围于婴儿颈部及前胸（图 9-28） （2）卧位：不宜抱起者使婴儿侧卧位，头部抬高，小毛巾围于婴儿颈部 **4. 喂服药物** （1）抱起喂药：助手一手轻捏婴儿双颊，使其张口；护士用药匙盛药，顺口角放入口中舌上，缓慢倒入药液，药匙在婴儿口中停留片刻，直至其咽下药物，必要时喂服少量温开水（图 9-29） （2）卧位喂药：不宜抱起者，护士左手固定婴儿前额并轻捏其双颊，使其张口；右手持药杯从婴儿口角顺口颊方向缓慢倒入，直至其咽下药物后移开药杯，必要时喂服少量温开水 **5. 观察**：服药后反应 **6. 服药后核对**：核对执行单和婴儿信息 **7. 执行单签字**	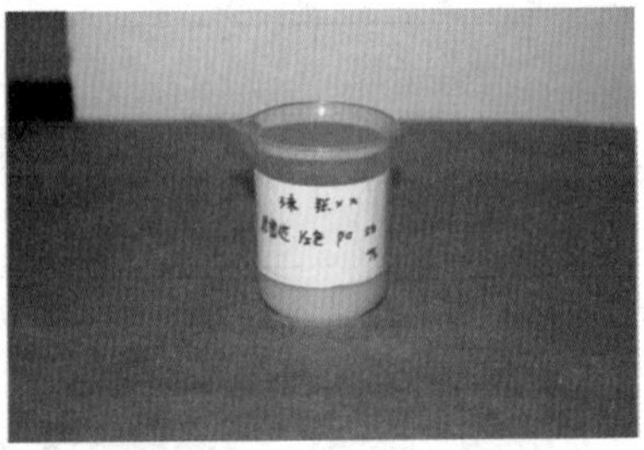 图 9-27　准备药物 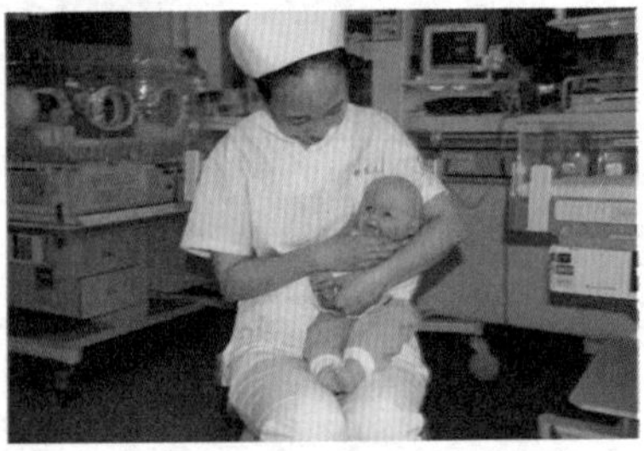 图 9-28　摆好体位 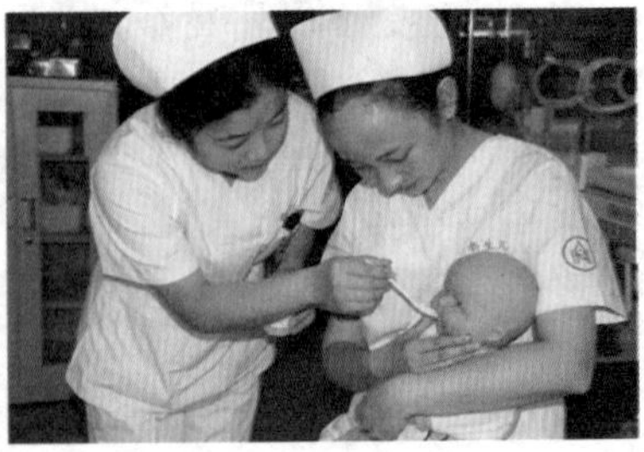 图 9-29　喂药
操作后	**1. 整理**：置婴儿右侧卧位，或平卧头偏向一侧 **2. 用物处理**：清洗用物，送供应室消毒灭菌 **3. 洗手、摘口罩** **4. 记录**	

二、简要操作流程图

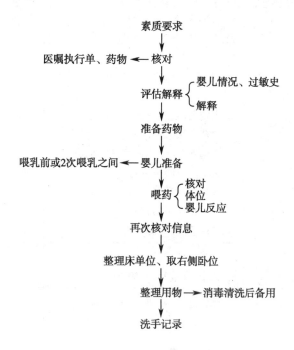

素质要求

医嘱执行单、药物 ← 核对

评估解释 ⎰ 婴儿情况、过敏史
　　　　⎱ 解释

准备药物

喂乳前或2次喂乳之间 ← 婴儿准备

喂药 ⎰ 核对
　　 ⎨ 体位
　　 ⎱ 婴儿反应

再次核对信息

整理床单位、取右侧卧位

整理用物 → 消毒清洗后备用

洗手记录

三、注意事项

1. 严格执行查对制度和药疗原则,保证用药剂量准确无误,严格遵循无菌操作原则,防止交叉感染。

2. 喂药过程中密切观察婴儿反应,有无恶心、呛咳等不适,注意观察用药后效果及有无药物不良反应。

3. 喂药时,如婴儿哭闹不配合,严禁捏住鼻孔强行灌药,以防药液吸入呼吸道造成呛咳、窒息。

四、健康宣教

1. 解释操作目的及注意事项,向婴儿及家属解释及时服用药物的重要性。

2. 告知家长观察婴儿用药后的反应。

【操作测评】

婴儿口服喂药操作评分标准

项目		项目总分	操作要求	标准分数	得分	备注
评估	护士准备	3	衣帽整洁,洗手,戴口罩	3		
	婴儿情况	3	核对解释合理,评估婴儿情况全面	3		
计划	婴儿准备	2	喂乳前或2次喂乳之间	2		
	用物准备	5	1. 用物准备齐全 2. 放置合理	3 2		
	环境准备	2	整洁、宽敞、安全 温湿度适宜	2		

续表

项目		项目总分	操作要求	标准分数	得分	备注
实施	操作过程	65	1. 核对药物正确，检查药物质量正确，倒取药物方法、剂量正确	8		
			2. 核对婴儿正确	6		
			3. 婴儿体位安置正确，围小毛巾部位、方法正确	7		
			4. 固定前额、轻捏双颊方法正确	7		
			5. 喂药方法、动作正确	7		
			6. 药匙或药杯停留、移开时机适宜	6		
			7. 必要时喂服少量温开水	6		
			8. 观察服药后反应	6		
			9. 再次核对正确	6		
			10. 签字正确	6		
	整理	5	1. 用物处理恰当	3		
			2. 洗手、摘口罩方法正确	2		
评价	操作质量	5	1. 操作熟练、正确、动作连贯	3		
			2. 有爱伤观念、操作无污染	2		
	操作时间	5	操作时间<5min	5		
	操作态度	3	态度严谨，认真	3		
	指导病人	2	护患沟通良好，能对婴儿家长进行正确指导	2		

情景考核一

　　婴儿，男，生后 24h，体重 4kg。足月顺产，宫内胎粪污染，生后即入新生儿病房观察。婴儿哭声尖锐，易激惹，皮肤黏膜中度黄染，呼吸稍促，双肺呼吸音粗，心率 140 次 /min，心律齐，心音有力，腹软，肝肋下 2cm，脾未及，四肢肌力肌张力正常，生理反射可引出。诊断为：新生儿窒息，高胆红素血症。已知婴儿母亲为 O 型血。辅助检查：总胆红素：

ER-9-20　情景考核一
（文档）

359.5μmol/L，直接胆红素：22.1μmol/L，遵医嘱给予婴儿配方奶 30ml 奶瓶喂养，并沐浴后进行蓝光照射。喂乳前请更换尿布。为减少患儿哭闹以配合治疗，蓝光照射前遵医嘱给予 10% 水合氯醛 2ml 口服。

　　1. 目前婴儿存在的主要护理诊断 / 问题有哪些？
　　2. 结合病人首优护理问题，提出相应的护理措施。
　　3. 考核项目：婴儿乳瓶喂乳、新生儿光照护理、婴儿尿布更换、新生儿沐浴、口服喂药法。

情景考核二

　　婴儿，男，生后 3h。孕 32 周早产，体重 1.8kg，一般情况及反应尚好，哭声弱，吃奶差，四肢肌张力低。诊断：早产儿，低出生体重儿。遵医嘱给予温箱保暖，并进行新生儿抚触。

ER-9-21　情景考核二
（文档）

1. 目前婴儿存在的主要护理诊断/问题有哪些？
2. 结合病人首优护理问题，提出相应的护理措施。
3. 考核项目：新生儿抚触、早产儿暖箱应用。

参考文献

[1] 李小寒,尚少梅. 基础护理学[M]. 6版. 北京:人民卫生出版社,2017.

[2] 尤黎明,吴瑛. 内科护理学[M]. 6版. 北京:人民卫生出版社,2017.

[3] 李乐之,路潜. 外科护理学[M]. 6版. 北京:人民卫生出版社,2017.

[4] 安力彬,陆虹. 妇产科护理学[M]. 6版. 北京:人民卫生出版社,2017.

[5] 崔焱,仰曙芬. 儿科护理学[M]. 6版. 北京:人民卫生出版社,2017.

[6] 张波,桂莉. 急重症护理学[M]. 6版. 北京:人民卫生出版社,2017.

[7] 张春舫,王博玉. 护士岗位技能训练50项考评指导[M]. 4版. 北京:科学出版社,2017.

[8] 黄弋冰,卢玉彬. 护理技能综合实训[M]. 北京:人民卫生出版社,2016.

[9] 周春美,陈焕芬. 基础护理技术[M]. 北京:人民卫生出版社,2016.

[10] 任晖,胡捍卫. 人体解剖学与组织胚胎学[M]. 北京:人民卫生出版社,2016.

[11] 侯玉华. 实用护理技能[M]. 镇江:江苏大学出版社,2016.

[12] 王永芳. 基础护理实训[M]. 北京:人民卫生出版社,2015.

[13] 张小来. 内科护理[M]. 3版. 北京:科学出版社,2015.

[14] 张小来. 内科护理实训指导[M]. 北京:科学出版社,2015.

[15] 陈俊,廖书娟. 临床护理技能实训指导与考核标准[M]. 北京:高等教育出版社,2015.

[16] 李秀云,殷翠. 临床护理实践[M]. 北京:人民卫生出版社,2014.

[17] 周春美,张连辉. 基础护理学[M]. 3版. 北京:人民卫生出版社,2014.

[18] 李丹,冯丽华. 内科护理学[M]. 3版. 北京:人民卫生出版社,2014.

[19] 熊云新,叶国英. 外科护理学[M]. 3版. 北京:人民卫生出版社,2014.

[20] 夏海鸥. 妇产科护理学[M]. 3版. 北京:人民卫生出版社,2014.

[21] 张玉兰. 儿科护理学[M]. 3版. 北京:人民卫生出版社,2014.

[22] 王惠珍. 急危重症护理学[M]. 3版. 北京:人民卫生出版社,2014.

[23] 黄叶莉,王建荣,宋雁彬,等. 基础护理技能实训[M]. 北京:科学出版社,2014.

[24] 吴欣娟,朱秀勤,郭俊艳. 内科护理技能实训[M]. 北京:科学出版社,2014.

[25] 皮红英,丁炎明,郑一宁,等. 外科护理技能实训[M]. 北京:科学出版社,2014.

[26] 王立新,孙婷婷,薄海欣. 妇产科护理技能实训[M]. 北京:科学出版社,2014.

[27] 张琳琪,曾伟,陈海花. 儿科护理技能实训[M]. 北京:科学出版社,2014.

[28] 王丽华,高岩,王欣然,等. 急危重症护理技能实训[M]. 北京:科学出版社,2014.

[29] 张美琴,邢爱红. 护理综合实训[M]. 北京:人民卫生出版社,2014.

[30] 马征. 护理学技能综合实训[M]. 北京:中国协和医科大学出版社,2014.

[31] 郑修霞. 妇产科护理学[M]. 5版. 北京:人民卫生出版社,2014.

[32] 王惠珊,曹彬,王山米. 母乳喂养教程[M]. 北京大学医学出版社,2014.

[33] 李延玲. 急救护理[M]. 2 版. 北京：人民卫生出版社，2014.

[34] 彭金. 专科护理实训[M]. 北京：高等教育出版社，2014.

[35] 李晓松，陈云飞. 基础护理学[M]. 北京：人民卫生出版社，2013.

[36] 罗琼. 妇产科护理学[M]. 2 版. 北京：科学出版社，2013.

[37] 臧伟红，刘晨. 儿科护理实习实训教程[M]. 北京：科学出版社，2013.

[38] 姜小鹰. 护理学综合实验[M]. 北京：人民卫生出版社，2012.

[39] 陈晓莉. 妇产科护理技术[M]. 北京：人民卫生出版社，2011.

[40] 殷翠，王青丽. 急救护理[M]. 北京：科学出版社，2011.